U0382253

卫生健康法精品丛书

医学伦理与法律

MEDICAL ETHICS AND LAW

A Curriculum for the 21st Century

面向21世纪的

著述　　第三版

[英] 多米尼克·威尔金森 （Dominic Wilkinson）

[英] 乔纳森·赫宁 （Jonathan Herring）

[英] 朱利安·萨维勒斯库 （Julian Savulescu）　著

　　　龙柯宇 译

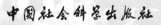

中国社会科学出版社

ELSEVIER

图字：01-2022-5917 号

图书在版编目（CIP）数据

医学伦理与法律：面向 21 世纪的著述 ／（英）多米
尼克·威尔金森，（英）乔纳森·赫宁，（英）朱利安·萨
维勒斯库著；龙柯宇译. -- 北京：中国社会科学出版
社，2024. 8. --（卫生健康法精品丛书）. -- ISBN 978-
7-5227-4065-2

Ⅰ. R-052；D912.16

中国国家版本馆 CIP 数据核字第 202479XF53 号

出 版 人	赵剑英	
责任编辑	郭曼曼	
责任校对	王 龙	
责任印制	李寡寡	

出 版	中国社会科学出版社	
社 址	北京鼓楼西大街甲 158 号	
邮 编	100720	
网 址	http：//www.csspw.cn	
发 行 部	010 - 84083685	
门 市 部	010 - 84029450	
经 销	新华书店及其他书店	

印 刷	北京君升印刷有限公司	
装 订	廊坊市广阳区广增装订厂	
版 次	2024 年 8 月第 1 版	
印 次	2024 年 8 月第 1 次印刷	

开 本	710×1000 1/16	
印 张	31.5	
字 数	501 千字	
定 价	138.00 元	

作者简介

多米尼克·威尔金森（Dominic Wilkinson），内外全科医学士（Bachelor of Medicine and Bachelor of Surgery，MBBS），医学科学学士（Bachelor of Medical Sciences，BMedSci），生物伦理学硕士（Master of Bioeth，MBioeth），哲学博士（Doctor of Philosophy，D.Phil），澳洲皇家内科医学院荣誉院士（Fellow of the Royal Australasian College of Physic，FRACP），英国皇家儿科和儿童健康学院荣誉院士（Fellow of the Royal College of Paediatrics and Child Health，FRCPCH）。现任英国牛津大学尤希罗实践伦理中心（Oxford Uehiro Centre for Practical Ethics）副主任，医学伦理学主任、教授，牛津大学教学医院约翰·拉德克利夫医院（John Radcliffe Hospital）新生儿学组顾问，牛津大学耶稣学院高级研究员。

乔纳森·赫宁（Jonathan Herring），法学教授，拥有民法学学士学位（Bachelor of Civil Law，BCL），现任英国牛津大学埃克塞特学院副院长。

朱利安·萨维勒斯库（Julian Savulescu），博士。医学科学学士（Bachelor of Medical Sciences，BMedSci），内外全科医学士（Bachelor of Medicine and Bachelor of Surgery，MBBS），文学硕士（Master of Literature，MA）。现任英国牛津大学尤希罗实践伦理中心（Oxford Uehiro Centre for Practical Ethics）主任，实践伦理学教授，澳大利亚维多利亚州默多克儿童研究所（Murdoch Children's Research Institute）生物医学伦理学客座教授，澳大利亚墨尔本大学国际杰出客座法学教授。

译者简介

龙柯宇，西南财经大学和柏林自由大学联合培养博士，西南政法大学博士后，现为西南政法大学民商法学院副教授，西南政法大学卫生健康法治与社会发展研究院研究员，硕士生导师，主要研究方向为民商法、卫生健康法。先后于《东方法学》、《行政法学研究》、《中国法学（英文版）》、《科技与法律（中英文）》、*Journal of China Area Studies*、*Journal of International Business Transactions Law*等国内外核心学术期刊发表科研论文20余篇，并多次被人大"复印报刊资料"全文转载；主持国家社会科学基金项目、教育部人文社会科学研究项目、中国司法部部级科研项目等16余项。

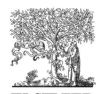

Elsevier (Singapore) Pte Ltd.
3 Killiney Road, #08-01 Winsland House I, Singapore 239519
Tel: (65) 6349-0200; Fax: (65) 6733-1817

This Translation of Medical Ethics and Law: A Curriculum for the 21st Century, 3/E by Dominic Wilkinson, Jonathan Herring and Julian Savulescu was undertaken by China Social Sciences Press and is published by arrangement with Elsevier (Singapore) Pte Ltd.

Medical Ethics and Law: A Curriculum for the 21st Century, 3/E by Dominic Wilkinson, Jonathan Herring and Julian Savulescu 由中国社会科学出版社进行翻译，并根据中国社会科学出版社与爱思唯尔（新加坡）私人有限公司的协议约定出版。

《医学伦理与法律：面向 21 世纪的著述》（第三版）（龙柯宇译）
ISBN 978-7-5227-4065-2

注　意

本译本由中国社会科学出版社独立完成。相关从业及研究人员必须凭借其自身经验和知识对文中描述的信息数据、方法策略、搭配组合、实验操作进行评估和使用。由于医学科学发展迅速，临床诊断和给药剂量尤其需要经过独立验证。在法律允许的最大范围内，爱思唯尔、译文的原文作者、原文编辑及原文内容提供者均不对译文或因产品责任、疏忽或其他操作造成的人身及（或）财产伤害及（或）损失承担责任，亦不对由于使用文中提到的方法、产品、说明或思想而导致的人身及（或）财产伤害及（或）损失承担责任。

学者短评

公元前 4 世纪，古希腊医学家希波克拉底（Hippocrates）提出了一项重要的医学伦理原则，这标志着医学伦理学的早期起源，也即医学伦理学的基石。随后，英国医学家、医学伦理学家托马斯·帕茨瓦尔 (Thomas Percival) 为英国曼彻斯特医院起草了《医院及医务人员行动守则》，并于 1803 年出版了世界上第一部比较系统、规范的《医学伦理学》著作，首次将医学伦理学作为一门学科进行阐述，为医学伦理学的发展奠定了坚实的基础。此外，帕茨瓦尔还提出了医学伦理学的基本原则和规范，强调了医务人员在医疗实践中应遵循的道德标准和行为准则，从而推动了医学伦理学的发展和应用，医学伦理学在世界各地蓬勃兴起。

尽管早在 1932 年，宋国宾教授就撰写了中国第一部医学伦理学著作《医业伦理学》，试图以儒家仁义道德观为基础，构筑适应中国文化的医学伦理体系并逐渐取代中国传统医德思想。但直到 20 世纪 80 年代，医学伦理学才作为一门新兴学科传入我国。随着我国经济社会的发展，医学伦理学的受关注程度得到了很大程度的提高。

医学伦理学作为一门人文社会学科，其哲学和伦理的核心问题已经存在了两千多年，是什么让人们的生活变得更好？我们应该如何生活？医学的目标是什么？医疗专业人员应该如何行事？医生应该如何与患者相处？医学伦理学则很好地回答了这些问题。

医学伦理学是一门运用伦理学的理论、方法去研究医学中人与人、人与社会、人与自然关系的道德问题的学科，旨在解决医疗卫生实践和医学发展过程中的道德问题，它既是医学的一个重要组成部分，又是伦理学的一个分支。随着医学技术的不断发展和进步，医学伦理学的重要性日益凸显。它不仅涉及医疗行为和道德，还扩展到法学、生物学、环境学、教育学等多个研究领域。

西南政法大学民商法学院的龙柯宇博士是我国卫生法学领域的后起之秀，他笔耕不辍，一直致力于民商法和卫生法学的研究，造诣颇深，最近又耗费心血、在浩如烟海的巨著中选译了由多米尼克·威尔金森、乔纳森·赫宁、朱利安·萨维勒斯库教授联合撰写的《医学伦理与法律》一书，这是对讲好中国医学伦理故事、传播中国医学伦理声音、树立中国医学伦理事业文化自信的巨大贡献，中国医学伦理学建设必将迎来辉煌的明天。

——中国卫生法学会常务副会长兼秘书长　沙玉申

本书是对后疫情时代医事伦理与法律的一次身体力行的探赜和求解，在一定程度上也是一场与读者真诚深入的促膝长谈。无论是正文论述，还是案例分析，抑或专栏讨论，作者都能信手拈来，深入浅出，却又严丝合缝。阅读这本充满深邃哲理的著作，不仅让我们对医事伦理与法律领域的理论基础、核心议题和前沿发展都了然于心，而且也更能感悟健康对于人类的重要性，以及明晰推动构建人类卫生健康共同体的时代使命。该书中文版的出版离不开译者龙柯宇副教授的字斟句酌和笔耕不辍，最后呈现出来的译稿文字既准确又鲜活，这对于卫生健康领域的研究者和工作者来说，无疑是一个很好的通过阅读而拓宽视野的机会。

——西南医科大学党委副书记、校长、教授　张春祥

医学和医疗活动直接关涉生命与健康，无时无刻不面临道德、情感、价值等因素的挑战与考验，而医学伦理则为医学专家和法学专家提供解决此类问题的理论依据与方法路径。由牛津大学多米尼克·威尔金森教授等共同撰写的《医学伦理与法律》一书，通过场景化方式以超过75个具体案例，对医学伦理与法律的理论与应用进行了详尽而精妙的阐释，是医

学伦理与法律领域的经典名著。青年学者龙柯宇副教授不辞辛劳，将该书第三版翻译为中文，其译文准确精炼，语言流畅易读。我荣幸地提前拜读该作，并欣喜地将其推荐给有志于在卫生健康伦理与法律领域从事研究和实务工作的读者，同时传递阅读本书所带来的收获与喜悦。

——华东政法大学中国法治战略研究院院长、卫生健康法治与政策研究院院长、教授 满洪杰

拓宽看问题的维度，就会发现，在常规性思维遮蔽之下，医疗卫生领域的伦理和法律问题有着更为繁复、影响深远的多重面相。本书以医疗实践为基点，以医学伦理中所体现的健康至上思想为切入点，凸显对卫生健康法伦理机制的关注，旨在为部门立法的社会合理性提供价值判断方面的逻辑指引，并推动现代卫生法治理念的确立和推动卫生健康事业的可持续发展。本书的思想内容既能帮助理论研究者熟悉英国、欧盟的相关知识和经验，又能指导实务工作者有效防范和应对医疗卫生系统中可能出现的"黑天鹅""灰犀牛""大白鲨"事件。此外，对于一本外文著述而言，译者对于原文信息的钻研和解读，以及之后的语言凝练和表达处理，都直接决定了读者在品读时能否置身于与原作相仿的体验之中。在这方面，龙柯宇老师的这本译著很好地诠释了其具备的深厚学术素养、语言功底，还有对法律伦理的洞察力和理解力。

——哈尔滨医科大学人文学院院长、哈尔滨医科大学图书馆馆长、教授 尹梅

《医学伦理与法律》是一部深刻而富有启发性的译著，它不仅为医学院校学生提供丰富的知识资源，更是医疗从业者不可或缺的职业伴侣。在医学的道路上，伦理与法律是两条不可或缺的准绳，书中以生动的案例分析，深入浅出地探讨了医学实践中的伦理困境和法律问题，使读者能够在情感共鸣的同时，进行深刻的理性思考。它强调了在医疗决策中尊重患者的自主权、保护患者的权益，同时也指出了医生在法律框架内应承担的责任。全

书文字流畅，逻辑严密，将复杂的伦理法律概念转化为易于理解的语言，极大地提升了读者的阅读体验。这本书是连接医学理论与实践的桥梁，对于培养具有伦理意识和法律素养的医疗专业人员起到了至关重要的作用。

——大连医科大学人文与社会科学学院党委
总支书记兼副院长、教授　石悦

当今医学技术迅猛发展，高新技术的广泛应用不断产生深刻的社会影响，涉及到的法律和伦理问题也日益凸显。卫生健康法学的研究也随之不断拓展研究领域，调换学术旨趣和探索创新路径，更为趋于务实与致用。本书作者正是立足医疗卫生领域中的法律和伦理问题，带领读者开启了一段波澜壮阔的跨学科探索之旅，可谓"开卷有益，不为劳也"。法安天下，德润人心，法律的制定和实施，需要建立在人们普遍的道德共识基础上。该书在伦理道德与卫生法治之间搭建起一座沟通的桥梁，在选择性继承的基础上，衍生出一套既适应医药卫生体制改革的客观要求，又得到社会广泛认同和接受的规则体系。推荐大家阅读这本极具匠心且颇有建树的著述。

——北京协和医学院人文和社会科学学院卫生法与
生命伦理学系系主任、教授　睢素利

《医学伦理与法律》是多米尼克·威尔金森与乔纳森·赫宁以及朱利安·萨维勒斯库共同撰写的一部重要的医学伦理法律著述。该书在西方医学伦理学乃至医学法学领域极具权威性。

该书共分三个部分二十章，对医学伦理学乃至医学法学中最为核心和基础的概念、理论与方法进行了循循善诱、抽丝剥茧、深入浅出的解析，有助于研习者医学伦理观念与法律思维的养成与锻造。本书的每一章都提供了大量较为经典的案例供研习者学习和思考，并配有很多漫画插图，让人们在深刻了解医学伦理复杂性的同时，又不乏活泼与生动。译者龙柯宇博士用极为专业的话语和非常精准的理解对本书进行了精彩翻译，令这本原本就很权威的著述更加精妙绝伦！

    ——上海政法学院纪检监察学院副院长、党内法规

        研究中心执行副主任、教授　刘长秋

医学的发展大大地延长了人类的寿命，推动了社会进步与发展。伴随着医疗技术的突飞猛进，有关医学伦理的一些热点问题也不断被人们关注甚至争论：如安乐死是否应该合法化，医生对癌症患者病情是应进行善意的隐瞒还是应尊重患者的知情权，家属能否代替逝去的患者作出遗体捐献的决定，过度医疗会给患者的健康带来什么样的风险……诸如此类问题，正是社会所关心、困惑的医学伦理问题，这些问题往往与法律的盲点相交错，使人们在法律与伦理上常常感到困惑甚至矛盾，学界应对上述问题作出系统、专业的解答，为上述伦理与法律问题的思考甚至解决提供智慧支持。

《医学伦理与法律》一书由理论基础、核心话题及内容拓展三部分构成，通过理论梳理、案例呈现、观点对比以及现行法律精神解读等方式，对医学伦理与法律问题进行了深入探讨。全书紧紧围绕医学理论与法律这一主题，对有关伦理理论、伦理推理、伦理核心概念、法律概念等主要理论进行阐释，对生命尽头、器官移植、心理健康、残疾界定等核心话题展开讨论，对神经伦理学、遗传伦理学 、信息伦理学、公共卫生伦理学等新兴内容进行拓展。本书架构逻辑严谨，知识体系系统全面，全书避开了枯燥的理论说教，在书中插入大量生动鲜活的典型案例，真正做到娓娓道来、深入浅出，是医学伦理与法律研究领域的一部理想作品。

知识的传播不分民族与国界，但需要专业的译者，否则大多数读者会因语言障碍而错失分享著者智慧的机会。正是龙柯宇博士通过较长时间的伏案思考与精心翻译，使中国的医学领域、法学领域、伦理学领域学者甚至普通读者有机会一缆此书。对于广大学者而言，该著作一定程度上丰富了我国医学理论与法律内容的研究，为广大学者对医学伦理与法律领域问题研究的横向拓展与纵深延展起到积极的借鉴作用；对于普通读者而言，此书让大家能在轻松愉悦的状态下，很好地了解当前医学伦理与法学领域

的热点问题。因此，既要感谢多米尼克·威尔金森等作者多年的学术思考凝集成此书，又要感谢译者龙柯宇博士对此书所做的翻译工作。

以上为本人阅读此书之后的主观感悟，或许不全面甚至不准确，但仍力荐广大读者一读此书，定会有医学伦理与法律领域知识上的意外收获，亦会引发自身对生命、死亡、价值等哲学或伦理层面问题的思考。当然，也深信，此书会对我国医学伦理学等学科的发展与繁荣，起到积极的推进作用。

——贵州中医药大学人文与管理学院党委书记、教授　陈瑶

医学，不仅仅是医疗技术之学，更是人文关怀之学，对生命的敬佑与悲悯永远贯穿医疗活动始终，其间，既有契合，亦不免碰撞。故此，这部优秀的作品以医学伦理问题为主线，以法律对伦理冲突的应对为辅线，深入浅出地全面阐释了医学伦理的基本理论、核心问题以及前沿发展，也借此对医事法律与医学伦理之间的诸种关系进行了全面勾勒，书中上百个精彩的案例富有思辨色彩，更是生动地展示了理论与实践结合的多种可能性。诚如书名所示，这是一部面向未来的著述，它给予我们更深刻的启发是，在数字化、多元化、信息化的未来，医疗的面相或许迥然有别，但对人类健康福祉和尊严照护的根本追求却始终如一。

——重庆医科大学马克思主义学院院长、教授　冯磊

医学发展，社会进步，医患关系模式随之变化。现代临床医学早已不只偏于自然科学之一隅，对生命、健康以及医患关系的人文思考，伦理与法律视角的研究亦早已深入其中。有幸抢先拜读了西南政法大学青年学者龙柯宇副教授翻译的这本将基础研究与实践紧密结合、很有针对性的英文译著。作者从伦理与法律视角，以患者自主权为核心，通过大量实践案例，反思平衡个人、社会等价值取向在临床医疗、生命医学等相关医疗行为中，自主决策权行使的诸因素方面的理论和观点。最为称道之处在于，作者并未简单直接给出"正确答案"，而是引导读者结合事实和认知，权衡

反思各种理论的优劣，自主得出这一领域诸多复杂问题的结论，有的或许至今仍未能有结论，引人深思，有待探究。加之译者专业及文字功底扎实，故一读便爱不释手，读毕则获益良多，实为值得推而广之的佳作！

——天津医科大学医学人文学院医学伦理与
法学系主任、教授　强美英

在这个崇尚效率至上的时代里，本书的译介让我们感受到了医疗卫生领域别样的人文主义温度，也体现出作者对卫生健康法治的初心坚守和责任担当。全书的章节编排颇具慧心，涵盖了自然人从胎儿发育时起到死亡时止，可能经历的重要医疗卫生事件，例如辅助生殖、医疗资源分配、知情同意、患者信息保密、器官捐献等，对于我们反思、建构与完善具有中国特色的卫生健康治理体系，推动卫生健康法学的高质量发展，大有裨益。值得一提的是，为本书丰富内容加持的是译者逻辑周延、深入浅出、生动细腻、准确严谨的语言表达，使广大读者可以摒弃碎片化、快餐式的阅读，耳目一新地沉浸于这样一部医学伦理与法律的"小史"。

——成都中医药大学马克思主义学院纪委书记、
副院长、教授　徐正东

《卫生健康法精品丛书》
总 序

　　岁聿云暮，时乃日新。党的二十大报告明确指出，要推进健康中国建设。人民健康是民族昌盛和国家强盛的重要标志。把保障人民健康放在优先发展的战略位置，完善人民健康促进政策。党的二十届三中全会进一步强调，要聚焦提高人民生活品质，健全社会保障体系，增强基本公共服务均衡性和可及性，推动人的全面发展。要实现上述使命任务，并不断满足人民群众日益增长的健康需求，就离不开卫生健康法治的保驾护航。在新时代全面依法治国的背景下，必须更好地发挥卫生健康法治固健康之根本、稳健康之预期、利健康之长远的保障作用，以此进一步全面深化改革、推进中国式现代化，最终实现中华民族伟大复兴、促进人类文明进步。

　　卫生健康法学作为一门新兴交叉学科，是以卫生健康法及其规律为研究对象的法学学科，其涉及面向之广，且权具技术性、开放性和国际性等特质。2024 年 1 月，国务院学位委员会法学学科评议组编修发布了《研究生教育学科专业简介及其学位基本要求（试行版）》，首次将卫生健康法学列为法学二级学科。这是我国法学学科建设过程中的里程碑事件，标志着中国自主法学知识体系的不断完善，以及健康中国战略在法学领域的纵深推进。

　　西南政法大学于 2022 年自主设置了全国首个以"医事法学"命名的目录外法学二级学科。该学科定位为研究生阶段的交叉复合型法学专业人才培养，现拥有带生资格的硕士生导师 8 名、博士生导师 4 名，并于 2023

年招收了首届 18 名学术型硕士和 2 名博士研究生（一名为法学背景，另一名为医学背景），2024 年招收了第二届 11 名学术型硕士和 3 名博士研究生。近年来，该学科专业团队抓住了国家实施健康中国战略以及成渝地区双城经济圈建设的重要契机，针对我国卫生健康事业发展中急需但目前发展较弱，甚至欠缺的法治领域进行挖潜补短，形成了"卫生健康法学基础理论""数字医疗法治""健康医疗保障法治""医事组织合规治理""医事纠纷多元化解机制""人口调控与卫生服务法治"这六个极具"西政特色"的学科研究方向，并产出了一系列高水平的学术成果，促进了卫生健康法学研究向系统有序化方向发展。在此基础上，学校审时度势、与时俱进，于 2024 年 6 月正式成立了西南政法大学卫生健康法治与社会发展研究院。

在深入开展学习习近平法治思想和习近平总书记关于卫生健康工作重要论述精神的关键时期，我们与中国社会科学出版社精诚合作，打造了这套《卫生健康法精品丛书》，收录了学界极具代表性的著述，包括专著、译著、教材、论文集、案例汇编、名家讲坛实录等多样化形式。该丛书是我校卫生健康法学科教师潜心治学、刻苦钻研的代表性成果集群，旨在反映学科研究的最新进展，加快学科推陈出新、迭代更新、交叉创新的步伐，构建中国特色卫生健康法学学科体系，探索形成具有鲜明特色的多学科交叉融合研究路径。这套丛书的内容大多围绕卫生健康法治领域的重大现实议题展开，既有国内研究，又有比较法研究；既有经验挖掘，又有理论探讨；既有规范研究，又有实证研究；既有个案追踪，又有类案分析。需要说明的是，"卫生健康法精品丛书"是一套与时俱进、持续开放的大型系列丛书，今后学界同人的学术书稿在经过遴选后，仍可纳入其中出版。相信经过不断的积累和沉淀，该丛书必将蔚为大观，成为卫生健康法学界极具标识度和影响力的文库典范。

举网以纲，千目皆张。当今时代，各国都面临着卫生治理的历史性考验，通过加强卫生健康法治以保障经济生产和维护社会稳定是法治国家的理性选择。这不仅关乎国家及人民的卫生健康利益，也影响着未来若干年全球卫生治理格局的演变。我们希望能够秉持"人民健康至上"的理念，以"卫生健康法精品丛书"的出版作为新起点，以更加严谨的态度，更加专业的研究，以及更具深度的实践，不断开创卫生健康法治建设的新局面。

　　春山可望，未来可期。唯愿我国卫生健康法学科扬帆起航，蓬勃发展，长风破浪会有时，直挂云帆济沧海！

西南政法大学卫生健康法治与社会发展研究院院长，教授，博士生导师

2024 年 7 月 1 日

第三版前言

伦理进步了吗？伦理会改变吗？

编写新版的医学伦理著述可能会遇到上述具有挑战性的问题。在第二版的前言中，我们引用了阿尔弗雷德·诺斯·怀特海（Alfred North Whitehead）的说法，即"两千五百年的西方哲学只不过是柏拉图哲学的一系列脚注而已"。我们在许多方面都支持这种说法。医学核心的哲学和伦理问题已经存在了两千年甚至更长时间。是什么让生活变得更加美好？我们应该如何生活？医学的目标是什么？医疗专业人员应该如何行事？医生应该如何与患者相处？在本书的第一章中，我们驳斥了伦理具有"相对性"的观点——即它与特定的文化、时间或地点相关。然而，（不得不承认的是）伦理的确与环境相关。伦理的概念取决于现有的选择，我们对行为后果的理解，以及受决策影响的人所持有的价值观。很明显，当下的医学环境正在发生变化，并且在过去十年间已然发生巨变。医疗进步呈指数级增长并超过了资源可用性，这成为 21 世纪医疗卫生行业发展的显著特点。与此同时，医疗专业人员和患者群体在决策时所用到的价值观也更趋全球化和多样化。价值多元主义不同于价值相对主义：诸多正当价值存在的事实并不意味着人们持有的任何或每一种价值承诺都是合理的。21 世纪的另一特征便是数字革命。数据、信息、错误信息、权力和去权呈爆炸式增长。患者不再被动接受针对其自身利益所作出的权威决策。

本书第二版于 2008 年出版。在过去十年中，医事法律和专业指南均发生了若干重要变化。2010 年，英国医学伦理学会（UK Institute of Medical Ethics, IME）对 1998 年关于医学伦理教育核心主题的共识声明做了修订。本书当前版本也进行了相应修改和更新，以期反映上述变化。

此外，本书增加了一个新的章节对核心知识进行扩展，重点关注医学伦理学的四个新出现的重要议题——神经伦理学、遗传伦理学、信息伦理学和公共卫生伦理学。新增部分旨在为读者提供相关资料，拓展他们对医学伦理学的理解或引导其进行正式扩展单元的学习。同时，为了保持书稿的新鲜感和对读者的吸引力，我们还提供了经常出现在媒体报道中的热点话题材料。我们预计这些材料将成为该书未来版本的重要组成部分。

我们对该书当前版本的内容进行了大刀阔斧地重写和重组，希望能够吸引医学专业学生和医疗专业人员。在该版书中，我们更多关注通过案例进行论证和说理的方法。这样做的原因是，如果专业书籍不重视思维方式，那很快就会过时。

当前版本的每一章都围绕一组案例进行论述。其中大部分都是来自媒体报道或判例汇编中的真实案例，或者来自我们自己的切身经历（为保密起见进行了一些修改）。我们在书中已经明确了一些关键论点，并对支持和反对特定立场的论据进行了总结。我们希望这将鼓励读者更深入地思考正反双方的观点。这些章节包括帮助读者测试知识掌握情况的复习思考题，以及鼓励进一步讨论、阅读和辩论的扩展案例。

本书第三版经历了编写者的"换岗"——我们非常感谢托尼·霍普（Tony Hope）和朱迪思·亨德里克（Judith Hendrick），他们为前两版作出了巨大贡献。在第三版中，多米尼克·威尔金森（Dominic Wilkinson）、乔纳森·赫宁（Jonathan Herring）和朱利安·萨维勒斯库（Julian Savulescu）接过了接力棒，他们一起对托尼和朱迪斯的前期书稿展开了修改、构建和补充。

通识性著作面对的挑战之一是很难对某个问题进行深入研究。本书包含了超过 75 个案例研究。提纲挈领的描述和必要的简明分析并不能完全反映真实伦理困境的复杂性。对于那些抱有同感的读者，本书还附有一本由多米尼克·威尔金森和朱利安·萨维勒斯库撰写的配套读物。《伦理、冲突与儿童医疗：从争论到分歧》（*Ethics, Conflict and Medical Treatment for Children: From Disagreement to Dissensus*）一书对过去十年英国医学伦理中最具争议的一个案例进行了深入讨论。本书第十一章（案例 11.4）对查理·加德案（Charlie Gard case）做了简要介绍。相较之下，上述那本配套读物则深入探讨了该案例的各种细节，并从争论的对立双方出发，阐明了在评估治疗何时符合儿童的最大利益、实验性治疗何时可以或不可以进行，以及父母的意愿是否应该得到尊重等方面存在的困难。

多米尼克·威尔金森（Dominic Wilkinson）

乔纳森·赫宁（Jonathan Herring）

朱利安·萨维勒斯库（Julian Savulescu）

致　谢

本书作者要感谢托尼·霍普（Tony Hope）和朱迪思·亨德里克（Judith Hendrick）允许使用本书以前的版本。本书的大部分工作都源自他们开创性的贡献。

多米尼克·威尔金森（Dominic Wilkinson）和朱利安·萨乌莱斯库（Julian Savulescu）要特别感谢尤希罗伦理与教育基金会（Uehiro Foundation on Ethics and Education）及其主席哲二·尤希罗（Tetsuji Uehiro）先生的慷慨支持。没有他们的支持，就不会有牛津大学的实践伦理学教席，也不会有实践伦理中心。

多米尼克·威尔金森和朱利安·萨乌莱斯库还要感谢惠康信托基金会（Wellcome Trust）和惠康伦理与人文中心（Wellcome Centre for Ethics and Humanities）对本书相关研究工作的支持。

我们由衷感谢那些为我们编写这本新书提供了宝贵帮助的各界人士。阿尔贝托·朱比利尼（Alberto Giubilini）为本书第二十章"公共卫生伦理"提供了背景研究并协助撰写。提供了背景研究并协助撰写。维克·拉切尔（Vic Larcher）就第十一章中关于儿童保护的内容给出了精辟而有见地的见解和建议。莉比·罗斯·伊内斯（Libby Rose-Innes）、莉迪亚·迪·斯特凡诺（Lydia di Stefano）、劳伦·叶（Lauren Yip）、克劳迪娅·布里克（Claudia Brick）和艾米丽·冯·古（Emily Feng-Gu）对本书各章进行了十分有帮助的校对和评论。

　　本书的新版本得益于很多优秀漫画家的插图，感谢他们友好地允许我们使用他们的作品，他们是马蒂·贝（Marty Bee）、吉姆·伯格曼（Jim Bergman）（mooselakecartoons.com）、戴夫·科弗利（Dave Coverly）（speedbump.com）、阿伦德·范·达姆（Arend van Dam）、巴里·多伊奇（Barry Deutsch）（leftycartoons.com）、鲍勃·恩格尔哈特（Bob Englehart）、克雷格·弗勒（Craig Froehle）教授、兰迪·格拉斯伯根（Randy Glasbergen）、西德尼·哈里斯（Sidney Harris）（ScienceCartoonsPlus.com）、瑞安·莱克（Ryan Lake）（chaospet.com）、唐·梅恩（Don Mayne）、唐·皮拉罗（Don Piraro）和米克·史蒂文斯（Mick Stevens）。我们还要特别感谢约翰·弗伦奇（John French）为本书及其配套卷提供的封面插图。

　　我们从爱思唯尔（Elsevier）的劳伦斯·亨特（Laurence Hunter）和菲奥娜·康恩（Fiona Conn）所给予的支持和鼓励中受益匪浅。最后，要特别感谢罗奇·威尔金森（Rocci Wilkinson）和米里亚姆·伍德（Miriam Wood）在个人、行政和研究方面为我们提供的不懈支持。

目　录

◆ ◆ ◆　第三部分　扩　展　◆ ◆ ◆

◆ 第一部分
◆ 理论基础

第一章
关于伦理的推理

临床医学中的科学推理

临床医学中的伦理推理

事实—价值区分

对伦理的怀疑

情感在道德论证中的作用

反思平衡与对话

    伦理推理的两种方式：数学模型和科学模型

    反思平衡

    对　话

伦理推理工具

    工具一：区分事实和价值问题

    工具二：阐明论点的逻辑方式

    工具三：概念分析

    工具四：根据原理和理论进行推理

    工具五：使用案例比较法

    工具六：思想实验

    工具七：理性决策理论

滑坡谬误论

    滑坡谬误的逻辑类型

    滑坡谬误论的经验形式

复习思考题

参考文献

◆·**案例1.1**

　　83 岁的 L 女士因肺炎住院。她患有痴呆症，之前一直和家人同住，但他们在护理上遇到了很大困难。患者营养不良，肺部感染痊愈后极少进食，并反复拔除静脉导管和鼻胃管。

　　家人希望对她进行胃造口术。但是胃肠病学的医疗团队拒绝了这一要求，理由是没有证据表明进行手术对 L 女士更有益，且无明显手术指征。

　　医院应该对 L 女士开展胃造口术吗？

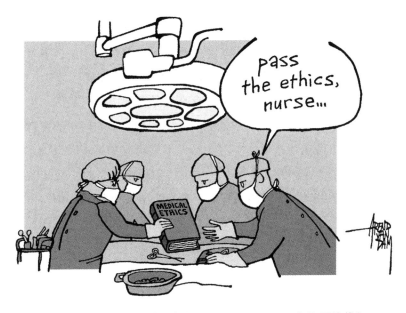

图 1.1　把"伦理"递给我（© Arend van Dam，经许可转载）

临床医学中的科学推理

　　面对类似上述案例的临床困境，医疗专业人员通常会征求医学专家的意见。从经验中可以汲取智慧和力量。然而，仅有专家意见是不够的。医生被告诫要提供或引用真实、可靠、实用的临床研究证据来支持自己的临床判断。还需要对这些证据进行严格的评估，以确定其对特定方法的支持程度。

循证医学的支持者指出，一些治疗方法之所以无用甚至有害，却能长期存在，就是因为没有经过严格的评估。针对 L 女士的胃造口术，胃肠病学的医疗团队可能会引用 2009 年的科克兰（Cochrane）系统评价，结论是没有临床证据表明胃造口术可以延长严重痴呆患者的预计生存时间、改善营养状况或生活质量（Sampson，Candy and Jones，2009）。

对干预措施的效果开展评估时，必须考虑多种因素：方法设计、试验规模、招募方法、试验结果和评估方法。对于帮助个体患者的医生来说，仅仅评估科学试验的质量和结论是不够的；医生还必须将证据应用于个案之中。在此过程中，出现了这样一个问题，即患者与试验参与者存在多大程度的异同——在评估"相似性"时，重要的特征有哪些，需判断（具体情况）才能确定。例如，试验参与者的痴呆症有多严重，这名患者的痴呆症有多严重？医生也可以使用从经验中获得的隐性知识，即对于特定的患者，在决定最佳治疗方案时可能还存在其他重要因素。当然，患者也可能希望参与决策——所以医生需要更多考虑的是关于如何帮助患者作出决定，而不是应该做出什么样的决定（参见本书第五章关于医患关系模型的讨论）。事实上，循证医学并非不受主观价值影响。有时，最佳治疗方案的依据，取决于患者如何看待不同治疗类型的结果和不同的副作用。

在 L 女士的案例中，有必要评估相关证据对她是否适用。比如，痴呆症的严重程度，有没有其他病症，胃造口术会给这些病症带来积极的还是消极的影响？对文献的进一步研究可以发现，支持手术有益的证据缺乏，但也没有明确证明手术无益的证据。目前尚无关于痴呆症患者管饲问题的随机对照试验（可能是因为此类研究面临巨大的伦理挑战）。缺乏证据可能成为不对 L 女士进行胃造口术的理由，但这更潜在地取决于决策中所涉及的价值观。有些人甚至指出，如果胃造口术无法延长痴呆症患者的生命，这对他们来说可能是有利的（Regnard et al.，2010）（至少有些人不希望自己的生命在这种状态下被延长）。这里的重点，并不在于是否应该为 L 女士进行胃造口术——而是要强调，单靠科学证据无法回答这个问题。

在进行医疗干预措施的科学评估和论证时，需重视以下七个关键点：

1. 大多数临床上的情况和决策，都需要从科学评估中获取知识。

2. 医生"传统上"认为 X 是在这种情况下的最佳治疗方案，但这一事实并非采取 X 的一个好理由，当然也不是什么充分理由。决策应该基于，或至少应该源于最佳证据。

3. 做出决策时，重要的是能够提供支持该决策的理由和证据。

4. 关于临床决策的科学性，存在对证据和理由进行评估的结构化路径——这些"批判性评估技能"（critical appraisal skills）对于医疗专业人员至关重要。

5. 在特定情况下，证据的说服力不尽相同，可能更具说服力或不尽然（例如，科学研究的质量也有优劣之分）。解释证据并将其与特定临床决策和特定患者联系起来，这通常需要进行临床判断。

6. 证据并不是客观的，因为通常来说，需要对不同结果做出一些相对性的评估。有时证据会表明，无论人们持有何种合理的价值观，在特定情况下，某一特定的干预措施显然是最好的。但是在很多情况下，不同患者可能会对不同干预措施的结果进行不同的评估。

7. 寻找什么证据，如何寻找，以及如何制定成功的标准（置信度或统计显著性），这都属于价值判断的范畴。

临床医学中的伦理推理

伦理推理应该与科学推理一样，成为现代医学不可分割的一部分。以下关于伦理作用的观点反映了上述关于科学的观点：

1. 许多临床的情况和决策都涉及基于伦理价值的推理。

2. 医生"传统上"认为 X 是在这种情况下的最佳治疗方案，但这一事实并非采取 X 的一个好理由，当然也不是什么充分理由。决策应该基于良好的伦理推理。

3. 做出决策时，重要的是能够同时提供支撑该决策的伦理与科学依据。

4. 关于伦理的推理不仅仅是个人意见的问题，或是一个纯粹内省和直觉的过程。医疗专业人员需要用到所谓"伦理推理中的批判性评估技能"。我们后续将在本章**伦理推理的工具**部分对此展开讨论。

5. 伦理争论可能或多或少具有说服力。理由和论据好坏参半。在做出最终决策时，需要进行伦理判断——没有任何伦理算法可以不经判断就直接适用。

6. 伦理学并非脱离科学或独立于证据而存在。许多伦理争论都依赖于事实前提。因此，基于伦理的医学是对循证医学的有益补充。

总而言之，需要明确临床护理和决策制定的伦理问题，并且必须给出所做决策的理由所在。临床护理的伦理和科学方面都是如此。作为走向透明决策的总体举措之一，社会越来越期待医生能够做到这一点，并要求专业人员能够对自己的决策和行为负责，并证明其合理性。正如他们需要为决策过程做出科学或技术方面的论证一样，医疗专业人员对护理的伦理推理也需要经受住审查——必要时甚至对簿公堂。

事实—价值的区分

前文的讨论区分了关于世界的两种截然不同的概念：规范性和非规范性（经验性）。"事实与价值"的区别体现了这一点，这也是医学和生活的核心所在。非规范性或经验性是通过使用"是""过去是""将来是""可能是""将来可能是"等词来表达，其与事实相关。科学是获取关于世界和其中生物体（包括人类）知识的领域。

规范性与价值相关。使用"必须""应该""正确""错误""好""坏""允许""不允许""最好""最差"等词来表达，其与伦理相关。科学能够帮助伦理：事实很重要。但它们永远无法独立决定什么是有价值的。

每个行动都需要一个目标（一个价值），以及如何最好地实现该目标的事实依据。伦理是价值观和目标的推理；科学是发现事实。

例如针对 L 女士的情况，科学可以告诉我们她的意识水平：持续性植物状态、最低意识状态、意识模糊状态、清醒状态。但是科学无法告诉我们，在持续性植物状态下继续存活是否值得。因为这是一个伦理或道德问题。伦理学就是研究如何对此类价值问题做出合理或理性的决定。

对伦理的怀疑

临床实践的科学基础常常存在不确定性，两位医生可能对于哪种治疗方案最有效存在分歧。然而，从理论上讲，在对结果测量和相关患者群体达成一致的情况下，就可以确定哪种治疗方法更好。如果需要，我们可以获得更多的可用于解决分歧的证据。但伦理学并非如此。两个人可能在堕胎的道德问题上有分歧，再多的事实证据都不一定能解决他们之间的分歧，因为争议的焦点是（伦理）价值观，而不是经验性的事实。

缺乏事实基础的伦理价值观会导致人们对伦理产生怀疑。似乎并不存在一个能决定彼此的价值观孰优孰劣的终极方法。在有些人看来，所有的伦理价值只是意见而已，并不存在正确或错误的答案。所有观点纯属主观或与特定文化相关。这就是所谓的伦理相对主义。根据这个观点，你我的价值判断同样都是对的；如果我们之间有异议，那就只能求同存异，然后到此为止。如果是这样的话，我们对伦理问题的讨论就毫无意义了；除非我们只是为了找出那些错误的观念，也就是问题所依据的事实基础（如果是这样，你现在不妨合上这本书……）。这就意味着，像我们可能支持不同的足球队一样，纯粹的价值观没有错，只是我们意见相左罢了。

这种怀疑的立场基于两个错误的假设。首先，如果最终没有关于伦理的自然（或神圣）真理，那么关于伦理的讨论、推理和争论就毫无意义。然而，即使伦理价值最终基于我们的个人选择和承诺，或者基于社会和文化价值，对伦理的推理仍然是至关重要的。其次，怀疑论的立场还假定，如果在伦理问题上存在合理的分歧，任何答案都同样有效。虽然许多伦理问题没有唯一正确的答案，但是仍然可以有错误的答案。

应首先考虑的是，伦理价值具有个体性。我们大多数人都有行为标准，并按照公序良俗生活。这些标准"可以在受到贬低和威胁时，为我们展开自我保护提供力量"（Blackburn，2001）。但这些标准从何而来？我们如何判断自己拥有正确的标准？答案是让标准接受理性的探究。与他人进行辩论，有助于进行这种理性探究：设法捍卫自己的立场。但如果反驳的论点更为有力，如果我们所持有的原则与我们在特定情况下认为的正确事宜之间存在矛盾，那么我们就需要解决这个矛盾。有时这意味着要改变我们对某个问题的看法——无论结论走向何方，我们都要紧紧跟随。其他时候，这可能会导致我们回过头来审视自己的论点，确定问题出在哪里。

如果我们关注伦理的社会和文化基础，那么理性分析也极其重要。这对于医疗专业人员而言可能特别举足轻重，因为医生本就是一个高度社会化的角色。社会允许医生在做决策和与患者互动时，拥有一定程度的个人自由。但在给予医生这种自由的同时，社会期望他们能够理性地捍卫自己的决策和行为。通过法律制度，以及英国医学总会（General Medical Council）等组织的指导方针，社会还提供了特定的伦理原则或概念，并期望医生在这些原则或概念范围之内展开工作。医生必须能够证明，他们的决策和行为如何与法律和职业规范相关。

我们生活在一个复杂多样的社会中——假设就像本书中所讨论的基于价值的问题一样，希望每个人都达成一致意见是完全不现实的。我们需要尊重这种多样性，并尊重有关伦理的一系列合理观点。鉴于此，区分**多元主义**和**相对主义**就尤为必要了。多元主义是指可以有一个以上的价值、价值体系或价值观。正确答案可能不止一个。例如，寿命较长但质量较差的生活，与寿命较短但质量较高的生活相比，可能具有同样的价值，抑或并无对等性。但是，**错误**的答案也可能不止一个。多元主义并不意味着支持某人碰巧支持的任何价值观或任何价值体系。这并不意味着（如同相对主义暗示的那样）所有答案都同样可以接受。

英国哲学家以赛亚·伯林（Isaiah Berlin）曾明确驳斥了"接受多元主义就意味着'一切皆有可能'"的观点："我不是相对主义者；我不会说我喜欢加牛奶的咖啡，而你喜欢咖啡不加奶；我赞成善良，你更青睐集中营"——我们每个人都有自己的价值观，无法克服或整合。"（Berlin，1998）在我们看来，奴隶制或纳粹如何对待犹太人，不只是个人意见的问题，或仅仅因为当时社会的人们抱有这一观点，就认为这是可以接受的。伦理分析的一个重要任务是找出应该**拒绝**的论点、理由和答案（即使我们无法总是从中得知，哪些论点是必须接受的）。

总而言之，推理对判断行为正确与否非常重要。推理的重要性，并不因为伦理可能缺乏自然基础而受到削弱。无论如何，社会越来越期望医生能够解释他们采取某些行为或做出某些决策的原因；这种期望既适用于临床实践的科学领域，也适用于临床实践的伦理领域。因此，重要的是，医生能够识别并对其工作中的伦理问题做出推理，并与指南和法律联系起来。本书旨在帮助医疗专业人员获得进行此项工作所需的知识和技能。

情感在道德论证中的作用

如前文所述，我们在整本书中都强调理性在道德论证中的作用。然而，情感也起着一定的作用，并至少通过以下三种方式表现出来。

第一，一个人的感受和情感在特定情况下可能具有道德上的重要性。我们在第十四章中指出，撤除（停止）和不予（不开始）治疗是等效的。然而，有时家属会发现决定停止治疗要困难得多，甚至无法接受。我们称这种现象为"戒断厌恶"（Withdrawal Aversion），并认为它没有直接的道德意义（Wilkinson，Butcherine and Savulescu，2019）。然而，如果这些感觉无法改变，则可能与开始治疗的决定有关。更为常见的是，患者的意愿在医疗决策中往往具有至关重要的意义，而这些意愿可能出于他们的感受和情感。

第二，我们对特定案例的道德直觉在伦理推理过程中起着重要作用（见后文）。当理论与直觉在特定情况下不匹配时，我们可能会调整其中的一个，或同时调整二者。一个理性伦理体系的关键，是我们必须将理论和直觉结合起来。这并不意味着纯知识性的理论总是胜过我们对个别情况的直觉反应。事实上，伦理推理往往涉及挑战某种理论立场，证明它在特定情况下得出的结论，很少有人从直觉上感觉可以接受。这种直觉反应通常涉及情感。

第三，对他人进行反馈并产生情感，这一能力很重要。事实上，它是我们生活中最重要的方面之一。我们很可能会觉得，如果缺少对患者的这种情感反应，医疗专业人员的工作就少了重要的一环——而且可能真正无法为患者提供帮助。在医疗环境中，有效的沟通和做出正确的决策，通常取决于适当的情感反应。

然而，需要对情感反应和道德直觉进行理性分析。最初的厌恶感（所谓的"恶心因素"yuck factor）可能并不合乎理性。例如，粪便移植（一种医疗方法，将健康人的粪便移植到患者的肠道中，以治疗肠道疾病或恢复肠道菌群平衡）可能会使人产生一种发自内心的厌恶感。然而，如果治疗有效且安全，就没有道德上的担忧。我们的"厌恶"反应是没有根据的。

在其他时候，这样的反应可能是偏见或社会调节的结果，应当主动摒弃。例如，以厌恶性为出发点的论据有时会被用来为性别歧视、种族主义或仇视同性恋的法律辩护。还有一些情况，极度的道德不安（moral disquiet）可能有助于识别道德问题（Savulescu，2010）。

反思平衡与对话

伦理推理的两种方式：数学模型和科学模型

我们所有人都会对在特定情况下我们认为具有道德正确性的事情产生本能反应。这种反应是我们以前的经验、成长和教育经历的结果，有时可能来自基因遗传，在做出医疗决策时，也是我们作为学徒学习的结果。这种直觉反应需要经受理性的考验。但这就提出了一个问题：在理性论证的背景下，我们对特定情况的直觉伦理反应，与更为普遍的原则和理论之间的关系是什么？

伦理推理有两种方式。第一种为"数学模型"，因为它是从一般理论到特定案例的自上而下的方法。根据这种方法，伦理推理始于对主要的道德理论和原则进行检视（见第二章），并选择你认为正确的理论。这一理论随后被应用于个案之中，旨在确定怎样做才是正确的。例如，如果你认为功利主义是正确的道德理论，就可以通过应用该理论来解决资源分配中的两难问题。这个数学模型的问题在于，道德理论并非一劳永逸。可能需要对它们进行修正，有时候甚至得完全推翻。伦理困境是对道德理论的检验，且无法简单地从该理论的角度得以解决。

第二种为"科学模型"，认为伦理推理是自下而上的，从对特定案例的观察到产生一般理论（尽管这本身就是科学研究过程的一种方法）。根据这种观点，在特定情况下，我们的道德直觉具有优先权。如果我们的道德理论与我们直觉所认定的特定情况下的正确做法之间存在冲突，那么就需要对理论进行修正。因此，道德理论实际上是对我们道德直觉的组织或总结。这种模式的问题在于，它优先考虑我们的直觉，并有效地排除了使用理性或原则性的方法来对待伦理问题。此外，我们的直觉或本能反应来自之前的经验和成长经历。但它们并不是判断正确与否的绝对标准。理性道德要求我们用理性来检验这些直觉反应。

反思平衡

伦理推理（如同科学推理）需要结合数学模型和科学模型。它需要我们在对特定情况的道德反应和我们的道德理论之间不断地转换。这种在理论和个案之间循环往复的过程，就是政治哲学家罗尔斯所说的"反思平衡"（reflective equilibrium）（Rawls，1999）。会产生这个想法，部分是因为我们需要平衡理论与"深思熟虑的信念"（considered convictions）之间的关系。

罗尔斯认为，参与反思平衡的人应具备如下品质：应了解相关事实，重要的是，应具备"理性"，即：（i）愿意使用归纳逻辑，（ii）倾向于找到支持和反对一个解决方案的理由，（iii）思想开放，以及（iv）认真努力去克服知识、情感和道德偏见。最后，他们要具备"对人类利益的同情，因为这些利益在特定情况下会发生冲突，故而需要做出道德决策"（Rawls，1951）。

对　话

在反思平衡的过程中，我们试图确保在各种情况下，正确行事的信念和我们的理论是一致的。这涉及制定原则（例如最佳利益原则和分配正义原则）和定义概念（例如幸福和有意义的生活），但关键是根据对特定案例的直觉来修正这些原则 [例如，参见 Charlie Gard 案（Wilkinson and Savulescu，2018）]。在这个过程中，理论和信念都可以进行修正。如果缺乏共识，就没有算法或自动程序来告诉我们必须改变些什么。这不得不说是一个判断上的问题。反思平衡的过程可以由个人来进行，但对话——与他人展开讨论——对此有所帮助。伦理问题的讨论很重要，原因如下：

1. 它帮助我们厘清不同道德观点之间的矛盾；在一种情况和另一种情况下观点的不一致；以及理论和直觉之间的异同。

2. 它有助于确保我们了解不同道德理论的观点。

3. 它有助于确保我们了解不同人的观点——这在医疗环境中尤为重要。

在阅读本书时，我们鼓励你与他人就相关案例展开讨论。许多章节中的"辩论角"部分可以作为讨论的起点。有关伦理对话的一个例子——本书

两位作者对一个有争议的案件持不同意见——参见 Wilkinson and Savulescu
(2018)。

伦理推理工具

在本章的余下部分，我们将概述伦理推理的各种"工具"，并以伦理
讨论中经常使用的"滑坡谬误"（slippery slope argument）作为结尾。你可
能在讨论伦理问题时已经使用了许多工具，尽管你可能无法对特定的论证
方法进行命名或分类。然而，面临伦理问题时，有意识地考虑这些工具中
的一个或者多个是否特别有用，这是很有价值的。本书选出了七种我们认
为特别有用的伦理推理工具。

工具一：区分事实和价值问题

在做出医疗决定，尤其面临困难情况时，明确区分医疗事实和道德评
价很是重要。

通常情况下，与医疗决定的评估部分相比，不同类型的论证和证据与
事实部分更加相关。请参考以下案例：

◆ **案例 1.2**

B 先生，55 岁，舒张压持续升高至 105mmHg。这个血压水平将导致
患者未来 20 年内死亡率显著上升。通过治疗将血压降低至 90 mmHg 以下，
将可能延长 B 先生的寿命。国家临床诊疗指南建议医生对 Ⅱ 期高血压患者
给予降压药物治疗。

医生是否应该为 B 先生提供降压治疗，并试图说服他接受这一治疗呢？

主要的事实陈述如下：B 先生的血压达到了一个特定水平值；这样的
血压水平会缩短人的平均寿命；通过积极的降压药物治疗可以增加高血压
患者的预期寿命；这是国家临床诊疗指南中的建议做法。评估此类陈述的
技能，很大程度上是评估经验证据——即循证医学的技能。

主要的评估性陈述如下：死亡率上升是"显著的"，而且这些事实证

明，试图说服 B 先生采取某种行动（服用降压药）是正确的。"显著性"
一词有两个含义，可能会使人产生混淆。第一个是统计学中的技术术语，
如果零假设成立，有关统计量应服从已知的某种概率分布。第二个是日常
语言的含义，即结果具有一定的重要性。第二个含义尤其体现了价值观的
色彩。同意与否将取决于人们判断治疗效果的重要性（特别是与费用或副
作用相比）。例如，据估计，在未来 5 年内，需要治疗 120 名像 B 先生这
样的患者，才能预防一次中风的发生（Kaplan，2001）。这具有"显著性"吗？
是否证明医生试图说服 B 先生接受治疗是合理的？你可能会认为这确实如
此（我们确实这样认为），但对这些评价性陈述进行评估，会将我们带入
道德论证的领域。

工具二：阐明论点的逻辑方式

论据是支持结论的一系列理由。一种特殊形式的论证——"演绎"或
逻辑论证——是一系列从逻辑上得出结论的陈述（又称其为"前提"）。在
一个"有效"的论证中，从前提得出的结论具有逻辑上的必然性。如果前
提是正确的，论证是有效的，那么结论一定是正确的。专栏 1.1 总结了形
式逻辑论证的一些类型和要素。

在检验我们自己或他人的论点时，以逻辑形式对其进行总结可能会颇
有助益。这使前提（有时包括隐藏的假设）能够被清楚地识别和查验，并
有助于揭露论证本身的谬误（见专栏 1.2）。

◆◇◆专栏 1.1　有效和无效的论证形式

演绎论证的基本形式称为三段论（syllogism）。这种论证可以用两个命
题（称为前提）和一个结论（逻辑上由这些前提得出）的形式表达。有效
三段论存在以下两种主要类型。

1. 肯定前件式（Modus Ponens）

三段论形式如下：

前提 1（P1）	若 p 则 q	（若命题 p 为真，则命题 q 为真）
前提 2（P2）	p	（命题 p 为真）
结论（C）	q	（则命题 q 为真）

举例：

P1	如果胎儿是人，杀死他是错误的
P2	胎儿是人
C	杀死胎儿是错误的

2. 否定后件式（Modus Tollens）

三段论形式如下：

前提1（P1）	若p则q	（若命题p为真，则命题q为真）
前提2（P2）	非q	（命题q为假）
结论（C）	非p	（则命题p为假）

举例：

P1	如果胎儿是人，杀死他是错误的
P2	杀死胎儿不是错误的
C	胎儿不是人

3. 无效论证的例子

前提1（P1）	若p则q	（若命题p为真，则命题q为真）
前提2（P2）	非p	（即命题p为假）
结论（C）	非q	（则命题p为假）

这个论证是无效的——结论不是从前提得出的。

举例：

P1	如果胎儿是人，杀死他是错误的
P2	胎儿不是人
C	杀死胎儿不是错误的

这个论证是无效的，因为即使胎儿不是人，也可能有其他原因证明杀死他是错误的。（通过将第一个前提改为以下内容，可使该论证有效：当且仅当胎儿是人时，杀死他是错误的。）

有关堕胎伦理的进一步讨论，见第十三章。

◆◆·专栏 1.2 论证中的一些谬误 [更多例子请参见 Warburton (2007)]

- **人身攻击** (Ad hominem move)

将论证从争论的焦点,转移到与论证无关的提出论点的人的身上。

- **诉诸权威**

仅仅因为权威人士认为某个声明、立场或论点是正确的,就认为其正确。

- **内定结论谬误**

一个论证的结论或有争议的观点,已经包含在前提中,使论证的前提便是结论是正确的。因此,这是一种循环推理的形式。一个例子是:因为杀人是错误的,所以死刑是错误的。

- **"但总有人永远不会同意"** (Flew 1989, p. 23)

有些人总是不相信某个论点或一系列理由,但这并不代表这些论点或理由是无效的。

- **混淆充分条件和必要条件**

某些事态的必要条件是实现该事态所必需的。例如,要认定一名医生因过失负有责任,该医生有必要承担相关的注意义务 (见第四章)。但这不是充分条件,因为还需要其他条件。相反,患者要求不进行抢救是填写DNACPR (请勿尝试心肺复苏) 表格的充分条件——但不是必要条件,因为 DNACPR 在没有患者同意的情况下仍然是适用的,例如在医生认为这不符合患者最佳利益的情况下 (见第十四章)。

- **"本意不坏,所以行动不错"谬误**

对人的判断和对行为或信仰的判断,是两件完全不同的事情。

- **母性声明**

乏味的陈述被用作修辞手段以获得他人的同意,这往往是为了掩人耳目,然后在没有适当论据的情况下获得他人关于有争议陈述的同意。例如:"人人平等" (因此,对处于持续无意识状态的患者停止治疗是错误的)。

- **过度概化**

一个错误的论证提供例证来说明一个观点,并使用这些例证得出一个更普遍的陈述。

● 十漏桶策略

即："……提出一系列各自不合理的论据，好像只要将这些论据结合起来，它们在总体上就是有效的：这一点需要与证据的积累仔细区分开来，因为在证据的积累中，每一项都具有一定的权重。"（Flew 1989，p. 287）

◆ ◆ ◆ ⋯⋯⋯⋯⋯⋯⋯⋯⋯⋯⋯⋯⋯⋯⋯⋯⋯⋯⋯⋯⋯⋯⋯⋯ ◆ ◆

工具三：概念分析

有效推理的一个重要组成部分是概念分析。

人们有时会讽刺哲学家，因为他们用"这完全取决于你的意思"来回答每个问题。但事实经常**就是这样**。论证中关键概念的含义或定义不明确，这可能是一种修辞手段，使不合理的论证具有说服力。请参考以下案例：

杀死另一个人是谋杀。人类胎儿是一个人。终止妊娠的医生是杀人犯。他们应该被判无期徒刑，而不是领取国民保健署的工资。

对这个论证进行分析，第一步是定义关键术语。"谋杀"一词通常意味着非法杀害他人，而"杀人犯"是指犯有谋杀罪的人。在英国法律中，医生在终止妊娠时致胎儿死亡并不违法，因此这通常不属于谋杀（见第十三章）。在以上论证中，为了修辞效果，"谋杀"和"杀人犯"这两个词具有不同的含义（可能意味着"不道德的杀戮"）。"人类"一词也需要重新定义。

然而，定义通常只是第一步，而且是很小的一步。在上面的例子中，关于"人类"的定义大家可能很容易达成一致。问题不在于胎儿是不是人，而在于这一事实本身是否提供了一个令人信服的理由，来说明为什么从道德的角度看，杀死胎儿类似于杀死一名 10 岁的孩子。为了研究这个问题，有必要超越定义本身来对关键概念进行一些阐释，或做出进一步分析。在关于终止妊娠或胚胎实验的争论中，"人"的概念发挥了关键作用（见第十三章）。

除了定义和说明，概念分析还可能涉及"拆分"或"合并"。拆分就是进行区分。在讨论安乐死的伦理性时，区分不同类型的安乐死很重要（见第十四章）。因为相关的伦理问题对不同类型的安乐死所产生的影响不同。

合并通常是指对被认为完全不同的事物之间的相似性做出澄清。例如，可能会有这样的观点：在不做或撤除延长生命的治疗之间，没有明确的概念区别（见第十四章）。

工具四：根据原则和理论进行推理

有一些原则和医学中的很多情况相关，并且诸多道德理论也认可这些原则的重要性（见第二章）。我们特别确定了四项原则（Beauchamp and Childress，2012；Gillon，1986）；并在专栏1.3进行了总结。在临床医学实践中遇到伦理问题时，应用这四项原则通常会有所帮助。它们有助于澄清和区分相关的关键性道德问题。

◆◆·专栏1.3 医学伦理的四项原则

1. 尊重患者自主权（Respect for patient autonomy）（详见第三章）

自主权（字面含义：自治）是指自由和独立地去思考问题和作出决定，并据此采取行动的能力（Gillon，1986）。尊重患者的自主权要求医疗专业人员（和其他人，包括患者家属）帮助患者自己作出决定（例如，为患者提供重要信息），并尊重和执行这些决定（即使医疗专业人员认为该决定是错误的）。

2. 善行（Beneficence）：提倡为患者最佳利益着想（详见第三章）

这一原则强调与人为善的道德重要性，在医疗场景下就是为患者做好事。遵循这一原则需要为患者最佳利益着想。这就带来一个问题，即谁应该判断什么事情对患者是最好的。通常对这一原则的解释，是关注相关医疗专业人员的客观评估，以此将确定做什么事情能够保证患者的最佳利益。尊重患者自主权的原则体现了患者自己的意见。

在大多数情况下，善行原则和尊重患者的自主权原则会得出相同的结论，因为大多数时候患者想要的就是（从客观上）符合他们最佳利益的东西。当有行为能力的患者选择了不符合他/她最佳利益的治疗方案时，这两个原则就会发生冲突。

3. 不伤害（Non-maleficence）：避免伤害

这个原则是善行原则的另一面。它强调医疗专业人员不应伤害患者。

在大多数情况下，这一原则对善行原则并没有做出太大的补充。大多数医学治疗都有可能对患者造成伤害。但这并不意味着以后就要避免此类治疗。相反，需要同时权衡潜在的收益和危害以及它们发生的概率，以此确保患者的总体利益最大化。坚持不伤害原则的主要原因是人们普遍认为医疗专业人员负有不伤害任何人的显见义务（*prima facie duty*），而他们对某些特定的人（他们接诊的患者）还负有善行义务。

4. 公正（Justice）（详见第十章）

有限的时间和资源决定了无法让每位患者都获得最好的治疗。医疗专业人员必须决定与不同患者的相处时间，并且在医疗系统的各个层面，必须明确在不同情况下提供的医疗服务的限制。公正原则强调两点：第一，处于相似情况的患者通常应该获得相同的医疗服务；第二，在确定应该为某些患者提供什么水平的医疗保健时，我们必须考虑这种资源使用对其他患者的影响。换句话说，我们必须尽量公平地分配我们有限的资源（时间、金钱、重症监护病床）。

工具五：使用案例比较法

也许展开伦理论证最有力的策略是保持一致性。一致性是一种基本的伦理价值观——得到许多伦理和宗教传统的一致认同。可以说，同案同判原则是正义概念的一个组成部分。如果你相信在两种类似的情况下应该采取不同的措施，那么你必须能够从道德上指出两种情况之间的差异，否则就是前后矛盾。

案例比较法是一致性理念的一种运用。这种方法用来决定在存疑的情况下，怎么做才是正确的。它将有问题的案件与更加简单直接的案件——或已经判决的案件——进行比较。这和其他伦理分析的方法，例如采用伦理原则或特定道德理论，形成鲜明对比。案例比较法在法律判决中得到广泛应用，可以通过将正在审查的案件与已经判决的案件进行比较来作出判决（见第四章）。问题的关键在于：这两个案例在相关方面是否有足够的相似性，可以让前一个案例作为后一个案例的判例参考。

工具六：思想实验

有时，如果我们要进行案例比较，考虑使用那些假设的、甚至不切实际的例子可能有所裨益。哲学家在检验论据和分析概念时经常使用假想案例，这被称为"思想实验"（thought experiments）。像许多科学实验一样，思想实验的目的是在受控环境中对理论进行检验。例如，为了确定某个特定因素的重要性，可以考虑一个在当前情况下去掉了该因素的变量。或者设计一个假设的案例来隔离特定因素。本书收录了一些有名的思想实验例子［例如"小提琴手"实验（见案例 13.3）］。

包括医生在内的一些有实践经验的人，对思想实验持怀疑态度，因为这些案例并没有描述真实的情况。这种质疑可能并没有抓住要点所在。假设 A 为了证明安乐死是错误的，他会援引"故意杀人总是错误的"这一普遍原则。B 可能会用思想实验来推翻这一原则。例如，他可能会举例被困货车司机的情况（见第十四章）。在这种情况下，司机要么被活活烧死，受尽折磨，要么无痛苦死亡（安乐死）。这个思想实验的强大之处在于，至少对许多人而言，它提供了一个令人信服的案例来说明什么时候结束他人的生命是正确的。如果你认为对被困的卡车司机进行安乐死是正确的，那么对于结束他人的生命总是错误的普遍原则，就需要进行修正。你对安乐死的反对需要建立在一个不那么普遍的原则上，要么给出理由从道德上对这两种情况进行区分，要么改变你对其中一种情况的立场。卡车司机的案例是假想的，但这并不意味着它与普遍原则的检验无关。

工具七：理性决策理论

在生活中，我们经常需要在复杂情况下作出决定。可以有不同的方法帮助我们做出这些决定。在某些情况下，我们可以使用一个简单的原则，且应用起来十分方便："买最好的"（buy the best）比如购买我们看重且在预算范围内的物品。在其他情况下，我们可能会不断寻找，直到找到具有让我们满意的功能的物品——并且不用担心，如果我们继续寻找的话，是否会找到更好的替代品。在另一些情况下，我们关心的可能是避免一个特别糟糕的结果。我们规避了这一风险，其他考虑因素对我们来说并不重要。

了解这些不同的决策方法实属有用，因为它们有时有助于解释为什么（例如）患者可能会做出与医生认为的、对其有益的不同决策。

在决策结果不确定的情况下，我们可以使用一种被称为理性决策的理论。这是一种源自系统应用**结果论**决策的方法（见第二章）。正如我们所见，它旨在确定哪种方案能使决策的预期价值（或效用）最大化（更加详细的讨论见 Savulescu，1994）。

假设我有机会参与以下无偏掷骰子结果的投注：如果我投出 1 或 2，那么我会赢得 15 英镑；如果我投出任何其他数字（3、4、5 或 6），那么我必须支付 10 英镑。从经济学角度讲，掷骰子是明智的吗？

我有两个选择：要么拒绝提议不参加投注，要么参加投注并掷骰子。如果我选择第一个选项且不参与投注，那么结果的预期"价值"是既不会赢钱，也不会输钱：0 英镑。

如果我选择第二个选项并参与投注，那么有两种可能的结果：投出 1 或 2 并赢得 15 英镑；或者投出 3、4、5、6 并损失 10 英镑。因此，我有 1/3 的概率赢取 15 英镑，有 2/3 的概率输掉 10 英镑。总体而言，参与投注的预期价值为：

$$(1/3 \times 15) + [2/3 \times (-10)] = 5 - 6.67 = -1.67 （英镑）$$

如果参与投注，预期价值是 −1.67 英镑；不参与投注，预期价值为 0 英镑。由于不付出任何损失总比损失 1.67 英镑要好，因此（根据理性决策理论）最好不要下注。

这与伦理有什么关系呢？在上述案例中，每个结果的价值都是以金钱计算的。但同样的通用方法可以应用于我们试图做出的各式评价之中：例如人们的幸福感，或一些道德评价。如果在给定情况下，我们可以做出各种不同选择，并导致各种可能的结果，并为这些结果同时赋予价值和概率，那么理性决策理论就可以帮助我们作出决策。

请参考以下医学案例：

◆ **案例 1.3**

S 先生是一名因肺炎住进普通病房的老年病人，其健康状况普遍下降，且还有心脏病史。主治医生团队担心他有心搏骤停的风险，故与 S 先生讨论在这种情况下他希望医生做什么，是否希望被抢救？S先生无法确定，并向医生寻求建议。

医生应该提供什么建议呢？

现在的问题是，心搏骤停后，医生是否应该尝试对S先生进行抢救——最好的方案是什么？假设抢救的可能结果如下：有10%［即概率（p）=0.1］的概率抢救成功，S先生预后过上正常的生活；有40%（p=0.4）的概率抢救成功，S先生预后生活非常糟糕（自主循环恢复，进入重症监护室，但要么在出院前死亡，要么存活并伴有严重的神经功能障碍）；以及50%（p=0.5）的概率立即死亡。如果医生不进行抢救，S先生肯定会立即死亡。

为了使用理性决策理论，必须为这些不同的可能结果赋值。其中，立即死亡赋值为0。为了便于说明，我们可以假设S先生为"正常生活"赋值为+5。然而，他非常在意避免"十分糟糕的生活"，并为其赋值为-10（这是一个比死亡更糟糕的赋值）。鉴于这些赋值，我们可以计算尝试抢救和不尝试抢救的"期望效用"：

- 不尝试抢救的预期值（概率乘以赋值）为0（1×0）。
- 尝试抢救的预期值是各种可能结果的总和：

$$（0.1×5）+（0.4×-10）+（0.5×0）=-3.5$$

根据给定的假设，不尝试抢救比尝试抢救具有更大的期望效用。这样的结论有什么作用？这可能有助于S先生的主治医生团队向他建议应该做出什么决定。如果上述数值准确反映了S先生自己的评估，那么不尝试抢救就是他最理性的选择。另外，在其他情况下，这种分析可能有助于医生理解患者已经做出的决定。如果另一名与S先生有相似情况的患者选择了抢救，这可能表明他对在残疾或非残疾状况下生存抱有不同的价值观。（例如，他可能不会认为在残疾状况下生存是一种消极的方式。）或者，这可能表明他直觉上认为自己获得康复的概率比医生估计得要高。

滑坡谬误论

滑坡谬误论经常被用于道德讨论。判断它何时产生效用十分重要。通俗来说，滑坡谬误是利用一个看似内在密切相关的推理链条，从论证者授受的第一个前提开始，一步步推理下去，逐渐推进到他不能接受的事物，从而在论证链条两端关系较远或毫无关系的两个命题之间建立直接的因果关系。因此，如果你不想接受更极端的立场，你就不能接受之前不那么极端的观点。

使用这种论证方式的一个例子，是反对自愿主动安乐死的做法。例如，假设自愿主动安乐死的支持者举了一个例子，说明这种做法似乎是可以接受的。考克斯医生（Dr Cox）安乐死案（见第十四章）就是这样一个例子。滑坡谬误论可能被用作反对人道终止生命的理由。并不是因为在这种情况下，滑坡谬误论是错误的，而是因为如果允许像考克斯医生安乐死案一样杀人，将会不可避免地导致其他情况下也发生杀人的情况，而这是错误的。

对滑坡谬误论的主要回应是，将"可能性"转化为"必然性"，把小概率事件当作必然发生的事件，是不合理地使用连串的因果关系，并非必然。将这个比喻引申一下来说，斜坡不一定是滑的（图 1.2）：可以在斜坡的中途放置一个障碍物，或设置一系列的台阶，这样就可以在任何一点停下来。

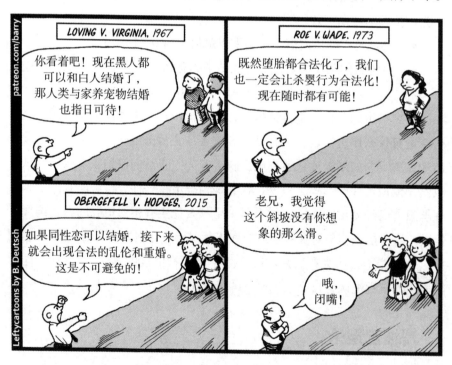

图 1.2　滑坡谬误（© Barry Deutsch，经许可转载）

滑坡谬误有两种类型：逻辑型与经验型。下文分述之。

滑坡谬误的逻辑类型

逻辑型滑坡谬误由三个步骤组成：

● **步骤** 1　命题 p 与命题 q 密切相关。如果你接受命题 p 合乎伦理，那么你也必须接受命题 q 也合乎伦理。类似地，如果你接受命题 q，那么你必须接受命题 r，然后以此类推接受命题 s、t，等等。

● **步骤** 2　这涉及在论证过程中，表明对另一方的赞同，或获得另一方的同意，即在这一系列论证的某个阶段，这些命题变得明显不可接受或错误。

● **步骤** 3　这涉及使用形式逻辑（**否定后件式推理**；见专栏 1.1）来得出结论，因为后面的一个命题（例如命题 t）在伦理上是不可接受的，因此第一个命题（p）必然也是不可接受的。

论证的第一步是滑坡的特殊之处。关键要素是建立一系列看起来密切相关的命题，这样就没有合理的理由认为一个命题为真（或假）且其相邻命题为假（或真）。

很多时候，滑坡谬误相当有说服力，因为我们使用的许多（或许是大多数）概念都具有一定的模糊性：如果一个概念适用于一个对象，那么如果该对象发生非常小的变化，该概念仍然适用。

例如，成年人是身体（也许还有情感和认知）完全成熟的人。没有人能在一夜之间长大成人。如果某人在某一天是成年人，那么他们在前一天也一定是成年人。如果他们前一天是成年人，那么（因为没有人能在一夜之间长大成人）他们一定在这一天的前一天也是成年人。但是，如果这个推导继续下去的话，似乎就意味着新生儿就是成年人了！

有两种不同的方式来分辨模糊的概念。首先是否认概念在应用于某一特定对象时，必须完全为真或完全为假。例如，我们可以说，一个 15 岁的人可能部分是儿童，部分是成年人——在 16 岁时也是如此，尽管这个时候像成年人部分更多，像儿童部分更少。其次是选择一个点，在这个点上一个概念不再适用。比如我们规定在许多情况下，人在 18 岁之前是儿童，18 岁之后成为成年人。当然，精确的选点是任意的。然而，如果进行区分很重要（例如决定何时需要提供驾驶执照），那么任意性可能并不重要。

同样地，有两种方法可以有效质疑滑坡谬误的逻辑范式。参考以下示例：

命题 1　即使没有胎儿异常，在妊娠 10 周时终止妊娠也是合乎伦理的。
命题 2　仅仅一周的妊娠不会对伦理状况产生至关重要的影响，因为胎儿的发育从一周到下一周，没有显著变化。

结论 1　即使没有胎儿异常，在妊娠 11 周时终止妊娠是合乎伦理的。

这个论点可以重复（12、13、14 周等），一直到妊娠 40 周。由于大多数人认为，在 40 周时终止妊娠肯定是错误的（母体可能有生命危险的情况除外），这可以解释为应该拒绝步骤 1。根据对滑坡谬误的反驳意见，在母体受孕后没有任何时间点允许终止妊娠，即使在胎儿足月时也是如此。

对这个滑坡谬误做出的一种回应是，随着妊娠周期的增加，终止妊娠变得越来越危险。在妊娠 10 周时终止妊娠的错误十分轻微，以至于超过这种错误的原因也可能是非常小的——例如，母亲的意愿。相比之下，在妊娠 36 周时终止妊娠，就是巨大的错误。必须有非常好的理由来证明这样做的合理性——例如，继续妊娠严重威胁母体健康。在这两个孕期之间，理由的权重逐渐改变。也许甚至还有一个中间阶段，即终止妊娠既非明显地符合伦理，也非明显地不符合伦理。

另一种方法是以某个妊娠阶段为界线，在该阶段之前终止妊娠一般是可以接受的，而在这个阶段之后终止妊娠一般不能接受。精确划出的阶段是随意的；但需要划分阶段这一行为并不随意。为了确保政策（和法律）的明确性，科学划定界限往往是明智之举，尽管底层概念和道德价值观的变化往往较为缓慢。

滑坡谬误论的经验形式

滑坡谬误论的第二种形式不是逻辑性的，而是经验性的。反对自愿主动安乐死的人可能会说，如果我们允许医生实施安乐死，那事实上在现实生活中，这将导致非自愿安乐死的发生（见第十四章）。反对者可能会接受，从一个观点转移到另一个观点没有逻辑上的理由，但在实践中这种转移确实存在。因此，作为一个政策性问题，即使自愿主动安乐死本身并没有错，我们也不应该使其合法化。

这种经验主义的论证形式取决于对世界的假设，因此这种假设的证据有多大说服力，本就是一个问题。对于现有证据是否支持滑坡谬误论，可能存在分歧。如果允许某种特定的做法，会发生什么情况往往可能取决于政策措辞的精确程度。也许可以通过设置障碍（如堕胎法案中关于 24 周妊娠的规定，见第十三章），或通过仔细阐明某种行为是否具有合法性（就像针对安乐死的讨论一样），不被滑坡谬误所误导。

复习思考题

1. 所有伦理都是相对的。你同意吗？为何同意？为何不同意？

2. 一篇系统性的文献综述对良好的医学试验进行了回顾，表明方案 A 比方案 B 的治疗效果更好。因此，医生应该向患者提供方案 A 而不是方案 B。这个结论有道理吗？医生做出这样的决定是基于哪些事实和价值观？

3. 剽窃是一种学术不端行为。因此，你不应该剽窃。这个论点有效吗？它忽视了什么内容吗？

4. 辩论角专栏 1.1 记录了史密斯医生（Dr Smith）和琼斯医生（Dr Jones）之间关于给痴呆症患者插胃管的辩论。分析双方的论据，你能发现什么问题吗？

◆··辩论角　专栏 1.1　医生是否应该向痴呆症患者提供胃造口术治疗？（这些论点有什么问题吗？）

● 琼斯医生

出于多种原因，医生不应为痴呆症患者进行胃造口术。第一，没有证据表明胃造口术对患者有益——这是来自科克兰系统评价的研究结论。对痴呆症患者实施胃造口术将与循证医学的理念背道而驰。第二，医生有不伤害患者的道德义务。"不伤害"原则作为医学的核心价值已有数百年甚至数千年的历史。第三，对痴呆症患者进行胃造口术缺少医学指征。第四，知情同意呢？医生未经患者同意就进行手术是违背伦理的，但痴呆症患者无法就插胃管这件事做出同意表示。

史密斯医生建议使用胃管，但他是生命权组织的成员之一。你的期望是什么呢？医生尊重患者的意愿是很好的，但大多数患者甚至不想做胃造口术。为患有严重痴呆症的患者插管，在医学上是一种疯狂的行为。接下来会发生什么呢？给脑死亡患者插管？强迫医生和护士给痴呆症患者插管会违背他们的良心，并导致有良知的人放弃这个职业。

● 史密斯医生

我们不应该支持琼斯医生的观点。痴呆症患者享有人权——他们仍然是人。试图拒绝给他们插管的医生其实是将患者视为"二等公民"。《英国国家卫生服务约章》第一条规定：无论其性别、种族、残障、年龄、性取向、宗教、信仰、变性、怀孕和生育或婚姻或民事伴侣关系状况如何，它（英国卫生体系）对所服务的每一个人士都要负责，并且必须尊重他们的人权。因此，医生决定拒绝为有基础疾病的患者提供治疗是非法和违宪的。

琼斯医生只是想为英国国家医疗服务体系省钱。在另一篇文章中，他甚至支持主动安乐死，这是非法的，也违背了医学的核心价值观。如果医生决定不给痴呆症患者插管，那么接下来还有谁会被拒绝治疗：患有进行性神经系统疾病的成年人？残疾儿童？这是贬低他们生命权的一种世界观表现。

◆◆ ••• ◆◆

◆ 扩展案例 1.4 器官交易

简（Jane）是一名身体健康的学生，来自一个低收入家庭，渴望出国留学，去知名院校接受高等教育。她未能成功申请攻读学位的奖学金，但找到了一位富有的受赠人，该受赠人愿意支付一笔巨款以换取她自愿捐献肾脏。简已经就捐献肾脏的风险寻求过独立的医疗建议，并认为与出国留学获得学位相比，捐献肾脏的风险和成本很小。

赞成和反对简捐献肾脏的伦理论据是什么？

批评器官交易的人认为，器官作为商品买卖是一种将器官物化的行为，将有损人的尊严。

更多案例，请参阅 Andorno（2017）和 Wilkinson（2000）。安多诺（Andorno）

和威尔金森（Wilkinson）如何定义商品化？你能否列出安多诺反对器官交易的商品化论证的逻辑形式？为什么威尔金森认为商品化论证失败了？

有关器官交易的最佳处理方式和基于原因的方法，详见 Richards (2012)。

◆ 参考文献 ◆

Andorno, R., 2017, "Buying and Selling Organs: Issues of Commodification, Exploitation and Human Dignity", *Journal of Trafficking and Human Exploitation*, Vol.1, No.2, pp.119-127.

Beauchamp, T. L. and Childress, J. F., 2012, *Principles of Biomedical Ethics*, 7th ed. New York; Oxford: Oxford University Press.

Berlin, I., 1998, "On pluralism", *New York Review of Books*, https://www.cs.utexas.edu/users/vl/notes/berlin.html.

Blackburn, S., 2001, *Ethics: A Very Short Introduction*, Oxford; New York: Oxford University Press.

Flew, A., 1989, *An Introduction to Western Philosophy: Ideas and Argument from Plato to Popper*, Revised ed. Thames and Hudson.

Gillon, R., 1986, *Philosophical Medical Ethics*, Chichester: Wiley.

Kaplan, R. C., 2001, "Treatment of Hypertension to Prevent Stroke: Translating Evidence into Clinical Practice", *Journal of Clinical Hypertension*, Vol.3, No.3, pp.153-156.

Rawls, J., 1951, "Outline of a Decision Procedure for Ethics", *Philosophical Review*, Vol.60, No.2, pp.177-197.

Rawls, J., 1999, *A Theory of Justice*, Rev. ed. Oxford: Oxford University Press.

Regnard, C., Leslie, P., Crawford, H., Matthews, D. and Gibson, L., 2010, "Gastrostomies in Dementia: Bad Practice or Bad Evidence?", *Age and Ageing*, Vol.39, No.3, pp.282-284.

Richards, J. R., 2012, *The Ethics of Transplants: Why Careless Thought Costs*

Lives, Oxford: Oxford University Press.

Sampson, E. L., Candy, B. and Jones, L., 2009, "Enteral Tube Feeding for Older People with Advanced Dementia", *The Cochrane Database of Systematic Reviews,* Vol.2.

Savulescu, J., 1994, "Treatment Limitation Decisions under Uncertainty: The Value of Subsequent Euthanasia", *Bioethics*, Vol.8, No.1, pp.49-73.

Savulescu, J., 2010, "Julian Savulescu on 'Yuk'", in *Philosophy Bites*, edited by D. Edmonds and N. Warburton, Oxford: Oxford University Press.

Warburton, N., 2007, *Thinking from A to Z*, 3rd ed., London: Routledge.

Wilkinson, D., Butcherine, E. and Savulescu, J., 2019, "Withdrawal Aversion and the Equivalence Test", *American Journal of Bioethics*, Vol.19, No.3, pp.21-28.

Wilkinson, D. and Savulescu, J., 2018, *Ethics, Conflict and Medical Treatment for Children: From Disagreement to Dissensus*, Elsevier.

Wilkinson, S., 2000, "Commodification Arguments for the Legal Prohibition of Organ Sale", *Health Care Analysis*, Vol.8, No.2, pp.189-201.

第二章
伦理理论与观点

◆·**案例2.1**

乔（Joe）是一家专科医院的资深儿科医生。他去往一个家庭进行入户随访工作，发现他们的孩子托马斯（Thomas）去年因一场突如其来的灾难性疾病去世。至今，父母仍然十分痛苦，并努力适应痛失爱子的现状。在咨询过程中，父母表示捐出托马斯的肾脏是他们为数不多的慰藉之一。他们经常会想到另一个拥有托马斯肾脏的孩子，想知道那个孩子过得怎么样。他们问乔是否能帮忙找到器官受捐者。出于帮助这对悲伤的父母，乔答应看看情况，并说一有消息就会电话通知他们。

接下来的一周，乔向医院的一位肾内科同事打听如何才能知道器官移植的详细结果。他提到了托马斯死亡的时间和当时的情况，肾内科的同事犹豫了一下才告诉乔他记得很清楚，事实上，移植手术并没有进行。由于在摘取托马斯的肾脏时出现手术失误，导致肾血管受损。当移植团队对肾脏进行检查时，发现已经无法挽救。

乔现在发现自己处于一个两难的境地。他希望能够尽自己所能安慰托马斯的父母，但移植失败的消息会让他们感到痛苦和悲伤。他想知道自己是否应该对他们撒谎，比如告诉他们移植很顺利，另一个孩子正在茁壮成长，或者他无法找到有关移植结果的详细信息。又或者，他可以完全忽略这一承诺，不给他们打电话。

医生是否应该撒谎，以避免给患者带来过度的精神负担？

伦理理论的作用

在第一章中，我们介绍了一些"推理工具"。其中一个工具（工具四）涉及从原则和理论进行推理。我们还讨论了伦理理论与我们对特定情况的直觉反应之间的相互作用，并引入了"反思平衡"的概念。不过，我们并没有过多地谈论伦理理论本身。在第二章，我们将概述道德哲学家讨论伦理问题时采取的不同理论方法。

伦理理论在实践中应该发挥什么作用？如前文所述，医学伦理推理的一种方法（"数学模型"）始于特定的伦理理论，然后试图得出解决伦理困境的答案。例如，你可以总结出关于"知情同意"的康德的自主原则。或者，你可以着重阐述功利主义对安乐死合理性提供的支持论点。然而，这种分析并非总是有用。如果你尚未认同这个伦理理论，或不知道哪个理论是正确的，这将对你毫无帮助。另一种伦理学方法是将一系列不同的伦理理论应用于一个问题之上，例如通过对比功利主义、道义论和美德伦理学方法来研究伦理学（专栏2.1 义务伦理学、结果主义和德性伦理学的比较）。这样做是有价值的，我们也会在本书的其他章节做同样的处理。然而，这种策略存在公式化或过于简单化的风险。这些理论通常有多个不同的解释，它们针对特定实际问题的含义也有不同的看法。有时会导致对伦理结论过于挑剔——这表明，针对棘手的问题，你只需选出符合你之前对某一特定问题的看法的那种伦理理论，去考虑它给出的答案。

◆◆ ∵ **专栏2.1　义务伦理学、结果主义和美德伦理学的比较（改编自 Hursthouse，1997）**

- 义务伦理学（Deontological Ethics）

1. 当且仅当一个行为符合道德规则或原则时，它才是正确的。

2. 道德规则是（例如）：

➢ 上帝赐予的；

➢ 理性的要求；

➢ 所有理性人的选择。

因此，该理论的关键取决于理性的概念（或者说，取决于对上帝意志的理解）。

- 结果主义（Consequentialism）

1. 当且仅当一个行为促成了最佳结果时，它才是正确的。

2. 必须说明如何对不同的事态（后果）进行道德评估和排序。

因此，该理论极度依赖于用于评估事态的概念（例如享乐功利主义视域下的"幸福"概念）。

- 德性伦理学（Virtue Ethics）

1a. 当且仅当一个行为是有道德的人一般会采取的，它才是正确的。

1b. 有德之人就是践行德行之人。

2. 德性是人类为了幸福、欣欣向荣、生活美好所需要的特性品质。

因此，该理论极度依赖于对人类幸福的概念的理解。

◆ ◆ ┄┄┄┄┄┄┄┄┄┄┄┄┄┄┄┄┄┄┄┄┄┄┄┄┄┄┄┄┄┄┄┄┄┄┄┄┄┄ ◆ ◆

在大多数引发伦理问题的临床情况中，关键论证不需要对一般伦理理论展开讨论。虽然这些理论对道德哲学家很有用，但在大多数情况下，它们只是一些伦理学基础理论，而非针对实践医学伦理中出现的日常问题进行理性辩论。一般伦理理论或许可以被视为类似于一般统计理论，而不是用于评估特定数据集的特定统计检验。在大多数情况下，您可以应用统计检验而无须参考相关理论。但有时如果出现新问题（当检验不适用时），或者检验提供的答案可能不正确时，回归基础理论就变得非常重要了。

在这一章里，我们会研究三种不同方法或类型的伦理理论：结果主义、义务论和德性论。然后会概述在医学伦理辩论中具有影响力的两种伦理学观点（社群主义和女性主义伦理学）。在本书中，我们不会为任何个别理论进行辩护，部分原因是受篇幅所限，但同时也是因为没有必要就某一个道德理论的正确性达成一致意见。也许我们应该引用 20 世纪伟大的道德哲学家之一，杰出的牛津大学哲学家德里克·帕菲特（Derek Parfit）的观点：尽管表面上看，这些理论的区分是"深刻而基本"的，但最终，它们都在努力实现同一个目标。帕菲特认为，不同理论形态背后存在着"趋同性"，就好比攀登山峰时，有人选择了从东边攀，有人选择了从西边攀，他们采取的路径不一样，但通向的却是同一个山顶（Parfit，2011）。

结果（后果）主义

结果主义认为，当且仅当（某种行为）会带来最好的结果时，这种行为在道德上才是正确的。可以用更实际的形式来表达：在特定情况下，面对所有可能得行为，你应该选择总体结果最佳的那种。

根据结果主义理论，与某种行为唯一相关的道德特征就是其所生后果。诸如某人行为的**意图**，或行为的性质（如行为涉及撒谎）等特征，本身与道德无关。这并不意味着结果主义者对撒谎无动于衷，对他们而言，只有撒谎所带来的结果才具有道德层面的重要性。

上述表述存在歧义。正确的行为究竟是指事实上会导致最佳结果的行为，还是指行为主体在行动时有充分理由相信会导致最佳结果的行为？大多数理论家会争辩说，在运用结果主义理论以及判断某人的行为对错时，**可预见的**（*foreseeable*）结果才是重要的。

我们在考量案例 2.1 时，可以看到其中的一些差异。乔可能会考虑的一种结果是，如果他对托马斯的父母撒谎，那么他们最终会发现真相。他们可能会发现移植手术没有进行而备受打击，甚至因为他们信任的儿科医生对他们撒谎而感到更加沮丧。也许乔预见到这种情况会发生，并决定（为了避免这种可能性）向他们透露器官摘取不成功的噩耗。然而，让我们设想一下，在实际情况下父母是不会发现实情的。因为乔也不可能预见到托马斯的父母会在他们会面的一个月后，在一场毫无关联的车祸中不幸丧生。回想起来，我们可能会得出这样的结论：乔最好不要说实话，这样托马斯的父母在生命的最后一个月里就不会那么痛苦。然而，由于乔无法预测这种可能性，所以这和他的决定并无关联。

结果主义在广义上有两种不同的类型。在特定情况下，我们可以预设特定行为的结果；或者，我们可以预设某些一般行为的结果。**行为结果主义**（*Act-consequentialism*）着眼于评估和促成具体行为的后果。相反，**规则结果主义**（*Rule-consequentialism*）关注应该遵循哪些规则，以及整体而言最好遵循哪些规则。

如果我们是行为或规则结果论者，我们也可能会对上述案例做出不同的思考。在当时的特殊情况下，乔可能非常关心托马斯的父母的心理健康。他可能会判定他们的心理健康非常脆弱，担心如果说出真相的话，托马斯的父母甚至会自我伤害。或者他有充分的理由认为他们永远不会知道真相。也许这家人来自外地，在医院没有其他熟悉的人。根据行为结果论，向托马斯的父母撒谎可能会带来最佳的可预见结果。然而，我们也可能关心医生在这种情况下通常应该做什么。例如，可能有充分的理由禁止医生撒谎。英国医学总会在其《优质医疗》（*Good Medical Practice*）指南中指出："在与患者和同事的所有交流中，你必须诚实可信。"（General Medical Council，2013）即使在个别情况下医生选择对患者撒谎可能会带来更好的效果，但也可能会使患者信任度下降，并导致患者整体预后更差。确切地说，规则后果主义给乔的建议，取决于我们有理由相信医生能够确定在某些情况下说谎的后果是什么。还取决于我们正在考量的规则的宽泛或狭窄程度。我们可能会想到医生在面对失去亲人的父母和令人不快的事实时的状况，这都会给当事人造成可预见的痛苦。或者我们可以关注与医疗差错披露有关的一般规则。

功利主义：结果主义伦理学的一个代表

结果主义理论最著名的特例便是功利主义。关于功利主义应用于医学伦理的一些正反辩词，见辩论角专栏 2.1。功利主义至少有三种不同的变体：享乐功利主义（hedonistic utilitarianism）、偏好功利主义（preference utilitarianism）和理想功利主义（ideal utilitarianism）。每一个变体在对于善行（或效用）最大化的判断上都有所不同。实际上，它们持有三种不同的幸福理论。特定情况下给出的建议可能会有所不同。

◆··辩论角　专栏 2.1　医生应该是功利主义者吗？

● 正方

直到最近，医学伦理还是基于宗教教义或流传至今的专业规则（例如希波克拉底誓言）。但是，这些教义或规则不能成为现代医学伦理的基础。当今社会构成包括拥有各种不同信仰的人。我们也不能将现代医学伦理建立在传统规则之上——尽管它们可能有用，但有些规则需要适应时代发展作出改变。

伦理的唯一理性基础是关注我们的行为会带来什么结果。从根本上说，医生关心的是患者的治疗效果。循证医学教导医生批判性地评估医学治疗——寻找那些益处最大、伤害最小的治疗方法。对于伦理学，我们应该应用类似的遵循证据的策略。医生应该采取行动，为他们的患者争取最佳利益，并将损害降到最低。如果遵守规则会导致收益减少或损害增加，则需要更改规则。

● 反方

根据功利主义的教导，正确的行为是能引起最大"效用"的行为，还可以理解为最大的幸福和最少的痛苦。然而，在许多情况下，我们根本不清楚什么行为会带来最大的幸福。寻找有关医学治疗的证据固然很好，但还没有针对不同伦理规则或政策的随机对照试验。更重要的是，追求幸福最大化的功利主义似乎遗漏了一些根本性的重要东西。医生不应该把他们的全部时间和精力都花在思考善待患者、不对它们撒谎，或者花费时间陪伴他们是否会产生最大效用。医学是关爱，而不是计算。

最后，功利主义的医学方法似乎会产生一些让人根本无法接受的答案。例如，从功利主义的角度来看，为重度残疾患者提供昂贵的医疗服务是错误的，因为这不会创造足够的 QALY（质量调整寿命年）。如果对某些人（甚至在违背他们意愿的情况下）进行有害的医学人体实验，可以为其他人带来拯救生命的治疗方法，那也是可以接受的。

（Smart and Williams，1973）

◆·**案例 2.2**

玛歌（Margo）是一名老年女性，患有晚期老年痴呆症，目前住在疗养院。她从一系列娱乐活动（阅读、听音乐）中获得乐趣，但记忆力基本丧失（她一遍又一遍地听同一首音乐）。她似乎并不痛苦。几年前，当她有完全行为能力时，玛歌签署了一份正式的预立医疗指示，其中载明如果有一天患上阿尔茨海默病，她希望放弃对任何威胁其生命的疾病进行治疗。她随后感染肺炎，如果接受治疗，很可能会康复。她应该接受抗生素或其他肺炎治疗方案吗？

[医学生安德鲁·菲利克（Andrew Firlik）最早对玛歌的案例进行了论述，哲学家罗纳德·德沃金（Ronald Dworkin）在其《生命的自主权》（*Life's Dominion*）一书中也进行了讨论。参见 Dresser（1995），Dworkin (1993), Firlik (1991), Hope (1996)]

享乐功利主义

功利主义以古典伦理学中的伦理快乐主义和伦理幸福主义为基础，最佳结果是"最大多数人的最大幸福"。1863 年，约翰·斯图尔特·穆勒（John Stuart Mill）指出，"行为的正确性与它们趋向于增加的幸福成正比，而行为的错误性与它们趋向于产生的不幸成正比"（Mill, Bentham, and Ryan，1987）。

总体而言，该理论的"效用"被视为快乐与痛苦的平衡。根据这一理论，假设玛歌当前和未来生活中的幸福经历超过了不幸经历，那么为她治疗肺炎就是一件好事。（我们在此没有考虑治疗玛歌对其他人产生的影响，如家庭成员、医护工作人员或更广泛的社会群体。）

偏好功利主义

一些功利主义者，例如 R. M. 黑尔（R. M. Hare）和彼得·辛格（Peter Singer）在他们的早期作品中认为，重要的不只是幸福／不幸福的问题，还有人们的欲望或偏好的问题。按照这种观点，人类福祉是："一个人总体上所希望获得，或倾向于获得的较高或至少是合理的生活质量。"（Hare，1998）

对于这些功利主义者来说，让玛歌活下来可能不是好的选择，因为这与之前强烈的偏好相冲突。在他们看来，玛歌是否应该接受治疗，将取决于两种偏好之间的权衡，即她过去不希望以痴呆状态继续生存的强烈愿望，与她现在阅读、听音乐和继续生活的愿望。

理想／客观功利主义

偏好功利主义存在的一个问题是，有时人们可能会有错误的欲望，或者对一些看起来对自己不利的事物产生欲望。根据理想功利主义者的观点，重要的不是单纯的幸福或得到我们想要的东西，而是做有价值的事情。

无论人们试图拥有或尽力避免，（某些）事情对他们来说总是好坏参半。好的事情可能包括道德、善良、理性行为、个人能力发展、孕育生命并成为优秀的父母、知识和对美的真正认识。坏的事情可能包括背叛、操纵、诽谤、欺骗、被剥夺自由和尊严，以及享受虐待狂的快感，或在丑陋的事物中享受审美的快感。（Parfit 1984, p. 499）。

以这种功利主义观点来看待继续治疗对玛歌是否有益，取决于哪些生活特征被认为具有道德价值，以及如何权衡它们。

在解释什么对人有益时，这些理论各有优缺点。一些哲学家认为，这三个要素的结合是最好的结果（Parfit，1984）。我们将在接下来的章节讨论关于福祉和最佳利益的理论。

义务论伦理理论

有一些伦理理论认为，除了后果之外，还有其他一些方面也与伦理有关。其中许多理论注意到了义务、规则或权利 [这些理论通常被称为"义务论"（来自希腊语 deon，即义务）]。

义务论的关键要素是：某些行为本身就是错误的，与预期结果无关。即使是为了追求令人钦佩的目标，这样的行为在道德上也可能是不可接受的。根据义务论，要判断哪种行为是正确的，不是依靠通过观察行为可能带来的后果，而是通过观察行为本身的性质。

例如，医生不得对患者撒谎，这是一个潜在的义务。在案例 2.1 中，乔可能会考虑对托马斯的父母撒谎是否会减少他们的痛苦，甚至可能避免严重的伤害。根据义务论，即使对于托马斯的父母而言，乔撒谎是更好的选择，但他这样做也可能是错误的。事实上，即使乔确信说实话会带来伤害，（根据某些理论）他也可能有义务不撒谎。

义务论（类似**结果主义**）是一种伦理理论——它本身并不是一种具体的理论。为了指导行动，必须明确和道德相关的义务。

义务论的一些主张是围绕着人们**必须做**什么，或**禁止做**什么来进行理论架构。在实践中，这些义务往往被表述为一系列禁令，如十诫。在宗教领域存在诸多义务性规范。换言之，义务论是基于**对人们**而言，必须做什么或不能做什么。通常使用**个人权利**这一术语来表达。这些权利有时是积极的，并产生其他人应尽的义务（例如，接受教育或享受医疗保健服务的权利）。更常见的情况下，有些权利是消极的，用于防止他人以某种方式行事（例如隐私权、言论自由权）。

义务论面临着许多挑战，包括解释它们的来源（一整套义务或权利从何而来？），理解维护义务或权利究竟需要什么，以及当义务、权利或规则发生冲突时该怎么办。

一些义务规则来自传统、行业规则（例如希波克拉底誓言）或神圣命令（大多数医学伦理学的宗教方法都具有义务属性）。其他人在理解理性存在的本质（例如自然法理论）或理性本身（康德伦理学）时找到了它们存在的合理理由。另一个著名的当代义务论学派试图找出那些人人都会同意的原则，而假设这些原则能够决定规则的具体内容。例如，哲学家约翰·罗尔斯（John Rawls）试图对分配正义（金钱和其他物品在社会中应如何分配的问题）提供解释（Rawls，1999）。罗尔斯是这样考虑这个问题的：假设我们对自己在社会中的处境一无所知（即不知道是富有抑或贫穷，健康抑或疾病，等等）我们会做出何种决策。这被称为"无知的面纱"（veil of ignorance）。它是契约主义的一种形式（在"无知的面纱下"，我们会选择哪种社会契约）。罗尔斯试图从理性人会选择的那些原则中，发展出一种关于什么是正义的理论。例如，如果当我们正在争夺有限的挽救生命的资源，但并不知道自己的寿命是否能延长、生活质量会更差或不太可能受益时，我们希望遵循什么规则？在某些情况下，契约主义和功利主义趋于一致（Savulescu，2013）。

根据结果主义理论，在任何特定情况下，通常都会有一个正确的行为。相反，对于基于义务的理论，许多行为通常是正确的。义务清单——主要是禁令——将某些行为界定为错误的；但是，任何没有错误的行为，都可能是一种正确的行为。然而，如果规则或义务发生冲突，个人可能就会茫然无措了。根据一些理论，所有其他规则都源自同一个规则。德国著名的哲学家伊曼努尔·康德（Immanuel Kant）使用的是这样一种方法（见后文）。其他人则试图将原则或义务划分出一个等级，如果发生冲突，则应遵循最高等级的原则或义务。还有一些理论认为，我们有一系列义务，当它们在特定情况下发生冲突时，就必须做出判断，以便确定在特定情况下最重要的义务。**显见**义务理论就属于这种类型。

大卫·罗斯（W. D. Ross）发展出一种基于义务的伦理方法，影响了医学伦理的"四原则"方法（Ross and Stratton-Lake，2002）。罗斯将这些义务称为"**显见义务**"。在做道德判断的时候，如果一个行为符合显见义务，那么它就"有可能"是道德上正当的。针对具体的情境，如果没有其他义务更符合显见义务的特性，那么这个显见义务就成为"实际义务"，就是道德上应该去做的行为。至于如何判断哪一个显见义务更严格，需要靠直觉。

康德伦理学：义务论最具标志性的代表

伊曼努尔·康德（1724—1804）旨在建立基本的道德规则，告诉我们应该做什么（Kant, Hill, and Zweig，2002；O'Neill，1993）。他的基本假设是：道德法则必须具有普遍性，即一个行为是否道德取决于这个行为是否可以普遍化，是否可以成为一种普遍适用于所有人的法则。

在康德伦理学的语境中，他区分了两种律令：一种是假言律令（hypothetical imperative），另一种是定言律令（categorical imperative）。假言律令表示"一个可能的行为之实践必然性（practical necessity），而这个行为是达成我们所意愿的（或者可能意愿的）另一事物的手段"。定言律令则"表明一个行为本身（无关乎另一项目的）在客观方面是必然的"。也就是说，定言律令是无条件的，不管行为者的主观如何，它都有效，都对行为者具有强制性，其表达形式为"应该这样做"。康德试图确定一个绝对命令，任何正常、理智的人在理性思考后都会接受。如果他能确定这样一个命令，那么这将为源自纯粹理性的道德提供基础。

康德以多种方式描述了基本道德规则（绝对命令），目前尚不清楚它们是否都是等价的。其中最著名的是：仅仅依据那条你同时愿意它成为一条普遍法则的准则来行动。（这通常被认为等同于基督教的"黄金法则"：己所不欲，勿施于人。）第二条法则是：所有理性存在者中的每一个都应当绝不把自己和所有其他的理性存在者仅仅当作手段，而是在任何时候都同时当作自在的目的本身来对待。该提法认为人应该被视为"目的本身"，这在政治哲学中颇有影响。它强调了自由主义原则，认为人们不应为了其他目的，尤其是为了更广泛的社会利益，而牺牲个人自由。在医学背景下，该法则意味着对患者所做的任何治疗都必须征得其同意。

康德认为，绝对命令可以用来推导出构成完整伦理框架的具体道德义务。例如，他推导出遵守承诺的义务。假设乔正在考虑是否要违背答应托马斯父母回电话的承诺。根据康德的说法，没有人可以将违背诺言（无论何时，只要方便）设定为普遍法则；这会导致信任的崩溃，而信任是承诺的意义所在。

德性伦理学

结果主义将伦理学的焦点集中在行为结果上（无论结果好坏），义务论集中在行为本身（无论行为是否被允许），德性伦理学则把焦点集中在采取行动的人以及他们的德性品格如何。行为伦理只是道德生活的一个要素。本书的读者可能至少对如何成为一个好人或一名好医生感兴趣，就像应该做什么或不应该做什么一样。而他们对德性伦理学都特别有兴趣。

德性伦理学常常可以追溯到古希腊哲学家亚里士多德（Aristotle，2000），而在东方通常与孔子和孟子的思想有关。在亚里士多德看来，正确的行为就是有德性的人在特定情况下会做出的行为，有德性的人就是知道什么是对，去做对的事，并且有对的理由去这样做的人。这样的人能够确保在总体上过上最好的生活。对亚里士多德来说，所有人都努力追求的那个目标与**幸福**（eudaimonia）有关，英文中常被翻译为 flourishing 一词。这个概念也许可以被视为一种深层次的幸福，与通常被认为是功利主义基础的快乐概念关联不大。从某种意义上说，亚里士多德的理论可以被视为一种自私理论，因为它最终取决于自我利益最大化之下的个人的幸福感。然而，许多美德根本就称不上是自私，例如善良或慷慨。对于亚里士多德来说，对他人善意和慷慨有助于自己的幸福——德性是其自身的回报。有一些心理学证据支持这个观点（Haidt，2006）。其他德性伦理学家不是根据幸福，而是根据特定类型的动机或倾向来理解德性。

为了使德性伦理学具有实用价值，必须对美德（和恶习）做出具体说明。德性理论种类繁多，就像义务论或结果主义理论的例证一样繁多。正因为如此，很难直接知道德性伦理学会针对案例 2.1 给予何种解释与建议。说真话显然是一种美德，但一个有德性的人可能会接受一些罕见的例外情况，即说真话并不好（例如，这样做会造成严重伤害）。亚里士多德伦理学的另一个要素是他的中庸之道——过度和不及之间的理想中点。总是撒谎的人，显然没有德性。然而，不管可能造成多大伤害，总是说真话的人可能会被认为过于强调这一行为。

乔该如何作出决定？亚里士多德强调**智慧**，或者更准确地说，是实践中的智慧。这意味着，需要智慧才能实践美德。例如，我们可以想象乔在决定告诉托马斯的父母之前会仔细考虑什么。他甚至可能会向有经验和实践智慧的同事寻求建议。如果他经过深思熟虑后得出结论，认为诚实在这种情况下并不是最好的选择，这也会被认为是符合实践智慧和良医的标准。相反，如果乔迅速做出同样的决定，并立即得出结论说他应该撒谎以防止对托马斯的父母造成伤害，这可能会显得过于草率和仓促，并且有损他作为一名良医的品格。

具有影响力的两种观点

我们对英美哲学中占主导地位的三种主要伦理理论类型进行了概述。有两种广义的伦理学观点也与当前的医学伦理学相关：**社群主义**（*communitarianism*）和**女性主义**（*feminism*）。这两者与其说是理论，不如说是强调特定伦理问题的观点。它们的发展，部分是对现代医学伦理（实际上还有其他形式的实践伦理学）的批判性回应，批评过分强调某些问题或方法，而忽视其他一些内容。

社群主义

许多现代医学伦理都关注个人权利和自主权。自由主义的核心原则之一是，每个人都有权去从事他所喜欢的事，且不受他人的干扰。唯一重要的限制是，这种自由不应干涉他人的自由。

相比之下，社群主义强调我们作为社区一部分所负有的个人**责任**，以及社区本身所负有的照顾其弱势成员的责任。从理论上讲，社群主义与自由主义的分歧在于，它的共同利益观念是建立在公共层面上的。根据这一观点，公众对共同目标的追求，可以优先于个人追求自己的善行观念。因此，社群主义有一个主要设定，即为社区提供一个共同商定的生活方式。这提供了一个可以对不同价值进行排序的标准，也为国家采取措施（例如，为某些活动提供补贴）来促进那些增进社区价值的活动提供了理由。

这对医学伦理学具有实际意义。在第十五章中，我们将讨论器官捐赠中选择退出同意的问题。个人主义的器官捐赠伦理学方法强调，患者有权自行作出决定。这种方法往往不是解决一个人应该做什么的问题，而是解决其他人可以或不可以合法强迫他做什么的问题。然而，从社群主义的角度来看，作为一个社群最突出的特点，是我们可以从促进器官捐赠中获得很大的收益，正因为如此，如果可以在不付出或付出很少个人代价的情况下捐赠器官，我们每个人都可能负有**显见**的道德义务。（毕竟当你无论如何都会死亡，如不捐献的话，器官就会被浪费掉。）社区主义视角下的医疗资源分配强调，在公众层面就医疗保健的目标达成共识十分重要。因此，我们的工作必须脱离个人层面，而需要在社区达成共识的层面上展开（Zwart，1999）。

社群主义观点可能会生发出特定的道德义务，或对某些类型的后果进行评价。它不是上述通用伦理理论的替代方案，而是可以为具体伦理理论提供参考的视角。例如，对于案例 2.1 中的乔应该做出何种选择，目前尚不清楚是否存在一个明确的社群主义答案。然而，社群主义论者可能会转移讨论的焦点，强调托马斯的父母的持续痛苦，并指出他们往往难以在当代社会中寻找到支持。或许关键问题不是乔应该做什么，而是托马斯的父母为何如此痛苦。社群主义论者可能还会强调，社区有责任照顾处于困境和失去亲人的人，以及让他们可以从家庭、朋友和邻居的社会关系网中获得慰藉。

女性主义伦理学

提出社区伦理学方法的动机之一，是担心主流理论和方法过于狭隘，而忽略了某些重要的视角。提出女性主义生物伦理学方法的哲学家也有这种担忧。

女性主义伦理学方法常常引起人们对具体伦理问题的关注，这些问题对妇女保健非常重要，例如：获得避孕节育、堕胎、妊娠以及性别表征的权利。它还关注那些因残疾、性取向或种族等原因在社会中被边缘化的人。女性主义的论点经常引起人们去关注社会结构或社会表征是如何造成或维持不利于女性的状况的。

正如没有单一的结果主义或义务论一样，女性主义也有很多不同的流派，反映出对伦理的各种不同见解和方法。当然，女性主义的研究方法也存在一些共同的特征。首先，那种简化具体情况，以便重点关注传统上被视为基本道德特征的东西的做法，是令人质疑的。这种简化往往会去掉思考伦理问题时的重要因素。这是因为从女性主义视角来看，许多重要因素涉及相关人员及其关系的细节，以及人们之间互动的细节。其次，女性主义对抽象的应用原则持怀疑态度。同样，细节很重要。再次，人们担心如果只提供基本的内容概要，可能无法决定什么是正确的做法（例如关闭呼吸机）。女性主义者的观点可能会强调，正确的做法往往是与相关的关键人物讨论问题，而不是仓促地作出决定。正确的行为可能会从讨论中产生：关键人物可能会达成某种共识。将其应用于医学伦理学时，女性主义倾向于批判这样一种做法，即依赖于对情况的简要总结，以及理论观点和论据的简单应用。

考虑到这一点，女性主义哲学家可能会拒绝任何试图推导出一个简单答案的做法。案例 2.1 的描述过于单薄：我们没有关于托马斯的父母之间关系的任何细节，没有任何关于他们得到多少支持的清晰描述，甚至无法确定失去孩子对他们余生所造成的影响。也许，乔应该说真话还是撒谎，本就是一个错误的问题——相反，真正的问题可能是如何向这对悲痛的夫妇提供最好的支持。女性主义者可能会提请人们注意，在儿童死亡率持续下降的背景下，丧子的父母往往会被边缘化。他们还可能指出，应该在更广泛的社会叙事中来看待父母的痛苦。这样的叙事对"成功的"父母和育儿经验给予了极大的重视，甚至可能错误地做出暗示：如果孩子发生了不好的事，父母应该受到指责或批评。

女性主义医学伦理学的这些特征与其他观点相互重叠。特别是，还有三种观点与女性主义的这些特点存在许多相同之处。这三种观点分别是：叙事伦理学，强调案例的细节；社群伦理学，强调讨论和达成共识的重要性；"关怀伦理学"，强调人与人之间的情感、关系以及相互关怀。

关怀伦理学是女性主义伦理的一个分支，发展出了一套自己的方法。琼·特朗托（Joan Tronto）扩展了关怀伦理学研究的范围和深度。关怀伦理学与德性伦理学有一些共同之处：它从关怀他人的角度来处理医学（和护理）伦理学中的许多问题。特朗托确定了关怀所需的四种德性：关注（attentiveness），例如关注他人的需求；负责（responsibility）；能力（competence）；有同情心（responsiveness）（Tronto，1993）。在实际情况中，这种方法建议人们提出问题，了解每一种德性要求自己做什么，而不是询问什么是最正确的行为。

复习思考题

1. 比较与医学伦理相关的两种伦理学理论。这些理论有何不同？你觉得哪个更有解释力？为什么？

2. 伦理上的争论是很好的，但归根结底，人权是伦理实践的基础。你同意吗？为什么同意？为什么不同意？

3. 德性伦理学的显著特征是什么？举例说明德性伦理学如何与医学相关。

4. 结果主义有不同的表现形式，对于伦理学的理解，这些形式有着截然不同的含义，请解释说明。

◆ 扩展案例 2.3

在流感大流行期间，A 医生在急诊室工作。整座城市的医院重症监护病房都超负荷运转。两名患者病情危重，需要呼吸机支持。但医院重症监护室只剩下一张单人病床可用。其中一名患者詹姆斯（James）入院前患有肺部疾病，因此，如果他被安排到重症监护室，很可能需要长时间的呼吸支持（据估计这个时间是普通病房平均住院时间的五倍）。另一名患者简（Jane）入院前没有肺部疾病，可能只需要普通的监护。A 医生选择为简而非詹姆斯进行插管治疗。他的理由是，这样一来重症监护室就能挽救五条生命，而不仅仅是一个患者。

B 医生在一个繁忙的创伤科担任外科医生，他还是一个移植项目组的成员。因为可用器官短缺，而且 B 医生知道患者经常因缺少可用器官而死亡。一名年轻的流浪汉约翰尼（Johnny）因头部外伤被送往急诊室。他的钱包里有一张卡片，上面的信息显示他希望成为器官捐献者。虽然约翰尼的外伤可以治疗，但 B 医生选择放弃，导致他脑死亡。他认为这样做可以让约翰尼捐献出他的器官并用来挽救五条生命，而不仅仅是救活一条生命。

不同的伦理理论对 A 医生和 B 医生的行为有何看法？功利主义者是否相信，A 和 B 两位医生的行为可以在道德上画等号？

电车难题：一列失控的火车正在接近铁路线上的分岔口。如果不使用操控杆切换铁轨，火车将会撞死在那条轨道上的五个人。如果使用操控

杆切换铁轨，火车将沿着不同的线路行驶，将会撞死这条轨道上的一个人
（而不是那条轨道上的五个人）。没有其他办法让火车停下来，你唯一可以
做的，就是使用操控杆切换铁轨。

请参阅电车难题及其各种变体的更多内容（例如图2.1）（Edmonds，
2015a,b）。哪些电车难题案例和A、B两位医生所面临的情况相似？像电
车难题这样的假设案例能帮助我们怎样思考伦理理论？

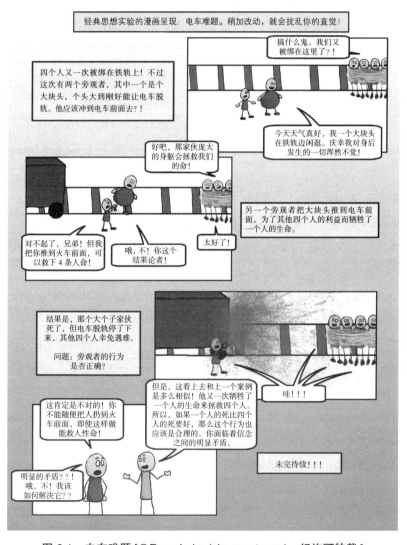

图2.1 电车难题 [@Ryan Lake (chaospet.com)，经许可转载]

·◆ 参考文献 ◆·

Aristotle, R. ed., 2000, *Nicomachean Ethics*, Cambridge: Cambridge University Press, Edited by Roger Crisp.

Dresser, R., 1995, "Dworkin on Dementia.Elegant Theory, Questionable Policy", *The Hastings Center R*eport, Vol.25, No.6, pp.32-38.

Dworkin, R., 1993, *Life's Dominion: an Argument about Abortion and Euthanasia*, London: HarperCollins.

Edmonds, D., 2015a, "Matters of Life and Death", *Prospect Magazine*, https://www.prospectmagazine.co.uk/magazine/ethics-trolley-problem.

Edmonds, D., 2015b, *Would you Kill the Fat Man?: The Trolley Problem and What Your Answer Tells us About Right and Wrong*, Princeton: Princeton University Press.

Firlik, A. D., 1991, "A Piece of My Mind.Margo's Logo", *JAMA: The Journal of the American Medical Association*, Vol.265, No.2, p.201.

General Medical Council, 2013, "*Good Medical Practice*", https://www.gmc-uk.org/ethical-guidance/ethical-guidance-for-doctors/good-medical-practice.

Haidt, J., 2006, *The Happiness Hypothesis: Putting Ancient Wisdom to the Test of Modern Science*, London: William Heinemann.

Hare, R. M., 1998, *Essays on Religion and Education*, Oxford: Clarendon.

Hope, T., 1996, "Advance Directives", *Journal of Medical Ethics*, Vol.22, No.2, pp.67-68.

Hursthouse, R., 1997, "Virtue Theory and Abortion", In *Virtue Ethics*, Edited by R. Crisp and M. Slote, Oxford: Oxford University Press.

Kant, I., Hill, T. E. and Zweig, A., 2002, *Groundwork for the Metaphysics of Morals*, Oxford: Oxford University Press.

Mill, J. S., Bentham, J. and Ryan, A., 1987, *Utilitarianism and Other Essays*, Harmondsworth, Middlesex, England, New York, NY: Penguin Books.

O'Neill, O., 1993, "Kantian Ethics", In *A Companion to Ethics*, Edited by P. Singer, Oxford: Blackwell.

Parfit, D., 1984, *Reasons and Persons*, Oxford: Oxford University Press.

Parfit, D., 2011, *On What Matters*, Vol. 2, Oxford: Oxford University Press.

Rawls, J., 1999. *A Theory of Justice*, Rev. ed., Oxford: Oxford University Press.

Ross, W. D. and Stratton-Lake, P., 2002, *The Right and the Good*, New ed., Oxford: Clarendon Press.

Savulescu, J., 2013, "Winchester Lectures: Kamm's Trolleyology and is There A Morally Relevant Difference Between Killing and Letting Die?", Practical Ethics blog, http://blog.practicalethics.ox.ac.uk/2013/10/winchester-lectures-kamms-trolleyology-and-is-there-a-morally-relevant-difference-between-killing-and-letting-die/.

Smart, J. J. C. and Williams, B., 1973, *Utilitarianism: for and Against*, Cambridge: Cambridge University Press.

Tronto, J. C., 1993, *Moral Boundaries: A Political Argument for an Ethic of Care*, New York; London: Routledge.

Zwart, H., 1999, "All you Need is Health: Liberal and Communitarian Views on the Allocation of Health Care Resources", In *Ethics and Community in the Health Care Profession*, Edited by M. Parker, London: Routledge.

·◆ 扩展阅读：伦理理论 ◆·

Arras, J. D., Fenton, E. and Kukla, R. 2018, *The Routledge Companion to Bioethics*.

Ashcroft, R., Draper, H., Dawson, A. and McMillan, J. eds., 2007, *Principles of Health Care Ethics*, 2nd ed., Chichester: John Wiley. 这是一本内容丰富的单卷本合集，其中包含了专门撰写的章节，从多个角度探讨了广泛的医学伦理问题。

Ashcroft, R., Lucassen, A., Parker, M., Verkerk, M. and Widdershoven,

G., 2010, *Case Analysis in Clinical Ethics*, Cambridge: Cambridge University Press. 11 位作者分别从不同的伦理角度对临床遗传学领域的案例进行了详细分析。本书展示了使用医学伦理学的不同方法如何带来不同的分析。

Beauchamp, T. L. and Childress, J. F., 2013, *Principles of Biomedical Ethics*, 7th ed., New York: Oxford University Press. 围绕四原则方法编写的十分成熟的、详尽且内容精良的医学伦理学教科书。

British Medical Association Ethics Department, 2012, *Medical Ethics Today: The BMA's Handbook of Ethics and Law*, 3rd ed., John Wiley and Sons. 该书比大多数医学伦理学教科书更加专业。

Dickenson, D., Huxtable, R. and Parker, M., 2010, *The Cambridge Medical Ethics Workbook*, Cambridge: Cambridge University Press. 本书提供了来自欧洲国家的诸多医疗保健案例，以及对案例的深入分析。本书堪称教科书与案例集的完美结合。

Glover, J., 1977, *Causing Death and Saving Lives*, London: Penguin. 虽然本书讨论的是生命终结问题，但却是一本很好的将哲学思想应用于医疗领域的入门读物。

Hope, T., 2004, *Medical Ethics: A Very Short Introduction*, Oxford: Oxford University Press. 作为导论性质的书籍，本书每一章都针对医学伦理问题的特定伦理立场展开论证。

Kerridge, I., Lowe, M. and Stewart, C., 2013, *Ethics and Law for the Health Professions*, 4th ed., Australia: Federation Press. 本书基于澳大利亚的语境，很好地概述了医学伦理和法律。

Singer, P., 2011, *Practical Ethics*, 3rd ed., New York: Cambridge University Press. 本书对医学伦理中的一些哲学问题进行了精辟且易读的探讨。

Steinbock, B., 2009, *The Oxford Handbook of Bioethics*, Oxford: Oxford University Press.

第 三 章
医学伦理的三个核心概念：
最佳利益、自主权和权利

◆ 案例 3.1

穆罕默德（Mohammed）长期患有精神疾病，尽管接受了治疗，病情仍难以控制。他成年后的大部分时间都在各种机构中接受非自愿治疗。当他精神不佳时，情绪就会高涨，并且容易出现非常放纵的行为——经常将自己裸露在路人面前、赌博和酗酒。

近年来，穆罕默德终于能够通过联合用药稳定病情。他已经能够在有人支持的环境下独立生活一段时间，且不会复发。穆罕默德定期去当地的清真寺礼拜，态度非常虔诚。

然而，在一次检查中，医生发现穆罕默德在精神治疗中出现了严重的并发症。临床研究显示，这种并发症存在风险，甚至可能危及生命。然而，如果穆罕默德减少或者停止用药，他的精神疾病可能会复发，而且很难控制。

当被问及这个情况，以及他有什么愿望的时候，穆罕默德只回答了"Inshallah"（听天由命／但凭安拉安排）。

请问，穆罕默德的最佳利益是什么？

最佳利益

医学的核心思想之一是医生应该尽其所能地治疗患者——同时避免对患者造成伤害和痛苦。这体现为伦理的**善行**原则，即医生的行为应符合患者的**最佳利益**。医学伦理最基本的原则，是医生应该提供符合患者最佳利益的治疗。

大部分医学文献的记载中，最佳利益的概念等同于医学利益：即疾病的治疗和预防。有效的医疗干预措施少之又少。例如，青霉素用于治疗危及生命的链球菌感染。患者和医生对医疗目标达成了广泛共识。

但医学在过去 50 年里发生了很大变化。越来越多的医疗干预措施对患者生命的长度和质量会产生不同的影响。新的抗癌药物也许是最好的例子，但精准医学时代的到来预示着治疗对个体患者具有特定的风险和益处。此外，最佳利益的概念也有所变化，这从世界卫生组织（WHO）对健康的定义中可以显示出来："健康不仅为疾病或羸弱之消除，而系体格，精神与社会之完全健康状态。"

最佳利益的概念构成了医患关系的核心（详见第五章），也是对没有行为能力参与自己医疗决定的患者进行治疗的法律标准（详见第七章）。然而，如果你要求人们定义什么样的行为才符合患者的最佳利益，很多人会觉得困难。部分原因是为了找出对患者最佳的治疗方案，我们需要回答一个几百年甚至几千年来一直困扰着思想家的问题：什么是美好的生活，什么能让生活变得美好（或糟糕）？考虑到穆罕默德的情况，我们并不清楚什么对他来说是最好的。

首先我们将对比一下哲学家们在试图回答这个问题时采用的不同方式。其次将解释心理学家和卫生经济学家使用的方法。最后，我们将提到法律对这个问题的处理方式。

最佳利益的哲学解释

我们在上一章描述了三种不同形式的功利主义——享乐功利主义、偏好功利主义和理想功利主义。它们基于三种不同的幸福理论（什么让生活变得美好）。如果你是一个功利主义者，判断这些理论中哪一个是正确的显然非常重要。然而，即使对于非功利主义者，考虑幸福也很重要。例如，它可以确定我们认为符合穆罕默德的最佳利益。

精神分析理论

根据精神分析理论，幸福完全取决于精神状态。在最简单的情况下，（享乐功利主义认为）只是幸福或快乐与不幸福或痛苦之间的平衡问题。通过结合其他心理状态，该理论得以丰富并且变得更加复杂（尽管这会引发一个问题，即确定哪些属于心理状态）。

根据精神分析理论，对于穆罕默德来说，最好停药或更换药物，即使这会使他的精神状态非常不稳定。一些情绪高涨的精神疾病患者在停止治疗后会更加快乐。如果停止用药，穆罕默德可能会有更多（和更强烈）积极的精神状态。即使他最终被长期收容，如果他能活得更久，从精神分析的角度来看这对他来说可能是更好的选择。

反对精神分析理论

1. 有些事情似乎让我们的生活变得顺利或糟糕，但它们并不是精神状态或经历。例如，想象一下如果你的终身伴侣暗地里对你不忠，而你对此一无所知。即使这根本不影响你的精神状态，许多人也会认为这对你不利，因为这会使你的生活变得更糟。

2. 1974 年（二十年后，令人难忘的电影《黑客帝国》描绘了这个想法），哲学家罗伯特·诺齐克（Robert Nozick）提出了一个思想实验，让我们想象一台虚拟现实机器（"体验机"），它可以提供任何一组主观体验，包括"写一部伟大的小说，交一个亲密无间的朋友，或阅读一本有趣的书（但这些都不是现实）。你会一直漂浮在水槽中，电极连接到你的大脑"（图 3.1）。即使可以选择我们最想要的那些精神状态，诺齐克相信几乎所有人都不会选择与这样的机器一起生活。这是因为人们想要做实实在在的事情，而不仅仅是有一个做事情的虚假体验。（Nozick，1974）

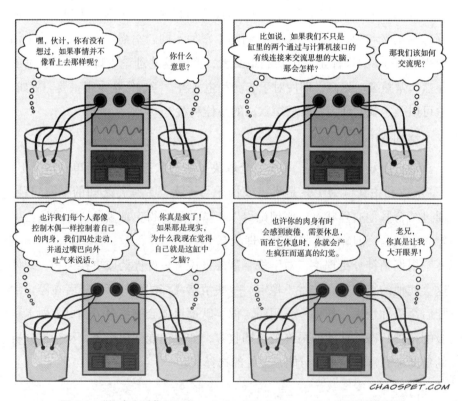

图 3.1 "缸中之脑"［@Ryan Lake (chaospet.com)，经许可转载］

欲望满足理论

根据欲望满足理论，要使一个人生活顺遂，就要满足他的欲望。（这显然与患者**自主权**的重要性有关——但又不完全相关。见下文。）我们确实经常认为，如果能够拥有他想要的东西，这对一个人来说是件好事。然而，情况并非总是如此（"……当诸神想惩罚我们时，他们就让我们的祈祷实现"）（Wilde and Bollinger，2012）；可能需要对该理论进行一些修改，将其限制为"理性欲望"或与整个生命相关。

在穆罕默德的案例中，如果他停止服用抗精神病药物，有可能会变得更快乐。然而，他身体不适时所做出的一系列行为，似乎与他病情较为稳定时根深蒂固的观念相悖。例如，他有强烈的宗教信仰，并希望依教义行事，这意味着不饮酒或将生殖器暴露于陌生人面前。看起来，他的生活会在他精神疾病复发时变得非常糟糕，不是因为他不快乐，而是因为对他来说，一些很重要的长期欲望受到了冲击。

反对欲望满足理论

假设我渴望某种东西——一件特定的东西，或整个"生活计划"。"这对我有好处吗？"，问这个问题似乎很合理。一个人最渴望的东西和对这个人有利的东西之间可能存在冲突。例如想象一下，即使在他身体健康的时候，穆罕默德也有赌博的欲望。他可能觉得，别人也可能这样认为，满足这种欲望对他没有好处。如果我们有这样的反应，那就表明人类的幸福不仅仅是满足欲望。

这是苏格拉底（Socrates）和欧绪弗洛（Euthyphro）在法庭门前对话的核心问题。苏格拉底反问欧绪弗洛："虔敬，是因其虔敬为神所喜，还是因其为神所喜而虔敬？"二者常常看起来一致，其实却并非相等。在日常生活中，重要的是不仅要问：我渴求什么？而且还要问，我**应该**渴求什么？

客观清单理论

客观清单理论认为，一个人的幸福取决于一些基本的客观的善。某些事情对一个人来说可能是好事，也可能是坏事，并能促进他的幸福，无论这些事情是否为他们所期望，或是否会导致"愉悦"的精神状态。以这种方式被认为本质良好的事物比比皆是，比如友谊、重大的成就、重要的知识和自主权（Hooker，2015）。相反的例子可能包括背叛或欺骗，或从残忍中获得乐趣。借鉴此类理论的哲学家有时会提到前文提到的"幸福"（flourishing）的概念［而非单纯的"快乐"（happiness）］。

举例来说，在穆罕默德的案例中，如果精神疾病复发，他的生活可能变得非常糟糕，自由也可能会失去。他似乎会成为一个非自愿入院的病人，被关在精神院里对他而言，也是不利的（即使他没有获得更多自由的愿望，情况也可能如此）。

反对客观清单理论

1. 客观清单理论的一个主要问题是没有统一的哲学基础，很难说明为什么一件事是好的，从而有助于获得幸福，而另一件事则是坏的。我们如何确定清单上应该包含哪些内容？

2. 如果有多个不同的元素有助于获得幸福，那么该如何将它们结合起来就成了一个难题。各个元素是同等重要的吗？我们应该如何在不同元素之间进行权衡？

复合理论

前文所提及的三种幸福理论似乎都确定了一些重要的东西，但又未能呈现出全貌。正因为如此，我们可能会选择一种复合理论：对一个人来说，好的东西是客观上有价值的活动，他渴望这种活动，且活动使他快乐。这对于医疗实践具有实际的意义。其中最主要的含义，是考量如何决策才能符合患者最大利益的时候，特别是当利益的内容不明确时，我们应该考虑这三种理论各自强调的幸福的不同侧面。

在穆罕默德的案例中，我们已经提到了与他相关的幸福所包含的不同方面。很难知道什么是最好的。这在一定程度上与医学的不确定性有关。然而，即使我们确切地知道会发生什么，可仍然很难确定什么最符合他的利益。请让我们想象一下，是选择以健康的精神状态生活两年（就像穆罕默德最近的生活），还是过上十年精神严重不稳定的生活——其中大部分时间他都是非自愿入住精神病院。哪一种选择更好呢？这很难回答。正因为这种难以确定什么是某人的最佳利益的情况，患者的意愿就变得更加重要。我们将在后文讨论这个问题。

心理学家衡量幸福的方法

科学能否帮助我们回答有关最佳利益的问题？在科学层面是否有可能确定哪一种治疗方式会为患者带来更大的快乐或幸福？

近年来，积极心理学以其独特的心理学研究视角，强调积极的思想、情感和行为对人类的健康和幸福的重要性，吸引了全球人的目光（Tiberius，2006）。这项科学研究要求心理学家（和经济学家）开发出衡量幸福感的方法。心理学家对于幸福的衡量，存在三个本质不同的概念。这与我们前文概述的哲学理论有一些重叠（但也有所不同）。

定量享乐主义（Quantitative Hedonism）——"笑脸"方法

一些心理学家（Kahneman and Riis，2005）确定幸福的基本单位为**时刻效用**（moment utility）（每个特定时刻的幸福）。我们要求人们衡量特定时刻的快乐程度（例如使用笑脸评分量表）。在任何特定的时间段内，总的幸福感就是这些**时刻效用**的总和。丹尼尔·卡尼曼（Daniel Kahneman）称之为即时幸福感（experienced well-being）。

以这种方式衡量幸福很困难，因为它需要进行相当频繁的测量。为了克服这个技术问题，可以要求人们在一段时间内（例如，在过去的 24 小时内）给出一个单一的平均测量值。然而在实践中，即使要求人们这样测量，他们也并不记得这些**时刻效用**（并将其相加）；相反，他们会评估或对整体幸福感做出判断——卡尼曼称之为**评价幸福感**（evaluative well-being）。这些评估可能很奇怪，甚至不合逻辑。在一个著名的实验中，卡尼曼让研究参与者将手放到很冷的冰水中一段时间。实验分两次进行，第一次进行 60 秒，第二次进行 90 秒。但在第二次实验进行到 60 秒的时候，实验人员偷偷注入了一些温水，让研究参与者疼痛的感觉减轻一些，但是研究参与者并不知情。在分别做完两次实验之后，实验人员询问研究参与者：如果必须重复实验，你更希望重复哪一次的实验。出乎意料的是，有 80% 的研究参与者都选择第二种，即长达 90 秒的实验。听起来，这种选择很不符合逻辑！卡尼曼给出的解释是，这就是所谓的"峰终定律"（Peak-End Rule）：人们对体验的记忆由两个因素决定：第一个因素是体验最高峰时的感觉（最高峰分为正的最高峰或负的最高峰）；第二个因素是体验结束时的感觉。由于这个悖论,有人认为评价幸福感的测量只是即时幸福感测量有缺陷的版本。

生活满意度和评价幸福感

然而,我们可能更感兴趣的是人们对生活的整体满意程度,而不是简单地将快乐或痛苦时刻相加起来。

心理学家测量了人们对自己生活的满意度。在回答这个问题时,研究参与者作出了对自己生活思考的一种情感反应。关于梳理与生活满意度有关的文献所得出的结果,可能会让我们感到惊讶。有严重残疾的人通常表达出和非残疾人相似的生活满意度。这一发现被称为"残疾悖论"(*disability paradox*)(Albrecht and Devlieger,1999)。例如,在一项针对脊髓损伤患者的研究中,运动功能障碍并不一定会降低生活满意度(Hartoonian et al.,2014)。一项针对闭锁综合征患者的调查发现,3/4 的人总体上感到快乐(Bruno et al.,2011)。

对这些发现,一个可能的解释是**享乐适应**(*hedonic adaptation*)。它的意思是,随着时间的推移,人们的幸福感会趋于稳定。外界的刺激物或事件可能引起个体强烈的正向或负向情绪,但个体会逐渐适应这一刺激且对其产生的情绪反应逐渐弱化,使幸福感回到正常的起点水平。

另一种形式的生活评价要求人们将自己的生活与他人进行比较。心理学家要求人们对从最好的生活到最糟糕的生活进行排名,这往往会让人们针对物质条件给出看似客观的评价。

幸福感

(受亚里士多德的影响)心理学家倾向于使用"客观清单"的方法来测量幸福感,并尝试考察其中包含的要素。基于这种方法进行幸福感测量的量表中,一个例子是 Ryff 心理幸福感量表(Ryff and Keyes,1995),认为幸福不仅是快乐获得的心理体验,更是通过自身潜能努力不懈,而达到完美真实的体现。

这些测量幸福感的不同心理学工具是如何互动的?它们可能给出相互矛盾的答案(就像不同的哲学理论为穆罕默德提供截然不同的答案一样)。例如研究表明,失业者的幸福感评价水平较低(他们报告的生活满意度较低），但他们的实际体验（享乐）幸福感似乎与有工作的人相似（Dolan, Kudrna, and Stone，2017）。美国的一项大型调查表明，那些认为自己的生活有意义的人报告了更高的幸福水平（但其报告的压力、疲劳、悲伤或痛苦水平并不会更低）（Dolan, Kudrna, and Stone，2017）。目前尚不清楚如何解释这种复杂的心理样态，即不同的幸福感测量要素。就像以哲学方式去诠释一样，为了获得幸福感的全貌，我们认为不同元素的某种组合是必要的。

家长主义

鉴于上述评估最佳利益的复杂性，家长主义为什么会有问题就十分明显了。"家长主义"是指干涉者为了保护被干涉者的最佳利益，违背其当前意愿而作出决定的行为。正如我们将在接下来的第五章中展开更加详细的讨论那样，医患关系在过去是非常家长主义做派的。然而，确定某人最适合什么是非常困难的，这也为医生提供了一个很好的视角，让他们在假设自己对情况全面了解之前要保持谨慎。

在不同类型的家长主义之间，经常有一些有价值的区分。"软性"（soft）或"软弱"（weak）的家长主义是指不清楚患者的行为能力和患者对情况的理解程度。当患者表现不稳定且有生命危险时，急诊医生可能会有理由进行紧急干预。当无法快速评估患者是否有行为能力时，医生可能会请保安协助约束病人，以使他们镇静下来，直到可以进行下一步临床诊断。这种干预就是家长主义，但属于一种温和的做法。相比之下，"硬性"（hard）或"强势"（strong）的家长主义指的是，即使患者知晓相关事实并具备行为能力，他们的主观意愿还是会被忽视。如果精神科医生刚刚对不稳定的患者进行评估，认为其具备行为能力，而急诊医生仍然决定根据医学标准对其进行镇静处置，原因是为了维护患者的最佳利益，这就是硬性家长主义的一个例子。

最佳利益的法律解释

尽管有能力（给予同意或不同意）做决定的患者可以拒绝为其提供的治疗，医生仍有责任按照患者的最佳利益来实施治疗（详见第六章）。

当患者本身没有能力做决定时，最佳利益概念成为一个关键的考虑因素。16 岁及以上的患者受 2005 年《心智能力法案》（Medical Capacity Act）的保护，该法案提供了详细的指导（参见专栏 3.1）。1989 年《儿童法案》（Children Act）提供了儿童福祉保护的相关规定。

法律如何看待上述哲学 / 心理学论证？最佳利益的法律概念主要集中在尊重和促进患者自主权——缺乏行为能力的患者的最佳利益是，如果他或她（神奇地）获得了行为能力，他或她会选择做什么。就上述幸福理论而言，最佳利益的法律概念与"欲望满足理论"密切相关。当涉及未能表明自己的意愿或愿望的个人（例如，非常年幼的儿童）时，法院有时很难阐明他们所依据的幸福概念。这究竟只是一个快乐与痛苦的问题，还是包含客观利益需要考虑？关于确定儿童最佳利益的进一步讨论，参见 Wilkinson 和 Savulescu（2018）。也有人批评对最佳利益和幸福做出过度个人主义的法律解释，认为应该将其视为认识到关系利益、义务履行和利他主义美德的重要性的概念。（Herring and Foster，2012）。

◆•••专栏 3.1　患者的最佳利益

• 2005 年《心智能力法案》

《心智能力法案》第四节（s.4）规定了如何确定一个人的最佳利益，并且在补充该法案的《实践守则》中有进一步的详细规范。第四节（s.4）背后的目的是列出一些共同因素，任何人（例如医生）需要就另一个能力欠缺的人（例如患者）的最佳利益作出决定时，都必须始终考虑这些因素。其中的一些重点是：

第（1）条：平等考虑的原则，即任何人都不应该仅仅因为一个人的年龄、残疾或外表而认为他不能作出决定。（但请注意，该法案仅适用于 16 岁及以上的患者。）

第（3）条：有义务考虑该个体是否有可能重新获得做出有关决定的能力；如果是，则推迟到那个时候再作出决定。

第（4）条：允许和鼓励参与，即确保该个体尽可能充分地参与决策过程。

该节的关键条款之一是第（6）条，指出决策者（如医生）在决定什么是符合一个人的最佳利益时应考虑到的具体因素。包括：

1. 他过去和现在的愿望和感受（包括任何书面陈述）；

2. 可能会影响他作出决定的宗教信仰和价值观念；

3. 在具备这样的能力时（例如利他动机下），患者可能会考虑的其他因素。

同样值得注意的是第（7）条，规定家庭成员、伴侣、照顾者和其他相关人员有权就影响失能患者的决定进行咨询。咨询亲属的主要目的是获得有关患者对上述三个问题表达愿望的证据（另见第六章）。

1989 年的《儿童法案》提供了详细的福利清单（参见第十一章专栏 11.2）。这是考虑到监护决定而设计的，但也被应用于医疗决定。它包括儿童的愿望，还包括身体、情感和教育需求；他们经历过的伤害或痛苦；以及任何环境变化所带来的影响。

◆◆ ●●● ◆◆

自主权

以上讨论清楚地表明，有时很难确定什么才是某人的最佳利益。然而在医学界，医生在大多数时候不需要回答这个问题，因为有另一个需要优先考虑的伦理原则。在过去的 30 年里，尊重患者自主权的原则（参见第一章）在改变人们对医患关系的态度方面产生了巨大影响。它被用来批判医疗家长主义，并为"以患者为中心"的医学发展奠定了基础。它不断提高向患者披露信息的标准，并使**知情同意**（*informed consent*）的概念得以发展（参见第六章）。专栏 3.2 列举了自主权的一些哲学解释或定义。

◆◆·专栏 3.2　自主权的一些哲学解释或定义

1. "如果我是自己的主宰，不由他人主宰，则我为自主。"（Joel Feinberg, in Dworkin, 1988）

2. "一个人要将自己视为自主的……则必须确信自己在决定该相信什么以及权衡行动时，是至高无上的。"（Scanlon T., in Dworkin, 1988）

3. "很明显……'自主权'的使用范围非常广泛。它有时被用作自由的同义词……有时被用作自治或主权的同义词，有时被认为与意志自由相同……它与自我主张的品质、批判性反思、免除义务、缺乏外部因果关系、了解自身利益等有关。它与行动、信念、行动理由、规则、他人意志、思想和原则有关。(Dworkin，1988，p. 6)

◆ ◆ ◆ ─────────────────────────────────────── ◆ ◆ ◆

尊重患者自主权有两个不同的原因。其一，了解患者的愿望有助于制定对于他们而言最好的治疗方案。在穆罕默德的案例中，他并不能清楚地表达对继续或停止当前抗精神病药物治疗的偏好。这使得情况更具挑战性。然而，通过与穆罕默德或他亲近的人展开讨论，也许可以弄清楚以下问题：例如，与精神健康相比，他对身体健康的重视程度，他对宗教信仰的重视程度，以及他对身体自由的重视程度。了解穆罕默德的偏好将有助于医疗团队依据他的最佳利益行事。

尊重患者自主权的第二个原因是重视个人自由。这可以通过"有权做出医疗决定"来予以表达。如果我们以这种方式重视自主权，那有时会与病人的最佳利益发生**冲突**。我们知道，人们并不总是能做出明智或审慎的决定。对于什么是最好的选择，有时人们无法判断。尽管如此，尊重患者的选择仍然非常重要。

自主与自由

自由主义传统强调个人自由在道德和政治上的重要性，尤其是不受他人干涉的自由。以赛亚·伯林(Isaiah Berlin)对此论述如下：

……那些真正珍视自由本身的人相信，能够自由选择，而不是被他人选择，是人之所以为人的不可或缺的要素。(Berlin，2002)

这种自由包括免于不必要的干扰，即使这种干扰是为了被干涉者的利益。在1859年的《论自由》中，穆勒(Mill)反对家长主义，支持自由。他写道：

……违背文明社会中任何一个人的意志，并且正当地对此人行使权力的唯一目的，只能是为了阻止他危害他人。他自己的善，无论是身体方面

的还是道德方面的，都不足以构成正当理由。（Mill，2011）

在现代医学中，这种免受不必要干扰的自由，受到与同意相关的法律保护（参见第六章）。有行为能力的成年患者有权拒绝任何——甚至是挽救生命的治疗。当一位有行为能力的成年患者拒绝医学标准上对他有益的治疗时，尊重患者的意愿和做对患者最有利的事情之间会产生冲突。这被广泛视为尊重患者自主权原则与善行原则之间的冲突（参见第一章）。

但是，"尊重自主权"并不一定就是完全按照患者的意愿去做。有时，尊重患者所坚持的（例如患者拒绝治疗）和尊重他的自主权之间会发生冲突。

有关自主权的几个方面

需要满足哪些条件，一个人的决定和行动才是自主的，即真正属于自己的？重要的是，自主权的定义需要把**理想中**的自主权与做出决策所需的最低水平区分开来。（最低水平的自主权——尤其是为了理性评估的需要——构成了"行为能力"的哲学基础，如第七章所述。）自治权的三个方面一直是学者分析的重点。

1. 为了实现自主，就必须做出评估。自主的人有这样的设定：即对自己的生活（生活计划）形成总体愿望，并能根据这些愿望采取行动（Young，1985）。要制订这样的人生计划，需要评估我们应该过什么样的生活，或者对我们来说可能是最好的生活。根据这种观点，如果一个人一时兴起做出冲动的决定，却不清楚对自己来说什么是重要的，或者自己希望过什么样的生活，那这便不能被视为行使自主权。

2. 评估要理性。如果一个愿望或选择不是基于理性的决定，那就不是自主的。自主评估包含三个关键组成部分：
- 它建立在对有关事实正确认识的基础上。
- 在不犯相关逻辑错误的情况下对事实进行评估。
- 此人已经能够想象出相关事态的细节，即各种选择方案可能出现的事态。

3. 应该尊重更高阶的愿望。一个人的愿望可能相互矛盾。例如，穆罕默德可能希望参与赌博，而同时又希望自己没有赌博的陋习。赌博的欲望是"初阶"欲望，不想赌博的欲望是"二阶"欲望。有学者（Dworkin，1988）认为，尊重自主权意味着尊重更高的（二阶）欲望，理由是这种更高的欲望构成了人生规划的重要组成部分。

根据上述解释，如果有人要求的东西并不完全符合自主权的要求，我们该怎么办？许多自由主义思想家，如伯林（Berlin，2002），普遍赞成要尊重他人意志。他们指出，一个压迫性的政治制度或有权势的人可能会认为，他们的意志与其他人真正想要的东西互相吻合（尽管他们的说法往往大相径庭），并以此为由将他们的意志强加于人；这样的做法太过容易和危险。

在医学上，如果患者有行为能力，即使他们的愿望不是完全自主的，也应该对其予以尊重。然而，这并不意味着医生必须完全相信且接受患者的一面之词。医生应与患者接触，努力了解他/她的价值观和更高层次的愿望，并在做出的选择似乎与这些愿望发生冲突时，说服患者更改他们的决定（Savulescu，1995）。医生应该让患者参与反映反思平衡的对话，在这个过程中一起努力，探索此时此刻对患者来说最好的选择是什么。至关重要的是，有时需要医生改变他们自认为的什么是对患者最好的概念（Savulescu，1997）。

改变决定和自主权

在某些情况下，患者的选择可能会发生改变。

◆ · **案例 3.2**

朱莉亚（Julia）怀上了她的第一个孩子。她阅读了大量有关分娩的书籍，并希望自然分娩。她写了一份分娩计划，表明她不希望进行硬膜外麻醉或使用一氧化二氮，并希望尽一切可能促成阴道分娩而不是剖腹产。

然而，朱莉亚在分娩过程中，第二产程延长了，经过数小时的努力，她精疲力尽，要求进行硬膜外麻醉。

面对像朱莉亚这样不断变化的偏好，对自主权有两种不同的解释。一方面，在经历分娩疼痛时对镇痛的渴望可能不被看作朱莉亚的自主愿望——这与她不寻求缓解疼痛的更高层次的愿望相冲突。另一方面，朱莉亚希望在非分娩时避免使用镇痛剂，可能没有适当考虑疼痛的严重程度。根据第二种解释，她之前的计划并非完全理性，因为那是基于她对未来状况的想象不足。

当面对患者的意愿变化时，医生需要根据患者的一般价值观来决定什么是最重要的。在分娩疼痛的情况下，镇痛对母亲或胎儿的风险很小；当母亲要求镇痛时，伦理上可能会支持镇痛。一般而言，除非患者缺乏自主能力，应尊重患者当前的意愿。

患者可以自主选择委托人吗？

◆·**案例3.3**

阿诺德（Arnold）今年84岁，虽然他的身体越来越虚弱，但仍可以独立生活。在一次例行检查中，他被诊断出有一个巨大（无症状）的腹主动脉瘤。阿诺德被转介给外科医生S女士，S女士表示，阿诺德可以进行手术，但手术后出现并发症的风险很高。S女士询问阿诺德对手术的看法。阿诺德告诉S女士，"做出你认为最好的选择"。

在《论自由》中，穆勒（Mill，2011）提出了一个问题：自由社会是否应该允许人们自愿卖身为奴。他的结论是，这与自由的理念背道而驰——自由原则不允许一个人有不要自由的自由。对于像阿诺德这样的情况，这意味着什么呢？患者似乎自主放弃了决定权？

答案取决于患者选择委托的原因。想象一下，一方面，阿诺德一直乐于被动地做事，让他的朋友和家人为他做决定。如果阿诺德从来没有刻意选择过这样的生活（也许在他的家庭和工作中他从来没有机会为自己选择），那么这样的生活就不会是自主的。另一方面，如果一名患者要求医生为他做出选择，那么证明他有充分的理由相信医生的判断；认为对自己的健康做出选择很困难；相信医生关于患者对不同情况的反应方面的经验，可能会正确预测他自己的反应。一般来说，尽管应该酌情听取医生、家人等的建议和支持，人们仍应该主动为自己的治疗方案作出决定。

关系性自主

虽然个人自主权的概念在西方医学伦理学中占据了中心地位，但也有一些不过分推崇个人主义的自主权概念受到其他伦理学方法的青睐。例如，"关系性自主"经常出现在女性主义伦理学中，它强调个人的社会背景以及对个人的自我意识和他们所做的决定存在至关重要的联系。一些非西方的伦理学方法同样赋予家庭在决策机制中更大的作用（例如儒家伦理学）。

◆ · 案例 3.4

在一个繁忙的医院门诊，N 医生即将接诊一位老年患者 Z 先生，他最近被诊断出患有胃肠道恶性肿瘤。当 N 医生要见病人时，患者家属给了 N 医生一张纸条，上面写着"请不要告诉我们的父亲他的诊断结果"。当 N 医生询问家属提出这一要求的原因时，他们解释说，担心 Z 先生会因这个消息心灰意冷而选择"放弃"治疗。

N 医生应该怎么做？

关系性自主似可解释案例 3.4 中患者家属请求医生不披露真相的原因（尽管这个家庭不太可能使用这个术语！）。有些文化传统非常重视患者个人自主权的重要性，但更重视家庭的作用。然而，在像案例 3.4 这样的情况下，可能会使医生处于矛盾之中；医生感到左右为难，无法在对患者的义务与尊重文化价值观，以及家属认为什么对病人是最好的（可能是准确的）评估之间做出抉择（McCabe, Wood, and Goldberg，2010）。（在其他情况下，家人的担忧和与癌症相关的特定污名有关，或者错误地认为传达晚期诊断的消息会加速患者死亡。）

处理案例 3.4 中情况的一种方法是，N 医生可以评估 Z 先生对获取其健康信息的愿望。例如，N 医生可以这样说：

我很想知道你对分享健康信息的看法。我的一些患者希望获得自己的健康状况信息。然后他们可以自己决定愿意与家人分享多少。其他患者希望从医生那里获得健康信息时，他们的家人在场。然后家人就会知道和患者相同的信息。还有一些患者希望医生向他们的家人提供所有的健康信息，然后由家人决定将多少信息传递给患者。您对此有何看法？这些内容中是否有一个符合您对健康信息分享的看法？

权　利

一个有行为能力的成年患者有**权利**拒绝任何治疗。我们可以说一名患者有获得最佳治疗的**权利**。医生也有相应权利。人们常说，医生——例如产科医生——有权以出于良心而拒绝终止妊娠，尽管对于这项权利的性质和行使范围存在不同的看法。（我们将在第五章中再次讨论良心拒绝的问题。）在更广泛的社会中，人们经常提出权利主张。例如，动物权利和残疾人权利。

我们谈论法律权利和道德权利。二者经常联系在一起，因为道德权利构成了法律权利的基础。例如，《世界人权宣言》力求确立道德权利，然后通过人权法院的法律程序予以执行。这些道德权利也构成了《人权法案》的基础（详见第四章）。

什么是权利?

权利对集体社会目标施加了道德（和法律）约束。如果一个人有权利，就意味着提供了一种保障，使他／她的权利得到尊重，即使整体社会利益会因此而减少。萨姆纳（Sumner，2000）解释说，我们的道德思维有一部分与促进集体社会目标有关。这种思维在诸如功利主义等结果主义道德理论中尤为明显，但也存在于基于义务的道德方法中。例如，我们可能有义务实现某些社会公益。在医疗保健领域，我们可能会认为，无论是为了患者个人还是公共卫生环境（详见第二十章），实现最佳健康是一项主要的道德义务。然而，这种义务可能会被尊重个人权利的道德要求所击垮。例如，患者个人拒绝治疗的权利可能大于医生基于最佳利益而对患者提供治疗的义务。同样，我们可能认为在某些情况下，一个人有权接受治疗。例如，即使所需的资源可以更好地用于实现社会目标，在交通事故中受伤的人也仍被认为有权接受治疗。

在保护少数群体和那些更容易成为受害者的人方面，权利一直具有重要的政治意义。例如关于就业的法律规定，它们有助于保护某些群体免受就业歧视，保障他们平等就业的权利。

权利的类型

权利有时可以分为以下几种类型（参见专栏 3.3）。

◆◆·**专栏 3.3　权利的类型**

● 权利主张

权利的主体对另一个人或其他人（权利的客体）提出主张。患者可能有因为医生的护理责任而产生的权利主张；例如，患者可能会要求得到一定程度的医疗护理。通常通过订立合同来确立某些权利主张。如果我签订了合同，以一定的价格将我的房屋卖给另一个人，那么我就有权利要求得到事先约定的款项。在法律领域之外，权利主张可能来自承诺。如果我答应借给你一本书，那么你对我借出那本书有道义上的主张。

● 自由权

自由权将诉讼权赋予主体，而不是权利的客体。法律可能赋予某人自由或特权，例如，寻求私人医疗保险。自由权通常有所谓的"保护范围"，即他人有义务不妨碍这些自由。这里的他人是权利的客体。财产权通常被赋予自由权（例如，使用你拥有的东西的自由权）。

● 权利

许多权利赋予人们行动的权利。索赔权通常赋予拥有权利的人放弃索赔的权利，而财产权则包括将财产给予他人的权利。

● 豁免权

自由权通常赋予人们豁免权；也就是说，它们保护权利享有人不受他人某些行为的影响。我加入政党的自由为我提供了豁免权，使我免受雇主的禁止。

◆◆◆··◆◆◆

权利是绝对的吗？

权利不一定是绝对的。可以说，任何特定的权利都具有一定的强度。这是指它在多大程度上经得起其他道德要求的考验。因此，如果一项权利在结果主义的道德要求中没有强度，它就会变得多余，而伦理理论将是纯粹结果主义的。另一方面，如果权利具有无限的强度，那就意味着它是绝对的。如萨姆纳所言（Sumner，2000）："权利提高了考虑社会效用的门槛，但这些门槛很少是不可逾越的"，也就是说，权利很少是绝对的。权利不仅可能与某些伦理理论发生冲突，而且还可能与其他权利发生冲突。如果存在可能发生冲突的情况，即使是最忠心的权利支持者也不能声称两种权利是绝对的。

复习思考题

1. 什么是家长主义？医生的家长式作风是否合理？

2. 什么是残疾悖论？它与考虑患者的最佳利益有什么关系？

3. 功利主义的创始人之一杰里米·边沁（Jeremy Bentham）拒绝自然权利的观念。他声称权利是"且仅是法律的成果。没有法律就没有权利——没有违反法律的权利——没有先于法律的权利"。你同意吗？

4. 一位耶和华见证会患者约书亚（Joshua）签署了一份预先指示，表示他在任何情况下都不想接受他人血液的治疗方式，即使这将导致他死亡。然而两年后，约书亚遭遇了危及生命的大出血。在急诊室，一名护士向约书亚解释说他失血过多，可能需要输血。约书亚表示可以在必要时接受输血；然而，不久之后，他失去了知觉。遇到这种情况，医疗团队应该怎么办？解释不同的最佳利益和自主权理论的相关性。

◆·扩展案例 3.5

A. 一家医学研究机构的病理学家保留了一个几年前去世的孩子的心脏标本。标本保存在福尔马林中，供医生教学使用。

据悉，心脏是在患者死后获得的，但这一行为从未征求过患者父母的同意。

B. 解剖课上，医学生解剖为促进科学发展而捐献遗体的患者的尸体。

教师告诉学生要"有尊严"地对待尸体；然而，一名学生拍下了另一名学生在其中一具尸体旁边竖起大拇指的照片。

你怎么理解人的尊严？它与这些案例有什么关系？

一些生物伦理学家声称，尊严一词词义过于模糊，没有价值，可以还原为对患者自主权或权利的尊重。你怎么看？

关于尊严的进一步分析，请参阅 Foster（2011, 2014），Macklin（2003），Killmister（2010）。

·◆ 参考文献 ◆·

Albrecht, G. L. and Devlieger, P. J., 1999, "The Disability Paradox: High Quality of Life Against All Odds", *Social Science and Medicine*, Vol.48, No.8, pp.977-988.

Berlin, I., Four Essays on Liberty Berlin, 2002, *Liberty: Incorporating Four Essays on Liberty*, Oxford: Oxford University Press.

Bruno, M. A., Bernheim, J. L., Ledoux, D., Pellas, F., Demertzi, A. and Laureys, S., 2011, "A Survey on Self-Assessed Well-Being in a Cohort of Chronic Locked-in Syndrome Patients: Happy Majority, Miserable Minority", *BMJ Open*, Vol.1, No.1, p.39.

Dolan, P., Kudrna, L. and Stone, A., 2017, "The Measure Matters: An Investigation of Evaluative and Experience—Based Measures of Wellbeing in Time use Data", *Social Indicators Research*, Vol.134, No.1, pp.57-73.

Dworkin, G., 1988, *The Theory and Practice of Autonomy*, Cambridge: Cambridge University Press.

Foster, C., 2011, *Human Dignity in Bioethics and Law*, Oxford: Hart.

Foster, C., 2014, "Dignity and the Use of Body Parts", *Journal of Medical*

Ethics, Vol.40, No.1, pp.44-47.

Hartoonian, N., Hoffman, J. M., Kalpakjian, C. Z., Taylor, H. B., Krause, J. K. and Bombardier, C. H., 2014, "Evaluating A Spinal Cord Injury—Specific Model of Depression and Quality of Life", *Archives of Physical Medicine and Rehabilitation*, Vol.95, No.3, pp.455-465.

Herring, J. and Foster, C., 2012, "Welfare Means Relationality, Virtue and Altruism", *Legal Studies*, Vol.32, No.3, pp.480-498.

Hooker, B., 2015, "The Elements of Wellbeing", *Journal of Practical Ethics*, Vol.3, No.1, pp.15-35.

Kahneman, D. and Riis, J., 2005, "Living and Thinking about It: Two Perspectives on Life", In *The Science of Well-Being*, Edited by F. A. Huppert, N. Baylis and B. Keverne, Oxford: Oxford University Press.

Killmister, S., 2010, "Dignity: Not Such A Useless Concept", *Journal of Medical Ethics*, Vol.36, No.3, pp.160-164.

Macklin, R., 2003, "Dignity is A Useless Concept", *BMJ*, Vol.327, No.7429, pp.1419-1420.

McCabe, M. S., Wood, W. A. and Goldberg, R. M., 2010, "When the Family Requests Withholding the Diagnosis: Who Owns the Truth?", *Journal of Oncology Practice*, Vol.6, No.2, pp.94-96.

Mill, J. S., 2011, *On Liberty*, Luton: Andrews UK Limited.

Nozick, R., 1974, *Anarchy, State, and Utopia*, Oxford: Blackwell.

Ryff, C. D. and Keyes, C. L., 1995, "The Structure of Psychological Well-Being Revisited", *Journal of Personality and Social Psychology*, Vol.69, No.4, pp.719-727.

Savulescu, J., 1995, "Rational Non-Interventional Paternalism: Why Doctors Ought to Make Judgments of What is Best for Their Patients", *Journal of Medical Ethics*, Vol.21, No.6, pp.327-331.

Savulescu, J., 1997, "Liberal Rationalism and Medical Decision-Making", Bioethics, Vol.11, No.2, pp.115-129.

Sumner, L. W., 2000, "Rights", In *The Blackwell Buide to Ethical Theory*,

Edited by H. LaFollette, Oxford: Blackwell.

Tiberius, V. ,2006, "Wellbeing: Psychological Research for Philosophers", *Philosophy Compass*, Vol.1, No.5, pp.493-505.

Wilde, O. and Bollinger, M., 2012, *An Ideal Husband*.London: Sovereign.

Wilkinson, D. and Savulescu, J., 2018, *Ethics, Conflict and Medical Treatment For Children: From Disagreement to Dissensus*, Elsevier.

Young, R., 1985, *Personal Autonomy: Beyond Negative and Positive Liberty*, London: Croom Helm.

·第四章·
法律概论

◆ **案例 4.1**

六名男子正在接受癌症治疗，他们可能因此无法生育。他们的精子被医院冷冻保存。然而，医院保存精子的冰柜出了故障（液氮供应没有加满），精子受到损害。

他们向法院提起了诉讼。请问此案适用什么法律？

有相关成文法吗？虽然 1990 年的《人类受精和胚胎学法案》确实对精子的储存进行了规定，但它并没有针对精子被不当储存而受到破坏而赋予受害人获得损害赔偿的权利。因此，这一论点在法庭上没有被采纳。

医院是否会因过失而被起诉呢？对于医疗过失索赔，患者必须因医方过失而受到伤害。法院考虑了他们是否可以声称遭受了人身伤害。法庭找不到任何先例来证明对与身体分离的生物物质造成伤害可以算作伤害。法院考虑扩大普通法的范围，但认为这将带来太多的不确定性。

这些患者对他们储存的精子有财产权吗？法院考虑了是否有可能根据委托保管关系提出索赔（简而言之，一个照管他人财产的人损坏了该财产）。法院审查了传统的普通法规则，认定身体不能作为财产被拥有，但也正视了这样一个事实，即在一些涉及分离的身体部位的案件中，这一规则可以有例外。尽管这些案件都没有具体涵盖正在审理的案件类型，但法院认为，这些患者的精子可以被视为他们的财产，因此他们可以对精子的损害提出索赔。

[**本案例即** Yearworth v. North Bristol NHS Trust（ 2009 ）]

英格兰和威尔士共享一个法律体系；苏格兰的体系则不同，它拥有不同的法律结构（见后文），并拥有自己的议会。一些法规（见后文）仅适用于英格兰和威尔士，而另一些法规则仅适用于苏格兰。威尔士议会现在有权在某些领域通过只影响威尔士的立法。他们在器官捐赠方面已经这么做了（见第十五章）。但是，除非有具体的威尔士立法，否则英格兰和威尔士所遵循的法律是一样的。而苏格兰的情况却并非如此。苏格兰法院通常不受英国法院判决的约束。由于这些原因，苏格兰法律与英格兰和威尔士的法律存在差异，其中一些差异对医事法产生了较大影响。同时，北爱尔兰也拥有独立的法院组织和自己的上诉法院。本书大部分案例描述，适用的是英格兰和威尔士的法律。不过，我们还是试图概述苏格兰法律在适用于医疗实践方面与英国法律存在显著差异时所采取的方法。

主要包括两个主要的法律渊源。最明显的是通过议会立法。这样的法律被称为**议会法案**（*Acts of Parliament*）或**成文法**（*statutes*）。议会每年通过大约 50 项法案，通常要求法院对立法进行解释。这意味着不仅需要阅读法案本身，还需要阅读法院对该法案的解释，以便充分理解法律规定。然而，许多英国法律并非源自议会立法，而是建立在过去九个世纪法院判决的基础上、发展出的一般法律原则（普通法）。

法律的主要类型

一种方式是将法律分为**普通法（或判例法）**和**成文法**两种类型。一方面，盗窃罪是由 1968 年《盗窃法案》（Theft Act）所定义，因此属于成文法的一部分。另一方面，谋杀罪至今尚未被赋予法定定义，对谋杀罪的认定仍以普通法中的构成要件予以操作。

另一种完全不同的方式，是将法律分为**公法和私法**（也称为**民法**）两种类型（专栏 4.1）。公法和私法均由成文法和判例法组成。公法涉及国家或政府；私法涉及私人和企业之间的纠纷。公法的重要组成部分（见专栏 4.1）是刑法。因此，公法和私法之间的区分主要是**刑法和民法**。表 4.1 概述了这两个关键方面的差异。

◆◆◆专栏 4.1 公法和私法

● 公法的类型

1. **刑法**。决定了哪些行为是（国家）禁止的，有可能受到刑罚。通常是国家而不是相关被害人来起诉犯罪嫌疑人。被害人可以向法院提起自诉，但国家可以干预甚至接管。

2. **宪法**。负责规制国家权力的运行。如果出现争议，例如谁享有投票权或谁可以成为议会成员，那么涉及的就是宪法。

3. **行政法**。负责规制地方议会、政府部门等公共机构的运行。

● 私法（民法）的一些类型

1. **合同法**。两个或多个人之间具有法律约束力的协议。

2. **侵权法**。侵权一词源自法语，意思是错误。侵权是民事（非刑事）错误，而不是违反合同或信托。侵权行为是法律规定的影响所有人的义务——它不是由事先约定产生。侵权行为包括过失、妨害、非法侵入和诽谤。在医疗实践中最重要的是过失和殴击（侵犯他人人身的侵权行为的一部分）。

3. **物权法**。包括对所有类型财产的合法权利。

4. **家事法**。包括结婚、离婚、父母对子女的责任等多个方面。

5. **福利法**。涉及个人获得国家福利的权利，以及与住房和就业有关的权利和义务。

◆◆ •• ◆◆

表 4.1　　　　刑事案件与民事案件的区别（Martin，2016）

	刑事	民事
目的	保障国家安全和社会公共安全，维护社会秩序	保障个人权利
案件发起人	国家（通过警察和英国皇家检察署）	权利受到影响的个人
起诉人的法定称谓	检察官	索赔人（之前为原告）
被起诉人的法定称谓	被告	被告
涉及法院	见专栏 4.2	见专栏 4.2
证明标准	排除合理怀疑	盖然性权衡
做出裁判的人	法官或陪审团	法官或合议庭（有时是陪审团）
判决	有罪或无罪	有责任或无责任
有罪/有责任的处罚	刑罚	通常为补偿（损害）
法院的权力	监禁、缓刑、罚金、释放、社区服务令等	通常是损害赔偿金，也有禁令等

先例在英国法律中的地位

遵循先例原则是（英国）判例法的核心。这意味着在相关情况下，法院判决必须遵循更高一级或同等级别法院的先前判决。一旦案件得到审理，就会做出判决。该判决不仅给出了法院的决定，而且还给出了作出决定的原因（判决理由）和它们所依据的原则。正是这些法律原则创造了一个个"具有约束力的先例"，如果先前的判决是由比审理当前案件更高级别的法院做出，那么未来的法官必须遵循这些原则（但须遵守某些注意事项）（专栏 4.2）。即使法官不同意，通常也必须遵循具有约束力的先例。先例可能具有"说服力"，但不具有约束力。例如，此类先例可能源自级别较低的法院，或源自其他使用普通法系国家（尤其是加拿大、澳大利亚和新西兰）的法院判决。有时，当法院做出判决时，它会就法律做出一般性陈述，而这些陈述对于处理当前案件并不是绝对必要的（例如，法官可能会说："如果事实不同，我会得出这个结论……"）。这样的陈述被称为**附带意见**（ *obiter dicta* ）（"顺便一说"），并且对后续法院没有约束力，仅仅具有参考的价值。

先例原则直到 19 世纪才在苏格兰得以应用。该学说承认苏格兰法院的等级制度（见专栏 4.2）。英国法院的判决可能会在苏格兰法院形成具有拘束力的先例。最高法院是苏格兰（以及英国和威尔士）法院系统中处理民事案件的英国最高法院。

成文法（议会法案）

成文法由议会制定。对于重大立法，在议会审议之前通常会有一个咨询期。通常，相关政府部门会制作一份征集意见的文件，称为**绿皮书**（ *Green Paper* ）。绿皮书征求有关人士和机构的意见，并根据这些意见对原提案进行修订。修订的结果是发布一份**白皮书**（ *White Paper* ），其中包含了对新法律的明确建议，供议会审议。

英国议会通过的所有法规并非都适用于苏格兰。除非有相反的具体声明，自 1707 年以来通过的法案（苏格兰和英国议会联盟）适用于苏格兰。相反，某些法案仅适用于苏格兰。这些法案标题括号中都标有"苏格兰"一词。此类法案的例子有：1978 年《国民健康服务（苏格兰）法案》[*National Health Service (Scotland) Act*]、2000 年《无行为能力成年人（苏格兰）法案》[*The Adults with Incapacity (Scotland) Act*] 和 2003 年《精神健康（护理和治疗）（苏格兰）法案》[*Mental Health (Care and Treatment) (Scotland) Act*]。

◆◆·**专栏 4.2　法院等级（从最高到最低）**

- 英格兰和威尔士

刑事案件

欧洲人权法院 [①]

最高法院

上诉法院（刑事法庭）

皇家法院

治安法院

民事案件

欧洲法院（仅限于欧共体法律）；欧洲人权法院

最高法院

上诉法院（民事法庭）

地区法院（每个案件由两名或三名法官审理）

高等法院（分为三个法庭：王座法庭、大法官法庭、家事法庭）

郡法院

治安法院

- 苏格兰

苏格兰的司法系统也是以民法和刑法的划分为基础的

刑事案件

高等法院

郡法庭（处理较为严重的简易案件）

地区法院

民事案件

[①] 欧洲人权法院是基于《欧洲人权公约》设立的，缔约国有义务遵守欧洲人权法院的最终判决。尽管英国已于2020年1月31日正式脱离欧盟，但依旧是《欧洲人权公约》缔约国，故而需要接受欧洲人权法院的约束。——译者注

最高法院（与英国其他地区相同）。最高法院的两名法官来自苏格兰，具有丰富的经验，但没有任何约束性规则规定苏格兰法官必须审理苏格兰的案件。

高等民事法院（由内庭和外庭组成）

郡法院。这些法院最接近于英国的郡法院（county courts）。

此外，还设有专门法庭。例如，涉及 16 岁以下被指控犯罪的儿童，或因其他原因可能"需要强制照顾措施"的儿童的案件，适用儿童听证制度处理。

过失侵权

医生被告上法庭最常见的原因是由于过失而被指控。为了让医生承担过失责任，索赔人（见表 4.1）需要证明三件事：

1. 医生对相关患者负有**注意义务**。
2. 医生**违反了法律规定的临床护理管理规范和标准**。
3. 医生违反**注意义务**的行为对患者造成了伤害，应予以赔偿。

注意义务存在吗?

注意义务是一方有义务注意防止另一方遭受伤害。一般来说，医生对病人负有注意义务。医院信托基金雇用医生，并对这些医生的患者负有注意义务。如果有人进入医院的急救部门，并且急救医生被告知此事，那么医院信托基金和医生通常都对这个人负有注意义务。

在医院或医生的手术室外，例如事故现场，如果医生没有试图提供帮助，通常不承担注意义务。换句话说，医生在法律上没有义务充当"乐善好施者"。但是，一旦医生停下来说自己是医生，或者从一开始就表现出一副医生的样子，就要承担针对这名患者的注意义务。这意味着他此刻可能要承担过失责任。然而，一名全科医生（General Practitioner，GP）如果在他的（地理）业务范围内，通常对需要基本医疗服务帮助的人负有注意义务（例如，全科医生正在事故现场）。这是全科医生与卫生部门签订的合同的要求。

注意标准是什么？—— 博勒姆（Bolam）测试及其后果

◆·**案例 4.2**

博勒姆先生因患有严重疾病正在接受电休克疗法（ECT）。这种治疗（现在主要用于重度抑郁症）通常在患者使用肌肉松弛剂后全身麻醉下进行。因为 ECT 会引起骨骼肌的强烈收缩，肌肉松弛剂十分重要，如果没有的话，会导致患者肌肉撕裂和骨折。在博勒姆先生接受治疗的时候，肌肉松弛剂还没有现在这么成熟。大多数医生在实施 ECT 的过程中使用这种松弛剂，但并非没有潜在风险，且在当时的情况下，有一些医生认为不应该使用肌肉松弛剂。对博勒姆先生进行 ECT 治疗时，没有使用肌肉松弛剂，也没有固定他的四肢。他因 ECT 诱发的收缩而导致髋部骨折。

博勒姆先生的医生没有开出肌肉松弛剂，是否属于失职行为？

[Bolam v. Friern Hospital Management Committee (1957)]

在大多数过失案件中，关键问题是医生是否违反了注意标准。英国法律的检验标准是，医生是否低于"声称拥有该特殊技能的普通技术人员的行事标准"。一个人不需要拥有最高的专家技能，既定的法律规则是如果他行使了操守那种特定行业的一个通常适格的人的通常技能，这已足矣。［Bolam v. Friern Hospital Management Committee（1957）］。在博勒姆案中，法庭证据表明，尽管大多数具有这方面专业知识的医生会使用松弛剂或肢体约束装置，但仍有大量的医学意见支持目前医生对博勒姆使用的方法。

在专业人士对适当管理的标准存在分歧的情况下（如博勒姆案），医生不会仅仅因为所采用的治疗处置未得到业内大多数人的同意而被认定为过失。在博勒姆案中，法官说："如果医生按照专门从事该领域的、负责任的医务人员团体认可的正确做法行事，他就不应负过失责任。"这称为 Bolam 测试。因此，如果法院确信有一个负责任的医学意见表达主体认为医生的行为是正确的，那就不会被认定为过失。该负责机构不必代表行业的大多数。然而，法院不会简单地接受一组医生所说的可接受的做法。在

Hills v. Potter（1984）案中，法官说："在每一种情况下，法院都必须确保代表他们主张的标准与大量医学意见所支持的标准保持一致……"。在其他判决中还使用了其他术语。博勒姆案的法官不仅谈到了负责任的医学意见，而且在其他判决中，他还提到了**合理**的医学意见。在其他判决中，"值得尊敬的医学意见"这一术语已经被使用。因此，Bolam 测试的效果从本质上讲，即医生是否违反了注意义务是很难确定的。

然而，在 Bolitho v. City and Hackney Health Authority（1997）这一重要案件之后，法律的做法就不是那么明确了。

◆ **案例4.3**

P 是一名两岁儿童，因严重的哮吼症入院。H 医生接到了通知，但没有出诊，P 随后心搏骤停并遭受脑损伤。患者家属认为，如果医生对 P 进行插管，那么 P 就不会心搏骤停，P 的母亲起诉 H 医生的行为构成医疗过失。H 医生反驳道，即使她参加了诊疗，（鉴于临床特征）也不会为 P 插管，并且有人认为，相当一部分专业人士团体会支持（不插管）这一决定。

（本案例基于 Bolitho 案）

在该案中，上议院高级大法官认为，仅有医疗领域专家支持医生的行动是不够的，行为本身必须**合理**。其中一位法官说：

……法院必须确信（行为）所依赖的意见主体能够证明这种意见具有逻辑基础……在绝大多数情况下，该领域的杰出专家持有特定意见这一事实将证明该意见的合理性……但是，如果在极少数情况下，可以证明专业意见经不起逻辑分析，则法官有权裁定意见主体逻辑不通或不负责任。

（在 Bolitho 一案中，法官确实接受了专家意见的合理性，因此驳回了患者家属的过失索赔。）

许多法律评论员将 Bolitho 案的判决解释为彻底背离了法院对医生的传统尊重态度。但其他人则更加怀疑，法院是否会在审查医疗决定和制定法律护理标准方面发挥更积极的作用。然而，对 Bolitho 案之后的判例法

［如 Hanson v. Airedale Hospital NHS Trust（2003）和 French v. Thames Valley Strategic Health Authority（2005）］的分析显示，尽管法官将合格的医学专家的观点视为不合理的情况"很少是正确的"［Siber J. 在 M（A Child by his Mother）v. Blackpool Victoria Hospital NHS Trust（2003）案中］，他们比过去更愿意对医学专家意见进行审查。换句话说，虽然 Bolam 测试通常会占有优势，但不再是坚不可摧的。虽然临床判断很可能会继续得到法院的认可，但 Bolitho 案很重要，因为它表明，原则上英国法院已经决定在审查医疗决定和制定法定注意标准方面发挥作用。

值得注意的是，Bolam 测试仅限于专业判断的事项（如诊断、关于治疗的决定，以及手术的实施）。但不适用于信息的提供（见第六章），法院（在 Montgomery 案之后）认为这不是一个专业判断的问题［Montgomery（2015）］；对于知情同意，法律（而不是专业的医学意见）将决定应该向患者提供多少信息。此外，应该注意的是，少数医疗行为应适用特定的法律规定（例如堕胎和器官捐赠），如果医生违反法律规定（即使他们以某种方式满足了 Bolam 测试），他们的行为仍会构成过失。

违反注意义务是否对患者造成伤害？

为了证明存在过失，患者必须证明，根据盖然性权衡，伤害是由于医生违反注意义务造成的（这就是在 Yearworth 案中难以证明医生存在过失的原因之一，案例 4.1）。例如，在一个案例中［Barnett v. Chelsea and Kensington Hospital Management（1968）］，三名守夜人喝完茶后因腹痛来到医院急诊科。医生让他们联系自己的医生，而没有对他们进行检查。一名男子在离开医院后因砷中毒而死亡。法院认为，急救医生对患者负有注意义务，医生的行为违反了适当的注意标准。然而，专家证据表明，即使急救医生处理得当，他也不可能挽救该男子的生命。因此，法院认定（死亡）伤害不是因医生违反注意义务造成的，医院和接诊医生都没有过失。

关于因果关系的判例法一直表明，对于任何潜在的索赔者来说，克服这一因素所面临的障碍是多么困难。因此，很少有像上述巴内特（Barnett）案那样简单的案例。在该案中，是否对患者进行治疗并没有什么区别，因为他无论如何都会死亡（即他的死亡不是由过失造成的）。实际上，大多数因果关系案例要复杂得多。患者的病因往往不清楚，因此不能确定伤害是由被告的行为（或不作为）还是由其他原因（甚至是多种原因）"造成"的。而且，通常情况下，由于患者存在潜在的疾病或其他预先存在的脆弱性，情况会进一步复杂化。在这种情况下至关重要的是，索赔者必须证明，基于盖然性权衡，是医生的过失造成了伤害。如果法院裁定病因不明，那么这很可能意味着索赔会失败。

一种典型的情况是患者被剥夺了接受治疗的机会（比如漏诊或延误诊断），而不确定的是如果没有这样，患者预后是否会有很大的不同［参见 Gregg v. Scott（2005）］。然而，尽管证明因果关系存在困难，一些法律评论家（Laurie, Harmon, and Porter，2016）认为，法院似乎越来越愿意调整因果关系认定标准的适用，以促成他们认为公正的结果。这也许就是为什么在一些案件中（尽管很少），即使不能证明伤害是由被告违反注意标准造成的，也可能被判处赔偿。在 Chester v. Afshar（2004）一案中，上议院高级大法官认为，某位患者有权获得损害赔偿，因为她没有得到关于医疗风险的告知，而这种风险事实上已经发生了（尽管不是由于手术过程中的任何过失造成的）。由于这一失误，她接受了手术（如果医生给予了适当的警示，原告就不会在当时去做手术）。最高法院给出了有争议的裁定，即医生未尽告知义务的过失造成患者损害。其理由是，如果患者在其他场合接受手术，那么她就不会遭受这样的伤害。

在苏格兰法律中，过失责任是基于"不法行为"或"赔偿"而非侵权行为的原则。发生在苏格兰的一个重要案例是 Hunter v. Hanley（1955），该案早于英格兰的博勒姆案（见上文），它确定了在认定医生是否存在过失行为时，应根据该专业领域的正常和惯常做法来予以判断。实际上，苏格兰关于过失的法律与英格兰和威尔士的法律相似，但不完全相同。

过失侵权法的改革

长期以来，过失侵权法作为一种赔偿制度而饱受批评。最常见的批评是，该法律过于复杂、不公平、判决缓慢且成本高昂。它还助长了一种指责和对抗的风气，破坏了医患关系，阻碍了对错误行为的报告（Department of Health，2003）。

2006 年《国民健康服务补偿法案》（NHS Redress Act）对这些批评进行了回应。根据该法案，当医院出现临床过失时，患者将不再需要通过法庭来获得赔偿、护理或调查。相反，他们有权就过失索赔获得更一致、更迅速和更适当的回应。建议货币补偿的上限为 20000 英镑（尽管这个数字可能会增加）。新的补偿计划旨在为索赔者提供诉讼以外的替代方案，而不是取代法庭诉讼。尽管许多 NHS 信托机构确实在执行旨在避免诉讼的投诉处理程序，但该法案通过十多年后，仍未付诸实施。

人身伤害

"伤害"主要有三种形式：侵犯他人人身（人身伤害）、侵害他人财物（财产损害）、侵入他人土地（土地侵权）。对于医疗专业人员而言，其中最重要的是人身伤害。人身伤害可以包括威胁（恐吓）、殴击或非法拘禁。这里我们关注的是前两种。威胁是指恐吓或使用暴力，使他人合理地认为伤害性或侵犯性的身体接触即将发生。殴击是指无正当理由、未经他人同意而故意以武力攻击他人身体或造成他人身体的伤害。这必须触碰到原告的身体，虽然这种触碰可能是被告间接造成的。例如一个人向另一个人投掷物品并击中她，也可能被视为殴击。

威胁和殴击都可能构成刑事犯罪，但它们也可能引发民事诉讼（人身伤害的侵权行为）。在医疗实践中，最值得关注的是殴击的侵权行为（即民事诉讼；见专栏 4.1）。例如，如果一名外科医生出于正当的医疗原因，但未经患者同意就切除了她的子宫，则该外科医生可能会因殴击而被成功起诉，而患者也可能会获得损害赔偿。除非他或她试图伤害患者或存在严重过失，否则对医生提起刑事诉讼的可能性很小。在一个离奇的案例中，一名外科医生在手术过程中使用氩气刀在患者的肝脏上写下他的姓名缩写，被判定构成殴击罪。更常见的是，当医生出于非医疗原因与患者进行性接触时，他们会被判定为性侵犯。

殴击的侵权行为在医疗实践中具有相当的重要性。除非患者没有接受或拒绝的行为能力，医生只有在征得患者同意的情况下才能对其进行接触。由于检查、调查和许多治疗都涉及医生要触碰到患者的身体，所以患者通常可以拒绝医疗帮助和治疗，即使很大程度上这会导致伤害或死亡。这个问题将在第六章中详细讨论。

欧洲法院和 1998 年《人权法案》

在本书撰写时，英国脱欧进程尚在进行中。然而，英国脱欧后，欧盟法律与英国法律之间的关系如何，目前尚不明朗。

欧洲法院（又称欧洲共同体法院）

这是欧盟的司法部门。它审查欧盟委员会和欧盟理事会行为的合法性，例如涉及贸易或环境争端的问题。法院作出的裁判对成员国具有约束力，包括英格兰、威尔士和苏格兰（见专栏 4.2）。欧洲法院位于卢森堡。

欧洲人权法院

该法院位于斯特拉斯堡，旨在保护《欧洲人权公约》中规定的权利，而不处理任何其他问题。该公约和法院是在欧洲委员会（不要与欧洲联盟相混淆）下设立的。个人可以向人权法院提起诉讼，通常是针对该个人所在的国家。（与欧洲法院相反）欧洲人权法院没有强制执行其判决的法律权力。然而，属于欧洲委员会（目前有 46 个成员）的大多数国家会遵循其判决。欧洲委员会可使用的最终制裁将是驱逐违规成员国。然而，英国法律的一个重要发展是 1998 年《人权法案》。

1998 年《人权法案》（HRA）

1998 年《人权法案》（Human Rights Act，HRA）于 2000 年 10 月生效。该法案授权英国（包括苏格兰）法院可强制执行《欧洲人权公约》（European Convention of Human Rights，ECHR）（以下简称《公约》）中规定的权利和自由。这意味着，公共机构的行为如果不符合《公约》相关规定，就是非法的。这也意味着，在解释国内法时，英国法院应尽可能地以符合《欧洲人权公约》的方式解释法律中的任何模糊之处。一些人预测《人权法案》将对医事法产生巨大影响。事实上，它的影响相对较小。该法案已被成功地用于确保程序保障措施到位，以保护患者的权利。例如，在 Glass v. UK（2004）一案中，欧洲人权法院认为，根据第 8（1）条，违背父母意愿对儿童进行治疗是对儿童的私人和家庭生活应受到尊重的权利的一种侵犯。

《公约》中有三项权利可能与临床实践密切相关。

生命权（Right to life）（《公约》第 2 条）

根据该条规定，任何人的生命权都应受到法律保护，不得故意剥夺任何人的生命，但是，法院依法对他所犯的罪行定罪并付诸执行的除外。欧洲法院将此解释为赋予保护生命的积极义务，而不仅仅是保证不夺取生命的消极义务。这可能会对资源分配产生影响，因为它可能允许患者在被拒绝使用挽救生命的昂贵治疗（例如昂贵的化疗）时采取法律行动。个别患者或其亲属可能会对撤除或不予延长生命的治疗提出质疑。然而，法院裁定，无论是在涉及撤除两名植物人患者的人工喂食喂水的案件中 [NHS Trust A v. M and NHS Trust B v. H（2001）]，还是在涉及对一名濒临死亡的 19 个月大的孩子不予抢救的案件中 [A National Health Trust v. D（2000）]，或是在撤除一个重病婴儿的生命维持设备的案件中 [Gard v.UK（2017）]，都没有违反《公约》第 2 条的规定。

禁止酷刑（《公约》第 3 条）

该条规定，"不得对任何人施以酷刑或者是使其受到非人道的或者是有损人格的待遇或者是惩罚"。欧洲法院的判决明确表明，有义务为被限制人身自由的患者（例如，在监狱或精神病院）提供适当的治疗。本条也可以被解释为暗示实验性医疗可能构成不人道待遇，在这种情况下，它可能对临床研究产生影响。此外，它可能与在同意治疗和研究的情况下的信息提供有关联。在一个关键案例中，患有运动神经元疾病的黛安娜·普丽提（Diane Pretty）辩称，当时机成熟时，她的丈夫应该能够协助她自杀。然而，欧洲法院确认了上议院的判决，即 1961 年《自杀法》第 2 部分将协助自杀认定为犯罪，这与《公约》第 3 条并不冲突 [Pretty v. United Kingdom（2002）]。

尊重私人和家庭生活的权利（《公约》第 8 条）

该条规定，"人人有权享有使自己的私人和家庭生活、住所和通信得到尊重的权利"。目前还不清楚，是否会设定一个不同于法律和医学总会的保密标准。目前关于违反保密责任的典型案例是 Campbell v. MGN（2004）。上议院在此强调，保护机密信息关乎尊重个人的自主权和尊严。法院还强调，《公约》第 8 条规定的尊重私人和家庭生活的权利应被视为法律保护机密信息的基础。

如果干预第 8 条的权利"符合法律规定，并且是民主社会中为了国家安全、公共安全或国家的经济福祉，防止混乱或犯罪，保护健康或道德，或者保护他人的权利和自由所必需的"，则这种干预有可能是正当的。因此，如果有必要保护儿童免受虐待，违反保密义务是正当的。同样，在 Pretty v. United Kingdom（2002）一案中，法院认为，虽然决定自己生命的终结确实属于尊重私人生活的权利，但法律可以通过禁止协助死亡来限制这一权利，以此作为保护弱势群体的必要手段。

理解法律援引和判例汇编

案 例

医生习惯于根据作者、日期、文章标题、期刊（或书籍）名、卷号和页码来引用参考文献。对法律案件的引用可能显得令人费解，甚至令人望而生畏。最权威的法律报告是由判例汇编联合委员会编写，并作为一般系列出版，称为**判例汇编**。根据案件类型和法院的不同，有四个系列的报告：上诉法庭（Appeal Cases，AC）、大法官法庭（Chancery Division，Ch）、王座法庭（Queen's Bench，QB）和家事法庭（Family Division，Fam）。这些判例通过案件名称、年份、法律报告系列缩写和起始页来引用。例如，提到上议院审理的 Gillick 案（见第 11 章）的是：Gillick v. West Norfolk and Wisbech AHA（1986）AC 112。诉讼的双方当事人是吉利克（Gillick）夫人和西诺福克（West Norfolk）以及维斯贝希地区卫生局（Wisbech Area Health Authority），这也是该案的案件名。"v."代表拉丁语"versus"，即"诉"。AC 是 Appeal Cases 的缩写，1986 年是报告的年份。112 指的是卷中的页码。有时案件的发生不是因为一方起诉另一方，而是因为一方希望法院对某些问题作出裁决，或者要求法院颁布禁令以防止某些事情发生。例如，在特殊情况下，医院可能希望法院裁定是否可以对患者实施某种治疗。通常，这时作为案件主体的人是用一个大写的单字母来称呼的，而案件的名称将包括一个简短的说明。例如，案例名称可能是 Re B（未成年人）（监护权：医疗）。

虽然在法律类的图书馆可以找到装订好的纸质判例副本，但现在一般都通过在线查找。政府有一个网站，上面有很多最近的判决书（https://www.judiciary.gov.uk/judgments/）。英国和爱尔兰法律信息研究所（British and Irish Legal Information Institute，BAILII）提供了一个免费资源，被广泛使用（http://www.bailii.org/）。还有颇受欢迎的订阅法律数据库，最有名的两个是 LexisNexis 和 Westlaw。所有这些网站都可以使用当事人的姓名或关键词来搜索案件。订阅数据库可以提供复杂的搜索工具，例如，包括对每个案例涉及到的特定判决或议会法案。

成文法

成文法即议会法案。最具权威性的成文法出版物是《普通公法集》（*Public General Acts*），由判例汇编联合委员会出版，都是按时间顺序排列。如今，尽管可以在订阅数据库中查询到法规，但研究主要是通过政府在线数据库完成（http://www.legislation.gov.uk/）。

复习思考题

1. 简要描述先例原则。

2. 评估 1998 年《人权法案》对医事法的影响。

3. 总结在过失侵权行为中确立索赔需要证明的内容。

4. 法官撰写法律判决书时，伦理学发挥着什么作用？

5. 更准确的说法是，法律规定了医生必须达到的最低标准（同时希望医生能超越这些期望），还是法律旨在指导医生应该如何行事？

◆ 扩展案例 4.4

L女士多年前因宫颈癌进行了活检。标本被交给了一位癌症研究人员，他注意到这些细胞繁殖得非常迅速，并且可以在培养物中长期存活，便开展了进一步研究。L女士去世后，该研究人员从她身体中获得了更多的细胞，并得以建立细胞培养系。

从L女士身上获得的细胞培养物被广泛用于医学研究，并为许多突破性进展做出了贡献。许多专利都是基于这些培养细胞而取得。

L女士的家人对她的细胞所产生的医学突破有任何权利主张吗？他们对这些细胞享有产权吗？L女士的基因组呢？患者对他们的基因序列享有产权吗？

（本案例基于 Henrietta Lacks 案。参见 Skloot，2010。）

◆ 参考文献 ◆

A National Health Trust v. D (2000) 2 FLR 677.

Barnett v. Chelsea and Kensington Hospital Management Committee (1968) 1 All ER 1068.

Bolam v. Friern Hospital Management Committee (1957) 1 WLR 582.

Bolitho v. City and Hackney HA (1997) 4 All ER 771 HL.

Campbell v. MGN (2004) UKHL 22.

Chester v. Afshar (2004) UKHL 41.

Department of Health, 2003, *Making Amends: A Consultation Paper Setting out Proposals for Reforming the Approach to Clinical Negligence in the NHS Online,* http://www.dh.gov.uk.

French v. Thames Valley Strategic Health Authority (2005) EWHC 459.

Gard and Others v. United Kingdom (application No. 39793/17) (2017) European Court of Human Rights.

Glass v. UK (2004) ECHR 102.

Gregg v. Scott (2005) UKHL 2.

Hanson v. Airedale Hospital NHS Trust (2003) CLY 2989 (QBD).

Hills v. Potter (1984) 1 WLR 641.

Hunter v. Hanley (1955) SC 200.

Laurie, G. T., Harmon, S. H. E. and Porter, G., 2016. *Mason & McCall Smith's Law and Medical Ethics*,10th ed., Oxford: Oxford University Press.

Martin, J. 2016, *The English Legal System*, London: Hodder & Stoughton.

M., Re (A Child by his Mother) v. Blackpool Victoria Hospital NHS Trust (2003) EWHC 1744.

Montgomery v. Lanarkshire Health Board (2015) UKSC 11.

NHS Trust A v. M and NHS Trust B. v. H (2001) 2 WLR.

Pretty v. United Kingdom (Application No. 2346/002) (2002) 2 FLR 45.

Skloot, R. 2010, *The Immortal life of Henrietta Lacks*, London: Pan.

Yearworth and others v. North Bristol NHS Trust (2009) EWCA Civ 37.

第五章

医生和患者：关系和责任

前文讨论了一些为理解医学伦理提供背景的伦理理论和原则。在本书接下来的章节，我们将继续研究一些实际的伦理问题。在此之前，我们先来了解一下医学中的一种基本相互作用：医生和患者之间的关系，以及每个参与者的角色和责任。

◆ **案例 5.1**

劳拉（Laura）今年 33 岁，正怀着第二个孩子。当被诊断出患有乳腺癌时，她还处于怀孕初期。对于未怀孕的女性患者，手术治疗方案包括乳房切除术或保乳手术（肿块切除术），然后进行中等剂量放疗。然而，在劳拉的案例中，放疗会给胎儿带来重大风险。

劳拉的外科医生 S 女士认为，乳房切除术是有临床指征的，因为这会给她带来长期生存的最佳机会。她认为劳拉这种情况是保乳手术的绝对禁忌症。然而，劳拉并不愿意接受乳房切除术，因为她担心这会对她的外貌和形象产生影响。劳拉的另一个选择是终止妊娠，但 S 女士（一位虔诚的穆斯林）强烈反对这种选择。

劳拉的外科医生应该如何为她提供治疗建议？

医患关系

参加过较多问诊过程的医学生，可能会回想起他们所观察到的内科医生和外科医生进行问诊的各种方式。有些人可能更具指导性，有些人在他们的问诊中更具有开放性。这些不同的风格可以代表医疗咨询的不同观点、幸福价值观和自主权，以及伦理对话的本质。表 5.1 总结了医患关系的四种模型。

表 5.1 医患关系的四种模型

	信息式模型	解释式模型	商议式模型	家长式模型
对医生角色的理解	称职的技术专家	咨询师或顾问	朋友或老师	监护人
患者价值观	确定的、固定的、为患者所知的	不确定的和冲突的，需要释明的	可通过道德讨论进行发展和修正	客观的，由医生和患者共享的

续表

	信息式模型	解释式模型	商议式模型	家长式模型
患者自主权的概念	对医疗服务的选择和掌控	与医疗服务相关的自我理解	与医疗服务相关的道德自我发展	对客观价值观的认同
医生的义务	为患者提供相关事实信息，让患者选择所需的医疗方案，医生执行患者的选择	阐明和解释患者的相关价值观，以及告知患者并实施患者选择的医疗干预措施	向患者阐明并说服患者最值得推崇的价值观，以及告知患者并实施患者选择的干预措施	增进患者福祉，不受患者目前的偏好影响

资料来源：Emanuel, E. J. and Emanuel, L. L., 1992, "Four Models of the Physician-patient Relationship", *JAMA*, Vol.267, No.16, pp.2221-2226。

家长式（传统）模型

"家长式关系"的概念源自父亲与孩子之间的传统关系。父亲认为他知道什么对孩子最好，为了孩子的最佳利益，他可能会无视孩子自己的愿望或选择。

正如第三章所讨论的，在过去医生与患者的关系基本都是家长式的。医生会做出有关医疗保健的主要决定，通常很少或根本不与患者讨论。根据这种模式，医生可以只从对医疗事实的了解中决定什么措施是符合患者的最佳利益。医生在咨询中的作用是达成诊断和计划管理。在劳拉的案例中，S女士将决定如何治疗劳拉的乳腺癌。

家长式模式的优点之一是它强调患者最佳利益和福祉的重要性。它使人们注意到，医生的职责是做出有利于患者的最佳选择，而不是做出有利于医生或更广泛的社会的选择。家长式模式的临床效果最好，在这种情况下，任何患者的价值观都不太可能对治疗产生影响，并且疾病会干扰患者参与决策的能力。当医生为重症患者提供紧急救助治疗（如抢救）时，这样做是基于家长式判断，即对最佳选择的认知。

一些患者更喜欢这种医疗决策模式。对于那些信任医生、不愿过多考虑病情和治疗细节、认为做决定是一种负担的患者来说，这种医患关系模式可能会让他们特别满意。

然而，对于家长式模式也存在一系列批评意见，主要包括：

第一，它对于"福祉"或患者最佳利益的理解过于狭隘。这种最佳利益不仅仅取决于医学上的实际状况，而且可能取决于患者自己的价值观——哪些事情最为重要。例如，在临终医疗决策中，可能需要在生命质量和生命长度之间进行权衡。患者是想活得更久，但可能生命质量下降，还是为了活得更舒适而牺牲掉一部分生存时间？目前尚不清楚何种选择为对，何种选择为错。

第二，它倾向于将事实陈述和价值判断混为一谈（见第一章）。"医学或临床指征"这一概念听起来似乎是一个纯粹的事实问题，但实际上它往往包含了价值观因素。因此，在劳拉的案例中，她的外科医生 S 女士声称，乳房切除术是"有临床指征的"。然而，这句话掩盖了作出决定会涉及到的价值观问题。

第三，它没有考虑除患者福祉以外的其他因素，尤其是患者自主权的价值（见第三章）。即使 S 女士认为乳房切除术最符合劳拉的利益，我们仍会觉得劳拉的价值观是至关重要的。我们将在第十三章更多地讨论终止妊娠的问题，但总的来说，由医生来决定患者是继续妊娠还是终止妊娠是完全不合适的。这根本不是他们能做决定的事情。显然，这取决于劳拉。

信息式（消费者）模型

在信息式模型中，医生是医学事实的提供者，由患者自行做出医疗决定，医生执行医疗计划中需要技术或临床技能的部分。根据这一模式，S 女士只需向劳拉提供关于各种选择（终止／继续妊娠、乳房切除／肿瘤切除、放疗／化疗）的细节，而劳拉会选择她喜欢的任何一种治疗方案。（图 5.1）

信息式模型源于尊重患者自主权的一种理念，而家长式模型则强调善行原则。该模式的优势在于允许患者在获得良好信息的基础上选择适合自己的治疗方式，而无须医生的价值观或利益介入。在许多其他行业中，这是人们通常更喜欢的模式。比如买房、修车等，我们希望专家提供重要信息，然后执行客户的选择。该模型可能特别适用于某些医疗决策。当涉及关于继续／终止妊娠的决定时，包括在临床遗传学中，通常会要求医生不要进行"引导"——即不以任何方式提供任何指导。这似乎与信息式模型的要求一致。

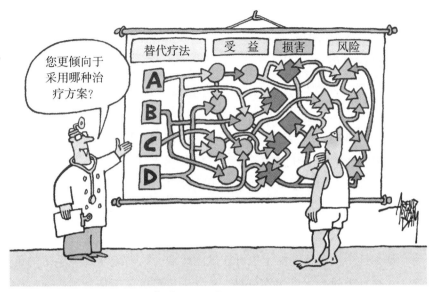

informed consent

图 5.1　知情同意的信息式模型（© Arend van Dam，经许可转载）

对于信息式模型的批评意见主要包括：

第一，它没有为患者做出病情治疗的决定提供足够多的支持。

第二，尊重患者自主权的观点强调了讨论的价值（见第三章）。但实践中，患者可能并不清楚自己的价值观为何，也不知道如何权衡可供他们选择的选项。

第三，病人可能会做出错误的决定——甚至是按照他们自己的评估而得出的错误结论——因为他们可能会犯错误。例如，他们可能对自己害怕的东西看得太重，或者有非理性的信念（Savulescu and Momeyer，1997）。与医生讨论病情和治疗方案将有助于将这种风险降到最低，但由于害怕承担法律责任，医生不会向患者推荐自己的看法。

第四，它将医生视为单一的技术人员。

解释式模型

解释式模型和商议式模型（见下文）代表了更多"共享"形式的共同决策。共同决策强调医患共同决策的作用。有分歧就有协商，也有医生劝说患者的可能。然而，大多数共同决策的模式最终都会设想，只要患者得到了充分信息，只要医生清楚地说明自己为什么不同意患者的决定，那么患者的意见就应该占据主导地位。

根据解释式模型，患者与医生讨论可能的医疗方案通常是有帮助的。医生可以让患者阐明他的价值观，并帮助他做出最符合这些价值观的决定。此外，除非医生对患者的价值观有所了解，否则患者可能无法确定他们需要知道的事实。医生还可以发挥有益的作用，帮助患者理解各种可能的治疗决定所产生的不同影响。

根据解释式模型，如果上述案例中的外科医生 S 女士认为劳拉作出了错误的决定，那么她们应该进一步讨论这个问题。这样的讨论旨在确保劳拉认真地考虑过选择保乳手术的影响——尤其是对于长期生存机会降低的影响。基于这个模型，S 女士也可能试图改变劳拉对乳房切除手术的负面看法，并解释重建手术的潜在好处。S 女士也可以告诉劳拉她会建议什么样的治疗方法，并给出相应理由。

随着循证医学的日益发展，一些共同决策模型将重点放在如何帮助患者理解和利用优质信息来做出医疗决策的问题上。基于循证医学证据的患者决策就是这样一种模式（Edwards and Elwyn，2001；Hope，1996）。

商议式模型

商议式模型与解释式模型有许多共同点，但在一个重要方面有所不同。在商议式模型中，医生不仅可以帮助患者阐明他的价值观，而且还可以讨论和挑战这些价值观。根据商议式模型，如果医生认为患者的价值观不正确，就应该准备好说服患者改变其价值观，就像老师或朋友可能试图挑战价值观一样。该模型源自尊重患者自主权的理念，该理念将道德发展的要素视为促进自主权的一部分。

根据商议式模型，外科医生 S 女士挑战劳拉坚持的某些价值观的做法可能是正确的。医生可能认为劳拉过分强调了对自己外貌的关注，而低估了最大限度地提高生存机会的重要性。她可能还认为，如果劳拉做了肿瘤切除术，且 3 年后出现转移，她的价值观可能会发生改变。出于这两个原因，S 女士可能会寻求改变劳拉当前的价值观，使用类似反思平衡的程序（Savulescu，1997）。

当医生认为患者或患者家属高估或低估了医疗保健中影响他人的方面时，价值观也可能受到威胁。在拒绝医生给予她长期生存的最佳机会的治疗时，劳拉可能没有做出对胎儿而言的最佳选择。医生可能认为她的价值观是错误的，并且根据商议式模型，S 女士可能应该对这些价值观提出质疑。

在商议式模型或解释式模型中，医生不应该过分挑战患者的决定或价值观。最后的决定权仍掌握在患者手中。医生还应该谨言慎行，不要让自己的个人价值观影响患者的医疗决策。S 女士试图以自己的宗教观点为由劝说劳拉反对终止妊娠是一种错误的做法。（在一个类似案例中，支持堕胎的医生试图说服患者不顾她的宗教反对意见进行堕胎也属于错误做法。）

这些不同的医患关系模式并不相互排斥。也不能说其中某一种模式是正确的，其他模式都是错误。甚至医生都不需要选择自己偏爱的模式。相反，咨询的方式应该适应患者的需要（他们是否更愿意被告知怎么做是最好的，他们是否想自己做决定，他们是否需要一些建议？）和具体的决定。对于复杂的、充满变数的决定（可能是关于临终患者的医疗决定），医生可能需要更多的指导和深思熟虑，甚至采用家长式模型（Xafis et al., 2014）。对于其他决定（例如终止妊娠），使患者获得充分的信息可能是正确的方法。

医生的责任

遵守职业行为守则的责任

有时，当人们谈论医学伦理时，他们首先想到的是职业守则。它们可能指的是《希波克拉底誓言》，或更现代的专业指南，例如来自英国医学总会（GMC）或美国医学会（AMA）的指南。这些职业守则并未涵盖伦理的全部内容。首先，有一个关于行为守则应该讨论什么的问题——我们需要伦理学来帮助我们确定职业指南应该包括的内容。职业守则有时也会随着时间的推移而变化。（《希波克拉底誓言》最初是禁止结石手术的。）职业守则禁止或允许某种选择的事实，并不能回答这种选择是否合乎伦理的问题。在指南不明确的情况下，我们还需要伦理来提供帮助。

GMC 是英国一个代表医生的专业团体和注册工会。它有责任确保获准行医的人（注册医生）不仅在工作中要具有医德，而且在个人生活中也要举止规范。作为这项职责的一部分，它为医生提供了《优质医疗指南》，并且它有一个准司法程序来判断医生是否违反了指南的内容。GMC 的主要权力是决定谁可以和谁不能在英国行医。它的最终惩罚是，如果发现医生违反了委员会的执业标准，就会被注销行医资格，这位医生就不能在英国行医。这种惩罚可以是暂时的，也可以是永久的。此外，GMC 制定了（一般性的）医学培训课程大纲，并定期访问医学院，以确保学生接受适当的教育和评估。医学伦理和法律是医学教育"核心课程"的一部分。

医生需要认真对待 GMC 的行为准则。首先，行为准则代表了专业机构对医生在各种情况下从事专业工作的道德行为要求。其次，GMC 有权禁止医生继续行医。再次，虽然 GMC 不是法律体系的一部分，但法院在裁判时会考虑其意见。

医学生一旦参与看病，就应遵守与医生相同的行医标准，例如履行保密义务。对医学生的行为标准要求可能高于对一般学生的要求，因为医学院必须确保其毕业生的行为符合医学界的专业标准。

遵守个人道德准则的责任

医生（或其他医疗专业人员）是否有义务遵守其他道德准则？在案例 5.1 中，S 女士对劳拉终止妊娠有伦理上的担忧。这种担忧与她对堕胎的伦理观点相关。但专业人士的个人观点应该在多大程度上影响他们的医疗实践？

◆ 案例 5.2

两名信奉天主教的高级助产士不希望参与堕胎患者的医疗护理。当她们在一家公立医院的产科担任高级协调职务时，她们也不希望被安排去监督那些照顾堕胎妇女的初级助产士。她们写信给医院，表达了发自良心的反对。医院表示，由于她们不直接向患者提供与堕胎相关的护理，因此无权出于所谓良心而拒绝服务。于是这两名助产士申请了司法审查。

助产士或其他医疗专业人员是否有权反对其职业角色中与个人良知相冲突的内容？

本案例基于 Greater Glasgow Health Board v. Doogan and Wood [2014]。

依良心拒绝提供医疗服务是医生的个人道德准则影响其医疗的最明显的例子。它经常被比作"依良心拒服兵役"。自 18 世纪以来，一些国家允许有异议的个人（通常是宗教人士）免于征兵入伍。在医学上，依良心拒绝服务通常与有关生育（例如堕胎）或生命终结（例如安乐死）的特殊决定有关。

也许令人惊讶的是，几乎没有关于依良心拒服兵役的具体法律。在医生反对提供医疗服务的情况下，有两个一般原则适用。首先，患者无权要求特定医生给予他们特定的治疗。其次，医生必须确保患者得到合理的护理。这意味着如果医生不希望自己为患者提供治疗，法律上不会对其予以强制，但他们必须确保有同事提供相应治疗。如果没有这样的同事，那么一旦他们拒绝治疗导致患者受到伤害，很可能会被认定为过失；例如，如果患者死亡，他们甚至可能会受到重大过失杀人罪的刑事指控。《堕胎法案》中有明确规定，如果某人出于良心反对堕胎，那么他就没有参与堕胎的法律义务。然而，无论他们反对什么，医生都必须"参与必要的治疗以挽救孕妇的生命，或防止对孕妇的身心健康造成严重的永久性伤害"。请注意，《堕胎法案》的规定仅适用于"出于良心反对"堕胎的情况，而不适用于只是因为不喜欢堕胎但没有基于良心反对的医生。

辩论角专栏 5.1 总结了一些围绕依良心拒绝服务的伦理观点。

在允许依良心拒绝服务的情形下，存在关于应如何评估良心的问题（反对者是否必须提供其信仰的证据？宗教和非宗教反对意见是否应该受到同等重视？）。有没有一种方法可以非任意地将允许和不允许依良心拒绝服务的形式区分开来？（例如，医生可以拒绝为异性患者提供检查吗？医生可以拒绝提供口服避孕药的处方吗？）此外，还有一个问题是反对者可能需要另外做些什么（他们是否需要转介另一位医疗专业人员——或者他们也可以反对吗？紧急情况下该怎么办？）。最后，谁可以反对？是否只能是直接参与手术的医生／护士／助产士？在卫生健康领域工作的管理人员、清洁工或餐饮服务商呢？即使出于良心的反对是被允许的，一些人仍然认为医生不应该（出于良心）这样做（Wilkinson，2017）。

在助产士一案中（案例 5.2），最高法院的判决是，《堕胎法案》中的特定良心条款旨在提供终止妊娠所涉及的直接护理要素。法官裁定，该条款不应解释为允许依良心拒绝"可能与这些行为相关的大量辅助性、行政性和管理性的工作"。[Greater Glasgow Health Board v. Doogan 和 Wood（2014）]

有关依良心拒绝服务的更多信息，请参阅本章扩展阅读。

◆··辩论角　专栏5.1　依良心拒绝服务

● 为依良心拒绝服务辩护

1. 良心自由和宗教自由是所有公民的基本权利。它们既适用于医疗专业人员，也适用于患者。

2. 专业人员的道德观点往往对他们的生活至关重要。让他们在工作中体现这些价值观非常重要。

3. 所有医疗决定都涉及价值观。因此，要求医生抛开他们的价值观是不可能的。此外，我们希望医疗专业人员成为对道德问题有敏感认识的从业者。如果要求医生仅仅是作为专业技术人员行事，这将对医疗实践造成潜在的危险。

4. 禁止依良心拒绝服务可能意味着社会上的一些成员将选择不从事医学工作，或者将被迫离开这个行业。

5. 如果一个社会决定让某项医疗服务合法化（如堕胎），那么就应该由社会来决定如何提供这项服务。满足这个需求不是某位从业者的责任。

6. 没有必要强迫医疗专业人员违背良心行事。还有很多医疗专业人员愿意提供相关服务（例如堕胎、避孕或临终关怀）。社会可以而且应该安排那些愿意提供服务的人来接诊患者。

7. 在许多情况下，由反对这种治疗方案的医生来接诊患者是不利的。这样的医生可能无法很好地提供患者所需的治疗。

8. 对于那些在法律上有分歧、在伦理上有争议的治疗方案来说，依良心拒绝服务是一种宝贵的折中办法。它允许患者获得他们想要的治疗，而不是强迫医疗专业人员提供他们认为不道德的服务。

● 反对依良心拒绝服务

1. 医学不同于军事。医生（和护士／药剂师等）没有被征召入伍。他们选择在卫生行业工作。

2. 医疗专业人员确实有良心和宗教自由。他们可以在选择工作和个人生活中表达这种自由。但是，如果他们受雇担任公共角色，则需要承担该角色带来的相应义务。

3.其他领域的公职专业人员不能随意反对其执业的基本条件。（例如，公立学校的生物老师不能反对教授性知识或进化论——如果这些是课程的一部分。）这与私营部门的工作不同。医生在执业活动中，他们对公众承担的义务是提供合法的、患者需要的、符合患者利益的、符合分配正义的医疗服务。

4.瑞典和芬兰等国家已经取消了依良心拒绝服务的合法权利。劳动基准法会考虑个人的反对意见或价值观。在服务需求允许的情况下，这些意见或价值观会被采纳。医学申请者、医疗保健或患者体验的质量均没有明显下降。

5.要求医生抛开他们的个人价值观，并不会使他们发展成为单纯的技术人员。他们可以而且应该与患者就他们的价值观和治疗方案进行讨论和商议（参见前文所述"咨询和商议决策"）。

6.从本质上讲，依良心拒绝服务无异于患者权利和医疗专业人员权利之间的冲突。然而，在这样的冲突中，应该优先考虑患者权利——他们是病人，是脆弱而无权的。

7.允许依良心拒绝服务会对患者依法获得他们应得的服务产生严重的负面影响。在缺乏医疗专业人员，或者大量医疗专业人员都依良心拒绝服务的地区，这是一个亟待重视的问题。虽然有些患者能够最终获得医疗服务并找到不持反对意见的医生，但其他人（例如，青少年、老年人、不会讲英语的人士）可能会遇到很多困难，或无法做到这些事情。

8.依良心拒绝服务的权利给其他医疗专业人员和医疗系统带来了不公平的负担。

9.对于在政治和伦理上有争议的治疗选择，卫生部门应提供合理的便利，以允许持不同意见的医疗专业人员在可能的情况下以不违背个人价值观的方式工作。然而，这并不等同于依良心拒绝服务的权利。它可能要求专业人员要么提供一些他们不同意的服务，或者转到其专业的不同领域。

患者的责任

个人责任

医生显然负有影响医患关系的道德责任。但或许患者也应负有此责?

《国家卫生服务宪章》(NHS Constitution)中包括了一长串的患者权利。当然,它也涵盖了一系列患者义务——例如在全科医生处登记,提供有关健康、身体状况的准确信息,遵循商定的治疗过程,遵守预约,尊重国家医疗服务体系的工作人员和其他患者等。(Department of Health and Social Care,2015)

这些责任的来源是什么?其中一个来源可能是对自己或对自己的健康负责。个人的健康责任以及决策对健康的影响有时与资源分配相关。例如,吸烟者或酗酒者是否应与其他不是因生活方式而患上肺部或肝部疾病的患者得到同等的优先治疗?我们将在第十章更详细地讨论这个问题。问题的关键在于公平性——根据责任来确定优先治疗顺序是否公平。然而,即使不存在资源分配问题,或许患者也有道德义务来照顾自己?

患者有责任照顾好自己健康的观点似乎与一种古老的、道德化的医学观有潜在联系。根据这种观点,有些患者是"坏"的——吸烟、饮酒、无视医疗建议、不去看全科医生。相比之下,"好"的患者会遵循医生的处方,定期锻炼,避免摄入不健康的食物等。道德观点可能源于身体属于神圣造物主的理念。然而,这种观点在一个更加世俗化或多元化的世界中没有多大意义。与医患关系中的家长式做法一样,这种观点也不再流行。患者有一系列不同的价值观和优选项。并没有唯一正确的生活方式。更重要的是,只要他们的决定只影响到自身,医生或社会又有什么资格要求其道德化呢?

医生提供健康建议和指导,以及公共卫生计划激发和鼓励健康行为,这些都是合理的。如果该建议带有严厉的道德色彩,那就更令人担忧了。

集体责任

患者对自己的健康负有责任的一个合理原因是,他们的行为对更广泛的卫生系统产生了影响。在《国家卫生服务宪章》中,责任清单以评论开头,即"国家医疗服务体系属于我们所有人。我们都可以为自己和彼此做一些事情，以帮助它有效地运转，并确保资源得到负责任的使用"。提供准确的健康信息、遵守预约和遵循商定的医疗计划，这些都是最大限度提高全科医生和专科医生接诊效率的方法。

不浪费有限的医疗资源的责任是一种"集体责任"。这是指一个群体的成员共同承担的伦理责任，并不只属于或落在某个人身上。当然，此类责任通常还具有另一个特征——要履行这些责任，就必须依靠所有或大多数群体以特定方式行事。

◆·**案例5.3**

詹姆斯（James）和拉妮娅（Rania）正在考虑是否给他们的孩子接种疫苗。他们居住的地区在英国国内免疫接种率很高。免疫接种将保护他们的孩子免受病毒性疾病的侵害，这种疾病在过去很常见，但现在却很少出现。当这种疾病出现在原本健康的儿童身上时，症状通常较轻，很少会危及生命。疫苗总体上是安全的，但也有罕见的不良反应。詹姆斯和拉妮娅得出结论，对于他们的孩子来说，疫苗引起并发症的风险高于孩子感染病毒并产生严重不适的风险。他们决定不给孩子接种疫苗。

詹姆斯和拉妮娅是否有责任为他们的孩子进行免疫接种，即使他们认为这样做对孩子个人来说可能会产生更糟的结果？

案例5.3的这种情况有时被称为"集体行动"问题。在集体行动问题中，个人做出的决定，如果孤立地看，可能是合理的，对他们也更有利，但当作为一个群体来考虑时，则对每个人都更不利。在詹姆斯和拉妮娅的案例中，单纯地考虑他们自己的情况，他们的决定可能对女儿更好。然而，如果每个人都这样想，免疫计划将无法产生足够的群体免疫——病毒性疾病的发病率将会上升，许多患者会受此影响。医学领域的其他例子还包括抗生素处方问题。如果一名患者因感冒而被开具不必要的抗生素，他们的情况可能不会变得更糟。但是，如果给许多患者都开具了抗生素，那将导致抗生素耐药性增强。我们将在第二十章更详细地讨论集体责任并再次讨论已经出现的一些例子（包括案例5.3）。

复习思考题

1. 在列出各种治疗方案之后，患者会问："医生，您会怎么做？"利用不同的医患关系模型，解释这个问题可能存在不同的回答。

2. 医学上的家长式作风总是错误的。你同意吗？

3. 英国的医生是否享有依良心反对堕胎的合法权利？有例外吗？

4. 患者吸烟在道德上是错误的吗？

◆·**扩展案例5.4**

医生正在接诊一位患有乳腺癌的患者，她非常不愿意进行化疗（一位家庭成员在治疗另一种癌症时产生了非常严重的副作用）。医生一直在阅读有关影响患者决策的文献。他采用多种策略来为患者提供咨询。他从正面描述了化疗的副作用和风险（解释说她有85%的机会不会出现严重的副作用）。他提到最近诊所里的一个病人在类似的情况下进行了化疗，对治疗的反应非常好（"社会比较"）。医生还强调了不进行化疗的风险（负面框架）。

这是一种可以接受的问诊方式吗？

医疗部门有时会试图以鼓励健康行为的方式影响选择。了解医疗保健中的"助推"（Nudging）。在医患关系中，"助推"是否具有伦理可接受性？

更多案例阅读：

Thaler and Sunstein (2008), Levy (2017), Sunstein (2015), Avitzour et al. (2018), Ploug and Holm (2015).

◆· 参考文献 ◆·

Avitzour, D., Barnea, R., Avitzour, E., Cohen, H. and Nissan-Rozen, I., 2019, "Nudging in the Clinic: The Ethical Implications of Differences in Doctors' and Patients' Point of View", *Journal of Medical Ethics*, Vol.45,

No.3, pp.183-189.

Department of Health and Social Care, 2015, "The NHS Constitution for England", https://www.gov.uk/government/publications/the-nhs-constitution-for-england/the-nhs-constitution-for-england-patients-and-the-public-your-rights-and-the-nhs-pledges-to-you.

Edwards, A. and Elwyn, G., 2001, *Evidence-Based Patient Choice: Inevitable or Impossible?*, Oxford: Oxford University Press.

Emanuel, E. J. and Emanuel, L. L., 1992, "Four Models of the Physician-patient Relationship", *JAMA,* Vol.267, No.16, pp.2221-2226.

Greater Glasgow Health Board v. Doogan and Wood (2014) UKSC 68.

Hope, T., 1996, *Evidence-Based Patient Choice*, King's Fund.

Levy, N., 2017, "Nudges in a Post-Truth World", *Journal of Medical Ethics*, Vol.43, No.8, pp.495-500.

Ploug, T. and Holm, S., 2015, "Doctors, Patients, and Nudging in the Clinical Context—Four Views on Nudging and Informed Consent", *American Journal of Bioethics*, Vol.15, No.10, pp.28-38.

Savulescu, J. and Momeyer, R. W., 1997, "Should Informed Consent Be Based on Rational Beliefs?", *Journal of Medical Ethics*, Vol.23, pp.282-288.

Savulescu, J., 1997, "Liberal Rationalism and Medical Decision-making", *Bioethics*, Vol.11, No.2, pp.115-129.

Sunstein, C. R., 2015, "The Ethics of Nudging", *Yale Journal of Regulation*, Vol.32, No.2, pp.413-450.

Thaler, R. H. and Sunstein, C. R., 2008, *Nudge: Improving Decisions about Health, Wealth, and Happiness*, New Haven, Conn.; London: Yale University Press.

Wilkinson, D., 2017, "Conscientious Non-objection in Intensive Care", *Cambridge Quarterly of Healthcare Ethics*, Vol.26, No.1, pp.132-142.

Xafis, V., Wilkinson, D., Gillam, L. and Sullivan, J., 2014, "Balancing Obligations: Should Written Information about Life-sustaining Treatment Be Neutral?", *Journal of Medical Ethics*, Vol.41, No.3, pp.234-239.

·◆ 扩展阅读: 依良心拒绝服务 ◆·

Sumner, L. W., 2008, "Conscientious Refusal by Physicians and Pharmacists: Who is Obligated to Do What, and Why?" , *Theoretical Medicine and Bioethics*, Vol.29, No.3, pp.187-200.

Cowley, C., 2016,"A Defence of Conscientious Objection in Medicine: A Reply to Schuklenk and Savulescu", *Bioethics*, Vol.30, No.5, pp.358-364.

Giubilini, A., 2017,"Objection to Conscience: An Argument against Conscience Exemptions in Healthcare", *Bioethics*, Vol.31, No.5, pp.400-408.

Petropanagos, A., "Conscientious Objection to Medical Assistance in Dying (MAiD)", Royal College of Physicians and Surgeons of Canada, http://www. royalcollege.ca/rcsite/bioethics/cases/section-5/conscientious-objection-medical-assistance-e.

Savulescu, J., 2006, "Conscientious Objection in Medicine", *BMJ*, Vol. 332, No.7536, pp.294-297.

Savulescu, J. and Schuklenk, U., 2017, "Doctors Have No Right to Refuse Medical Assistance in Dying, Abortion or Contraception", *Bioethics*, Vol.31, No.3, pp.162-170.

Sulmasy, D. P., 2008, "What is Conscience and Why is Respect for It So Important?", *Theoretical Medicine and Bioethics*, Vol.29, No.3, pp.135-149.

Wicclair, M. R., 2011, *Conscientious Objection in Health Care: An Ethical Analysis*, Cambridge: Cambridge University Press.

◆ 第二部分
◆ 核心话题

◆第六章◆
同 意

———

———

◆·**案例6.1**

在一个业务繁忙的外科诊室，注册医师要求一名新来的初级医生同意患者做结肠镜检查。医生解释了手术的一些风险，但没有提到肠穿孔。患者签署同意书并接受结肠镜检查。不幸的是，患者发生了肠穿孔并延长了住院时间。他后来因未能获得知情同意起诉了医院和医生。

初级医生是否应该同意给予患者知情同意权？患者是否有提出索赔的合法权利？

引　言

医学生往往在第一次外科实习时就接触到了同意的问题。他们看到初级医生要求患者签署"同意书"（consent form）。对初级医生来说，取得患者"同意"就像给病人抽血和拍胸片一样，是要对病人做的另一件事。

但医生"同意"患者去做检查的想法，似乎和得到患者"同意"的顺序颠倒了。"同意"的是患者，而不是医生。从法律的角度来看，同意实际上是一种否决权。有能力的患者有权拒绝任何检查、调查或治疗，但无权要求治疗。从伦理的角度来看，同意的方式是医患关系的基础（见第五章），也是对患者自主权尊重程度的关键检验（图6.1）。

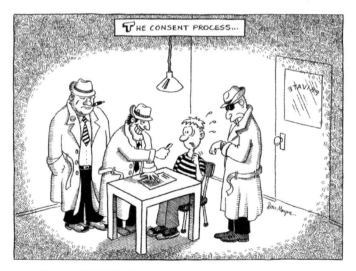

图6.1　同意过程（© 2000，Don Mayne，经许可使用）

知情同意的概念

知情同意的哲学基础在于患者自主的原则（见第三章）。根据利兹（1984）等人的说法，要使同意有效，医生就需要向**有行为能力的**患者**披露信息**，患者要**理解**这些信息，并且**自愿作出决定**（Lidz，1984）。知情同意成立的三个要素（告知、行为能力和自愿）被纳入了英国法律。

有学者批评这种分析过于关注信息提供（Faden, Beauchamp, and King，1986）。提供大量信息，然后声称医生已经履行了对患者的责任，这太容易了（见图5.1）。这种做法在法律上可能是安全的，但在道德上是站不住脚的。他们建议将知情同意视为"自主授权"（autonomous authorization）。根据这种观点，知情同意是一种行为类型。真正的知情同意要求患者不仅同意，而且特别授权医生启动医疗计划。有些患者可能不希望获得大量信息，而希望医生替他们作出决定并主导医疗计划。但这种情况要与患者被动地同意医生，而没有自主参与决定的情况区分开来。

关于同意的法律概述

有两个主要的法律领域与同意有关：殴击和过失。二者都是民法、普通法的概念（见第四章）。此外，还有一些相关的法规，特别是2005年《心智能力法案》，这是针对16岁以上失能者的主要立法（见第七章）；1989年《儿童法案》，该法规定了与儿童同意有关的某些事宜（见第十一章）；1969年《家庭法改革法案》（见第十一章），该法案对16岁和17岁的儿童（未成年人）的同意问题进行了规定；1983年《精神健康法案》（见第八章）规定了与精神障碍患者同意相关的某些事宜。

我们将在第七章继续讨论行为能力与同意的问题。

为了理解法律上关于同意的相关规定，有必要同时考虑殴击和过失这两个问题。它们是两个在法律上截然不同的权利主张。在殴击的情况下，主张的是未经患者同意。在过失的情况下，主张的是医生未正确告知患者手术信息及其风险所在。因此，在过失案件中，如前文案例6.1，患者可能已经同意了手术，问题是在如何取得同意方面是否存在过失。

殴　击

◆·**案例6.2**

一名住院医师在妇科轮转时参加了一台外科手术。在手术之前（但当患者处于麻醉状态时），外科顾问医师要求住院医师对患者进行内部检查，尽管患者并未明确同意这样做。

如果这位初级医生在未经患者同意的情况下进行检查，他是否会被指控为殴击？

一名医科学生在普通外科轮转期间参加手术。尽管患者没有明确表示同意，但外科顾问医师要求该生在手术过程中参与协助。

学生未经患者同意协助手术是否合乎道德？这是否算作接触病人，因此被视为殴击？

一般来说，如果一个人在未经同意的情况下触碰另一个人，这就构成了殴击，受害人可以获得赔偿（民法），在极端情况下，还可以提起刑事诉讼。临床环境下的一个关键性法律陈述可以追溯到 1914 年 Schloendorff v. Society of New York Hospital 案的判决。患者同意在麻醉状态下进行腹部检查，但特别要求不做手术，而外科医生却给她实施了手术，并切除了一个纤维瘤。虽然这是一个美国案例，但关于殴击的表述已经被英国普通法所吸收。该案的法官（J. Cardozo）说：每一个心智健全的成年人都有权决定如何处置自己的身体；外科医生在未经患者同意的情况下进行手术，就构成了人身侵犯（即殴击）。与过失（见下文）明显不同的是，不需要证明受害人因身体触碰而受到伤害，就可以获得赔偿。然而，如果存在伤害，这可能会导致比没有伤害的情况下得到更高的赔偿金。（正如前文提到的，在最近的一个非常特殊的案例中，一位外科医生在移植手术中用氩气束在患者的肝脏上写下自己名字的缩写而被罚款 1 万英镑，并被判处社区矫正）

没有任何法律案例涉及医学生或初级医生在没有患者同意的情况下进行检查或协助手术，如案例 6.2。可能有人会说，（通过在教学医院就诊）患者已经默许了医学生或初级医生参与他们的治疗。也有人认为，医学生或住院医师参与手术是他们接受医学专业教育的一个必要组成部分（Gibson and Downie，2012；Kermode-Scott，2012；Shaw，2005）。如果是这样的话，教学医院应该向患者提供有关医学生和规培医生参与临床护理的信息。鉴于贴身体检的敏感性，（无论患者处于清醒的还是麻醉的状态）医生和医学生都应提前获得患者的具体同意。这样做的一个重要原因是，我们可以合理地预期，不管他们是否知情，一些患者都会反对由医学生进行这种检查。这将是对患者信任的严重背叛。然而，不清楚的是，医学生在手术室里经常提供的那种协助（例如拿着牵引器）是否总是需要特定的同意。许多患者似乎不太可能反对这一点，也不太可能认为这辜负了患者的信任。

如果医生未取得患者同意，患者可以以殴击为由成功起诉。然而在实践中，更多有关同意问题的法律案件集中在过失方面，因为核心问题通常是到底应该向病人提供多少信息。

过 失

过失的法律概念已在第四章进行过讨论。我们将在此讨论与同意有关的过失问题。在提供治疗（例如手术）或进行诊断检查之前，根据有关过失的法律规定，医生有义务告知患者该外科手术的性质、附带的实质性风险以及可供患者选择的其他治疗形式。患者可以成功起诉医生，理由是医生因过失未能提供某些关键信息。但是，这里存在一个主张索赔的重要障碍，那就是必须证明患者受到了伤害。有如下两个方面需要考虑。以结肠镜检查的病例进行说明（案例 6.1）。第一，除非能证明手术造成了伤害（例如，在手术过程中出了问题），否则任何案件都不会胜诉。当然，在很多情况下，虽然医生没有提及风险事宜，手术仍然是成功的，因此不需要做出赔偿。第二，原告需要说服法院，如果他们被告知有风险，那么就不会同意进行手术。同样在许多情况下，法官需要说服患者，如果他们被告知手术存在较小风险，他们有可能就不会同意接受手术。例如，在案例 6.1 中，即使初级医生已经告知 H 先生有肠穿孔的风险，H 先生仍然会同意接受结肠镜检查。

谁可以征求同意?

从法律角度而言,关键要求是患者是否同意。谁取得同意并不重要,尽管通常情况下,施行手术的医护人员会希望确保患者已经给予有效的同意。从伦理的角度来看,核心问题是患者可以综合考虑相关信息来作出决定。

《优质医疗指南》建议,施行手术的医护人员可以将知情同意程序委托给受过适当培训、对手术有相关知识并了解相关风险的人(General Medical Council,2008)。通过适当的培训和知识学习,可以将比如内窥镜检查的知情同意程序委托给初级医生或护士(Everett et al.,2016)。

应该提供什么信息?

程序的性质

从殴击的角度来看,布里斯托(Bristow)法官在 Chatterton v. Gerson(1981)一案中做出了关键性陈述。他说:"根据我的判断,一旦患者被广泛告知打算采取的治疗程序的性质,并赋予其同意权,这种同意就是真实的,而对没有说明风险和影响的行为提出索赔的原因只能是过失,而不是侵犯(即过失,而不是殴击)。"请注意,就殴击的目的而言(即是否有适当的同意),患者不需要知道治疗程序的风险,只需要知道治疗程序的一般性质即可。如果案件涉及未能披露有关替代治疗程序的风险或信息,则应以过失为由提出索赔。

举例来说,外科医生建议对严重的憩室炎进行部分结肠切除术(切除部分结肠)。为了使患者的同意有效,从殴击的角度来看,外科医生需要告知患者,手术涉及腹部切口,然后切除部分结肠,随后重新连接结肠的两端。如果还考虑进行结肠造口术,则应告知患者这种可能性。从殴击的角度来看,医生没有必要提供任何有关风险、益处或替代治疗的信息。但是,从过失的角度来看,提供这些信息就至关重要了。

风险和收益

◆ 案例 6.3

W 女士自幼右眼几乎失明。47 岁时,医生对她的右眼进行了手术,以改善其样貌并尽可能地提高其视力。主治医生没有告诉 W 女士关于手术的一个罕见并发症（十四万分之一的概率）——她的那只健康的眼睛（左眼）可能会出现炎症（交感神经性眼炎）。不幸的是，W 女士出现了这种并发症并完全失明。

[本案例基于澳大利亚高等法院裁判的 Rogers v. Whittaker（1992）一案]

在最近的重要案件 Montgomery v. Lanarkshire Health Board（2015）（Herring et al., 2017），蒙哥马利（Montgomery）夫人的产科医生没有告知她，婴儿在阴道分娩过程中有被卡住的风险（肩难产）。

最高法院在该案中就医生需要向患者披露哪些风险发布了权威性指导意见。所有的实质性风险都需要被披露。基于如下两种原因，一个风险可以被归类为实质性风险：

- 一个理性的人站在患者的立场上，可能会重视的风险；或
- 医生应该合理地意识到**特定患者**会重视的风险。

请注意，这并不是要求医生披露所有风险。如果风险小到没有人会重视它，就不需要披露。例如，在极少数情况下，结肠镜检查可能并发阑尾炎。然而，这种情况在医学文献中只被报道过几次，而仅在美国，每年估计就有 1500 万次结肠镜检查。在获得结肠镜检查同意书时，医生似乎没有义务告知患者这种罕见的并发症风险。

风险对特定患者的重要性可能不同。从伦理学的角度来看，这反映了患者在价值观、优先事项、希望和恐惧方面的差异。以 W 女士为例（案例6.2），一般人可能会认为另一只眼睛有十四万分之一的发炎机会并不重要。然而，如果患者只有一只眼睛有视力，那么他们可能会很重视这种风险，就像 W 女士的情况一样。同样，如果患者询问某种特定的风险（蒙哥马利夫人问她的产科医生，婴儿的大小是否为一个潜在的难产问题），这表明它对患者来说是一个重要的问题，所以必须进行相关信息披露。

最高法院并不想就何时构成实质性风险给出一个精确的统计数字，因为风险的重大性取决于结果的可能性及其严重性。可能发生的结果越严重，风险系数越高，就越有可能成为实质性风险。可能发生的结果越微不足道，风险系数越低，就越不可能成为实质性风险。如果医生不确定某一风险是

否属于实质性风险，最安全的做法通常是披露该风险。

最高法院将同样的原则应用于替代性的治疗方式。医生必须为患者提供合理的替代或变通治疗。根据蒙哥马利夫人的实际情况，患者当时正在分娩，而医生未能向其提供剖腹产的选择。尽管一些医生不会推荐剖腹产，但这是一个合理的选择，因此应该向患者提供。

法院还确认了所谓"治疗性豁免"（therapeutic exception）的存在。如果医生告诉患者风险会严重损害他的健康，这将引发患者的不良身心反应，故医生可以决定不告诉患者这个风险。正如最高法院指出的那样，这种例外情况很少适用。最可能适用这一例外规则的情形是，披露信息会诱发患者严重的恐慌症。同样，如果医生不确定"治疗性豁免"是否适用，最好进行风险披露。

"同意书"的法律地位

在接受手术之前，医生要求患者签署同意书是常规做法。这是否意味着在没有获得同意书的情况下，对有足够的理解和判断能力的患者进行手术是违法的？答案是否定的。从法律的角度来看，关键是患者已经给予了有效的同意（见专栏6.1）。这种同意可以是口头上的。签署外科手术书面同意书有两个目的：首先，它提供了一种机制，以确保获得患者同意，并将该事实传达给医疗团队的其他成员；其次，从法律角度来看，它提供了患者同意的证据。同意书不具有其他法律效力；特别是，它不是合同。值得注意的是，患者在签署同意书后可以撤回同意。有行为能力的患者可以在任何时候撤回同意，在这种情况下，继续进行手术通常是非法的（殴击）。

◆·◆·专栏6.1 与同意有关的一些核心法律原则

● 有行为能力的成年人有权拒绝接受治疗或要求停止治疗，即使这种拒绝会导致死亡或永久性伤害。

● 失能的成年人应该得到"符合他们最佳利益"的对待（2005年《心智能力法案》）。

● 根据2005年《心智能力法案》，医生（和其他人）可以为失能的成年人作出决定。

- 一个人年满 18 岁即为合法成年人。

- 16—17 岁的人可以同意治疗，但不一定可以拒绝有益的治疗（见第十一章）。

- 16 岁以下的人，如果有行为能力，可以同意接受治疗（见第十一章）。

- 父母或监护人可以代表未成年人（未满 18 岁）给予代理同意。

- 父母和监护人有法定义务以符合未成年人最佳利益的方式行事。如果医生和父母不能就未成年人的最佳利益达成一致，法院可能需要决定由谁来判断最佳利益，或者判断什么是最佳利益。

《心智能力法案》将成年人定义为 16 岁及以上年龄的人。因此，在涉及 16 岁和 17 岁青少年的问题上，该法案与普通法之间存在重叠（见第十一章）。

- 未能向患者披露实质性风险的医疗专业人员可能因过失而承担法律责任。

- 患者只有在大致了解手术性质的情况下，才能给予有效同意。

什么情况下可以默示同意？

因为未经同意触碰他人会构成殴击，即使在测量脉搏或检查胸部时也需要征得患者同意。然而，医生很少在这些常规医疗检查中获得具体同意。这是否意味着患者在很多时候都可以成功地起诉医生？答案是否定的，因为法院承认"默示同意"的概念。如果医生说"我想给你测量脉搏"时，患者伸出手腕并安静地坐着，那么这个行为就被视为默示同意。然而，如果一个有行为能力的患者说"你不能给我测量脉搏"时，但医生继续测量，就会构成殴击。当然，一个人自愿前来就诊或入院，并不意味着同意接受任何检查、调查或治疗。一个有行为能力的患者可以来咨询医生，然后拒绝接受任何形式的触碰。

同意书免责声明

为了避免因殴击而被起诉，外科医生必须描述"手术的一般性质"。这通常包括要做一个切口，切口的大致位置以及身体的哪一部分或哪些部分将被切除。外科医生在进行手术之前，可能不知道到底需要做些什么。同意书中的免责声明，即外科医生将为患者的最佳利益采取一切必要行动，其法律效力如何？

如果在昏迷的患者身上发现了有必要进行治疗的情况（即如果推迟治疗是不合理的），医生通常有理由在没有征得患者同意的情况下进行手术。在加拿大的一个案例中［Marshall v. Curry（1933）］，在一次疝气手术中发现了患者睾丸发生了严重病变。该睾丸被切除，理由是切除对疝气修复是必要的，而且坏疽被认为对患者的生命构成了威胁。法院支持外科医生的处置方式。在另一个加拿大案例［Murray v. McMurchy（1949）］中，一位医生在剖腹产手术中发现患者子宫壁上有纤维瘤，因为担心将来怀孕的危害而结扎了患者的输卵管，患者据此以殴击为名对医生提起了诉讼。这些加拿大的案例也反映了英国法律的相关规定。在英国的 Devi v. West Midlands Regional Health Authority（1980）一案中，一位已有四个孩子并希望生育更多孩子的 29 岁妇女被送进医院，医生对其子宫进行了一次小手术。在手术过程中，医生发现患者的子宫破裂了。因为担心如果她再次怀孕，子宫将会完全破裂，在未经她同意或在她不知情的情况下，实施了绝育手术。最后结果是患者胜诉。

自 愿

同意必须是自愿的，方能有效。这方面的判例法很少。在一个案例中，一名妇女拒绝接受避孕药注射。因为她完全服从于她的丈夫，被认为缺乏作出决定的行为能力，所以不能自愿作出决定［A 地方当局诉 A 先生和 A 女士（2010）］。然而，法院也明确表示，仅仅因为患者感到有压力而同意接受某种（医疗专业人员强烈推荐的）治疗，并不意味着病人是非自愿的。

复习思考题

1. 如果患者签署了手术同意书，这是否意味着医生就可以施行手术了？

2. 在获取患者的知情同意时，外科医生需要向患者提供多少信息？蒙哥马利案如何改变了这一点？

3. 同意可以委托吗？在什么情况下可以？

4. "治疗性豁免"在何种情形下允许医疗专业人员不披露实质性风险?

5. 患者什么时候不能自愿决定同意治疗?

◆·扩展案例 6.4

探查性手术

A 先生患有慢性腹痛。检查尚未发现病因。需要进行剖腹手术(探查性手术)。医生向 A 先生解释说,病因还不确定,并要求 A 先生允许他在手术中进行任何必要的操作。A 先生希望这样做,因此给了外科医生一个全权委托,切除她认为必要的东西。在剖腹手术中,外科医生发现了肠癌。她切除了癌组织和两侧足够的健康肠道,以确保切除整个肿瘤。

由于 A 先生没有明确同意切除癌细胞和部分肠道,他能否以手术的性质没有得到充分解释为由成功起诉?

附带发现

A 先生患有间歇性腹痛。检查结果显示有胆结石,疼痛的原因被认为是由此引起的。A 先生同意进行胆囊切除手术,并同意医生进行任何其他必要的操作。在手术中,外科医生发现 A 先生虽然有胆结石,但疼痛的原因可能是在胰头发现的肿瘤。外科医生不仅切除了胆囊,还切除了胰腺上病变的部分。

因为 A 先生没有明确同意医生切除他的部分胰腺,A 先生是否可以以未经同意为由成功提起殴击之诉?

偶然发现

B 女士出现急性腹痛。医生诊断为阑尾炎,B 女士同意进行手术,包括切除阑尾。在手术中,外科医生发现,除了急性发炎的阑尾外,B 女士还患有卵巢肿瘤。这种肿瘤不太可能导致她的急性腹痛。外科医生认为,切除含有肿瘤的卵巢符合 B 女士的最佳利益。因此,医生选择将其切除。能否以 B 女士未明确同意切除她的卵巢和卵巢肿瘤为由,而以殴击罪成功起诉外科医生?如果 B 女士明确同意外科医生在手术时实施认为符合她的最佳利益的任何操作方案,情况会有什么不同吗?

·◆ 参考文献 ◆·

A Local Authority v. Mr. and Mrs. A (2010) EWHC 1549 (Fam).

Chatterton v. Gerson (1981) QB 432.

Devi v. West Midlands Regional Health Authority (1980) CLY 687.

Everett, S. M., Griffiths, H., Nandasoma, U., Ayres, K., Bell, G., Cohen, M., Thomas-Gibson, S., Thomson, M. and Naylor, K. M., 2016, "Guideline for Obtaining Valid Consent for Gastrointestinal Endoscopy Procedures", *Gut*, Vol.65, pp.1585-1601.

Faden, R. R., Beauchamp, T. L. and King, N. M. P., 1986, *A History and Theory of Informed Consent*, New York; Oxford: Oxford University Press.

General Medical Council, 2008,"Consent: Patients and Doctors Making Decisions Together", https://www.gmc-uk.org/ethical-guidance/ethical-guidance-for-doctors/consent/part-2-making-decisions-about-investigations-and-treatment.

Gibson, E. and Downie, J., 2012, "Consent Requirements for Pelvic Examinations Performed for Training Purposes", *CMAJ: Canadian Medical Association Journal = Journal de l'Association Medicale Canadienne*, Vol.184, No.10, pp.1159-1161.

Herring, J., Fulford, K., Dunn, M. and Handa, A., 2017, "Elbow Room for Best Practice? Montgomery, Patients' Values, and Balanced Decision-Making in Person-centred Clinical Care", *Medical Law Review*, Vol.25, No.4, pp.582-603.

Kermode-Scott, B., 2012, "Canadian Trainees Could be Accused of 'Battery' for Performing Pelvic Examinations under Anaesthesia, Say Legal Analysts", *BMJ*, Vol.344, p.2426.

Lidz, C. W., 1984, *Informed Consent: A Study of Decision Making in Psychiatry*, New York, NY: Guilford Press.

Marshall v. Curry (1933) 3 DLR 260.

Montgomery v. Lanarkshire Health Board (2015) UKSC 11.

Murray v. McMurchy (1949) 2 DLR 442.

Rogers vs. Whittaker (1992) HCA 58; 175 CLR 479.

Schloendorff v. Society of New York Hospital (1914) 105 NE 92.

Shaw, A. S. J., 2005, "Do We Really Know the Law about Students and Patient Consent?", *BMJ*, Vol.331, p.522.

第七章

行为能力

◆·**案例 7.1**

W 女士是一名 26 岁的成年人，有精神疾病和反复自我伤害的病史。她在喝下乙二醇（防冻剂）自杀后又叫了救护车并被送进医院。此前，W 女士曾接受过治疗；然而，这一次她拒绝了除舒适措施外的所有治疗手段。

在就诊时，W 女士神志清醒，能够充分表达自己的意愿，她坚持不接受针对乙二醇过量的治疗（这将挽救她的生命）。她还给了医生一份提前三天签署好的"预先指示"，其中明确表达了她不希望接受治疗的意愿。

医生应该尊重 W 女士的意愿吗？

本案例基于 Kerrie Wooltorton 案（Szawarski，2013）。

行为能力是指给予或拒绝同意的能力。术语 Competence 与 Capacity 有时会交替使用，但后者为《心智能力法案》所采用，也是我们在本书中采用的表述。法律对待有行为能力患者和无行为能力患者的方式存在根本区别（图 7.1）。

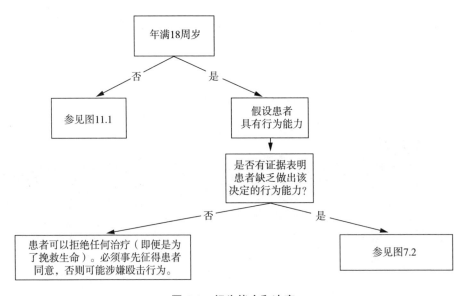

图 7.1　行为能力和决定

有行为能力的患者有权拒绝治疗。通常情况下，即使如果不进行某种治疗会导致患者死亡，或者即使医生认为患者做了错误的医疗决定，在未经患者同意的情况下对有行为能力的患者进行治疗也是违法的。W 女士的医生得到的法律建议是，如果 W 女士有行为能力，那么违背她的意愿进行治疗就是不合法的。（请注意，像 W 女士这样的案件中存在的一个问题是，是否适用《精神健康法案》而不是《心智能力法案》。参见第八章的进一步讨论）

失能患者的情况更为复杂，需要更细致的考量（见下文）。简而言之，面对失能患者，医生应该以他们的最佳利益为出发点进行治疗。正如我们将要谈到的，最佳利益的法律概念非常重视患者之前在有行为能力时的观点，包括他们做出的任何预先决定，以及他们指定的代理决策人的意见。

在本章的第一部分，我们将讨论如何判断患者是否缺乏行为能力。然后在第二部分，我们将讨论如何为缺乏行为能力的患者作出决定。

患者是否失能？

根据《心智能力法案》，如果患者"由于心智或大脑功能受损或紊乱"而无法理解与医疗决定相关的信息，无法权衡和保留这些信息，也无法利用这些信息来传达他们的决定，那么该患者就缺乏行为能力。请注意，根据该法案，一个人被假定为具有心智能力。这意味着医生应该把患者当作有行为能力的人对待，除非有明确证据表明他们不具有相应能力（参见图 7.1）。医生不应仅仅根据患者的年龄或外表就假定他们缺乏行为能力。该法案还规定，仅仅因为患者作出了不明智的决定就断定患者缺乏行为能力是错误的。

在英国法律中，一个人在其 18 岁生日时成为成年人。但是，《心智能力法案》适用于 16 岁及以上的任何人。这意味着，就 16 岁和 17 岁的青少年而言，该法案与普通法之间存在重叠。关于 18 岁以下的人（未成年人）同意接受医疗处置的法律比成年人的法律更为复杂（见第十一章）。

法律和大多数伦理分析都认可的能力方法（Buchanan and Brock，1989）就是所谓的"功能"方法。它侧重于人们在特定时间做出特定决定或执行特定任务的过程。这种方法的潜在意思是，行为能力并非全部展示或完全缺失。一个人可能在同一时间有能力做出某些决定（例如，是否服用某种特定药物），但没有能力做出其他决定（例如，他是否有能力独自生活）。

行为能力的要素

布坎南（Buchanan）和布洛克（Brock）克区分了行为能力的三个核心要素：

1. 理解与沟通；

2. 推理与深思熟虑；

3. 个人必须拥有"一整套价值观或善的理念"。

第一个要素是要确保当事人能够知情并表达自己的选择。这反过来又需要认知（智力）能力。这种理解不仅需要"智力"上的理解，还需要"领会潜在替代方案的性质和意义的能力——在未来可能的状态下会是什么样子，"感觉如何……"（Buchanan and Brock，1989，p.24）

第二个要素需要有足够的短期记忆来存储相关信息，从而进行推理和做出理性决策。

第三个要素，即价值观，是权衡不同选择的利弊并作出决定的必要条件。

行为能力评估

在许多情况下，医生需要评估患者的行为能力。有时（如 W 女士的案例），了解患者是否有行为能力同意（或拒绝）治疗至关重要。其他情况涉及临床实践之外的评估。例如，医生可能被要求评估一个人立遗嘱的能力。

布坎南和布洛克提出的前两个要素被有效地纳入了英国普通法，例如 Re C（Adult: Refusal of Treatment）（1994）案，并略微修正了《心智能力法案》中规定的现行认定行为能力的四项法定标准（见专栏 7.1，其中还总结了与行为能力有关的一些核心法律原则）。

◆◆··**专栏 7.1　与行为能力有关的一些核心法律原则**

● 行为能力的法定标准（2005 年《心智能力法案》）

一个人如果"由于心智或大脑功能受损或紊乱，无法就有关事项自行作出决定时，则被认定为失能［第 2（1）条］。

一个人无法作出决定（即丧失了行为能力），如果他/她不能［第 3（1）条］：

➤ **理解**与决定相关的信息；

➤ **记住相关**信息；

➤ 在作出决定的过程中**使用或权衡**上述信息；或

➤ **交流**他/她的决定（无论是通过谈话、使用手语还是任何其他方式）；

● 轻率的决定本身并不足以成为丧失行为能力的理由

不应仅仅因为一个人做出不明智或违背其最佳利益的决定，就将其视为失能［参见 2005 年《心智能力法案》第 1（4）条］。一个不明智的决定可能会提醒医生有必要对患者的行为能力进行评估，但这种评估必须通过分析作出决定的方式来进行（见正文），而不是从决定本身出发。

● 行为能力是"针对具体问题"的

行为能力评估不是一种"全面"评估。我们只能谈论做某一特定事情的行为能力。因此，患者可能有能力立遗嘱，但缺乏同意或拒绝同意某项手术的能力（反之亦然）。事实上，患者可能有能力同意一种类型的治疗，但没有能力同意另一种类型的治疗。

● 证明标准是"盖然性权衡"

民事案件中通常的证明标准是"盖然性权衡"，而不是"排除合理怀疑"。因此，在评估患者的行为能力时，法院将根据盖然性权衡，关注患者是否具有相关行为能力［参见 2005 年《心智能力法案》第 2（4）条］。

● 行为能力推定

一个成年人被推定为有行为能力做某事，直到有可接受的证据表明情况相反。因此，举证责任在于证明某人没有行为能力［参见 2005 年《心智能力法案》第 1（2）条］。

● 持续推定

一旦被认定为丧失行为能力，则会推定此种失能状况将持续存在，直到有可接受的证据表明情况相反。

● 行为能力最终是一种法律认定，而不是医疗决定

"……应由法院来认定（行为能力问题），尽管法院必须有医学界专家提供证据指出症状所在，并对这种情况下发生的心智衰退提供一些意见"［Mr Justice Neville in Richmond v. Richmond（1914）］。

在实践中，法院通常会十分关注医生对行为能力的评估。

● 行为能力提升

根据 2005 年《心智能力法案》，医生（及其他护理人员）有义务确保以最适当的方式向患者提供信息（例如在有帮助的情况下，使用简单的语言和视觉辅助工具），并采取措施尝试提高患者的行为能力（例如，提供一个安静舒适的环境与患者交谈）。

◆◆◆ ⋯⋯⋯⋯⋯⋯⋯⋯⋯⋯⋯⋯⋯⋯⋯⋯⋯⋯⋯⋯⋯⋯⋯⋯⋯⋯⋯⋯⋯⋯ ◆◆◆

以下是评估行为能力的四个步骤，包含了上述伦理和法律方面的考量。

步骤 1：识别与决策相关的信息

行为能力是针对某一具体决策的。评估行为能力的第一步是弄清楚哪些信息与做出决策至关重要。与决策密切相关的信息包括为了大致了解决策执行情况所需的信息。

步骤 2：评估认知能力

其一，理解并相信相关信息。

该个体是否有足够的智力来理解关键相关信息？例如，W 女士是否了解如果她不接受针对乙二醇中毒的治疗会发生什么？她在预先指示中写道：

请放心，我百分之百知道这样做的后果以及服用乙二醇的可能结果，例如 95%—99% 的情况下死亡，如果活下来会导致肾衰竭；我理解并接受这些后果，并将对这一决定承担 100% 的责任。

标准不宜定得太高。大多数没有学习障碍的健康人都有能力就自己的

医疗保健作出决定，并理解问题的要点。

一个人可能理解他获取到的信息，但由于妄想或其他精神障碍等原因而无法相信这些信息。如果是这种情况，那么他／她可能缺乏相应的行为能力。然而，患者通常不应仅仅因为他们不相信医生提供的信息就被判断为缺乏能力，例如对专业知识持怀疑态度或对补充疗法抱有强烈的信念。关键问题是这种妄想是否意味着他们不了解该方案的基本性质。精神失常的患者如果不相信自己得了癌症，就不具备拒绝癌症治疗的行为能力。可是，如果患者完全理解治疗的内容，但因为宗教信仰，他们相信通过祈祷就会治愈疾病，故而拒绝接受治疗，此时患者是具有行为能力的。

其二，记住信息。

该个体能否长时间记住这些信息并据此作出决定？即使没有其他智力缺陷，严重的记忆障碍也可能意味着某人缺乏做出特定决定的能力。如果W女士在入院时意识减退，她可能无法记住别人告诉她的信息，从而使其缺乏行为能力（这在实际案例中似乎并不是一个问题）。

其三，使用或权衡信息并做出选择。

该个体有没有**足够的能力**去权衡相关信息？再次强调，这个标准不宜定得太高。

其四，该个体能否传达决定？

许多患者，例如中风患者，即使有行为能力做出自己的决定，可能也难以向外界传达他们的观点和决定。因此，在评估行为能力时，必须尽一切努力确保克服沟通方面的困难。这可能需要仔细耐心地倾听病人的声音，如果涉及语言障碍问题，则可以采用书面方式进行沟通。如果做出了一切合理的尝试，但患者仍无法表达自己的决定，那么根据《心智能力法案》，该患者应被视为失能。

步骤3：评估可能影响行为能力的其他因素

认知障碍只是可能干扰信息处理三要素的其中之一。其他需要具体分析的情形包括：

精神疾病

W女士有抑郁症和人格障碍病史。这是否意味着她缺乏拒绝治疗的行为能力？

如前文所述，**妄想**可能会干扰患者去**相信**信息的真实性。然而，一个人存在妄想的事实，例如作为精神分裂症的一部分，并不一定意味着这个人缺乏作出特定决定的行为能力。妄想会干扰对特定决定的理解、相信或决策过程。

情感疾病（抑郁或躁狂）可能会干扰信息权衡和作出决定。例如，患有抑郁症的人可能会拒绝有益的治疗，因为他觉得自己不值得被治疗。

要评估精神疾病对于做出特定决定的行为能力所生影响，这可能会很困难。如有质疑，不妨问一下：此决定是否可能与该患者在没有精神障碍的情况下所做的决定不同？在 W 女士的案例中，值班医生认为她确实具有行为能力，而法医最终也支持了这一评估结论。（治疗是按患者要求进行的，W 女士在到医院的第二天就死亡了）

步骤 4：能否提升行为能力？

作出决定的行为能力不仅取决于个人，还取决于环境。不能将行为能力评估当作学校考试。如果要适当尊重患者的自主权，医生就应当尽量使患者有能力作出决定。这可以通过以下几种方式完成：

- 通过治疗任何影响行为能力的精神障碍和任何可能导致急性精神错乱状态的身体障碍（如泌尿道疾病）。
- 倘若患者的行为能力有可能得到改善，则应当尽可能等到这之后再做决定，以便患者也能参与其中。
- 应意识到药物可能会对行为能力产生不利影响。
- 如果行为能力出现波动（例如，它取决于一天中的不同时间），则应对其进行评估，并在患者处于最佳状态时讨论治疗方案。
- 如果需要评估针对不同任务或决策的行为能力，需分别进行。
- 选择能使患者的行为能力最大化的环境，包括尽量减少干扰，如过多的噪声。
- 考虑如果有亲戚或朋友陪伴，是否有助于帮助患者。
- 让患者有时间接受和处理信息。
- 医生的解释要简洁明了，在可能有帮助的地方使用书面信息和图表。

2005 年《心智能力法案》规定医疗专业人员有义务在可能的情况下帮

助患者提高行为能力并协助他们做出决策。此类义务包括：除非已采取一切切实可行的措施帮助某人作出决定，但没有成功，否则不得将其视为无法作出决定的人［第1（3）条］。

为失能者做决定

针对失能者的伦理方案

理论上有四种可能的方法来对失能患者的医疗保健问题作出决定（Buchanan and Brock，1989）：

1. 最佳利益（Best interests）
2. 替代判断（Substituted judgement）
3. 代理（Proxy）
4. 预先指示（Advance directives）

最佳利益

面对失能患者，医生的一种做法是考虑哪种医疗方案符合患者的最佳利益。在第3章中，我们概述了处理"什么符合个人最佳利益"这一问题的不同方法。在某些临床情况下，这些不同的方法将得出不同的答案（见案例3.1）。有时，不同的医生对什么符合患者的最佳利益也会有不同的看法（Wilkinson and Savulescu，2018）。

替代判断

替代判断的标准提出了以下假设性问题：如果患者（神奇地）能够获得行为能力，他／她会做出什么决定？为了尝试回答这个问题，医生可以综合考虑一系列的证据，例如患者过去针对这种情况所说的话；患者持有的价值观；以及与其他患者打交道的经验。

代　理

另一种方法是指定其他人（代理人）代表患者作出决定。例如，患者可以请他们信任的人在时机成熟时为他们做决定。这种方法当然会给代理人留下一个问题：他们应该如何作出决定？

预先指示

最后，在某些情况下，我们是有可能知道患者究竟想要什么的（不必发挥我们的想象力，也不必让他人代劳），因为他们事先已经说得清清楚楚。预先指示是人们在有行为能力时做出的声明，即如果丧失行为能力，他们希望在未来得到怎样的对待（见图7.2）。这种指示可能比较明确，也可能比较模糊。预先指示存在多个词意相近的表达，例如生前预嘱（living wills）、预先决定（advance decisions）、预先陈述（advance statements）。有关支持和反对预先指示的论点，请参见专栏7.1。

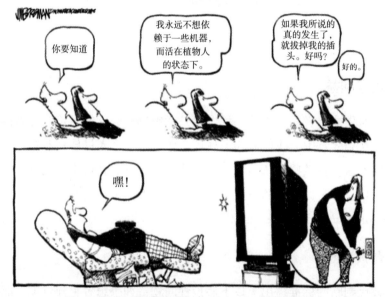

图7.2　预先指示（© Jim Bergman，经许可转载）

◆◆◇**辩论角　专栏7.1　预先指示应该得到尊重吗？**

● 正方

1. 现代医学伦理非常强调患者的自主权。通常认为，如果可能的话，应该尊重患者对治疗的意愿。预先指示尊重并扩大了患者的自主权。它们为理解患者的意愿提供了最有力、最清晰的证据支持。

2. 人们经常担心，如果他们身体不舒服，无法表达自己的意愿时会发生什么事情。来自美国的证据表明，如果有预先指示，许多患者会减少对于可能存在的不需要的治疗的焦虑，并且有预先指示经验的医生通常会发现这是很有帮助的。

3. 预先指示可能会降低医疗保健成本，因为在许多情况下，预先指示表明患者希望得到的治疗比他们本来可以得到的要少。

● 反方

1. 患者可能无法想象（例如）如果他们身体不适或残疾并丧失行为能力时，生活会是什么样子。他们可能对未来的疾病有过于消极（或积极）的印象，因此他们的预先指示可能是在没有得到充分告知的情况下做出的。

2. 预先指示的内容有时过于模糊或过于具体。当适用于特定情况时，需要对指示中的陈述进行解释。患者的实际情况可能与预先指示中的任何陈述所表明的情况都有所不同。（例如，患者可能会表示，如果他患上痴呆症，他不希望接受某些治疗。但如果他中风了怎么办？他之前的意愿适用于这种情况吗？）

3. 患者可能在作出决定后（在仍有行为能力的情况下）改变主意，而没有改变预先指示。

4. 在签署预先指示以后，患者的身体状况可能会发生重大变化。旧的预先指示是否适用于患者的新情况？（见案例 2.2）

针对失能成年人的法律适用

正如我们所看到的，只有在有行为能力的患者同意的情况下，才能对其施行手术。

针对失能的成年人，现行法律使用了四种程序来判断（见图 7.3）。

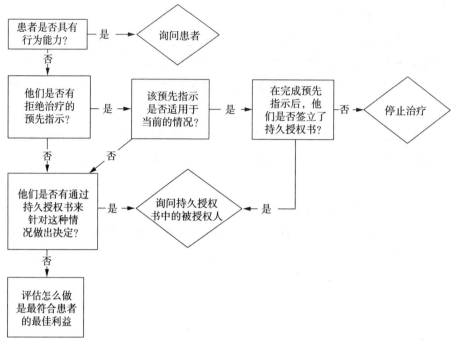

图 7.3　失能患者作出决定

对于 16 岁及以上的人，主要的适用法规是 2005 年《心智能力法案》（MCA；专栏 7.2）。如果没有**持久授权书**（*Lasting Power of Attorney*）（见下文），并且患者没有做出**预先指示**（见下文），那么医生就有责任评估什么是病人的最佳利益（见第三章）。

◆◆··专栏 7.2　2005 年《心智能力法案》概述

1. 该法案于 2007 年生效。

2. 它适用于 16 岁及以上年龄的人。

3. 该法案主要适用于缺乏行为能力的人。然而，该法案规定，"除非采取了所有切实可行的步骤来帮助患者做决定但没有成功，否则不得将其视为无法作出决定"。该法案还规定，"不得仅仅因为（某人）作出了不明智的决定而将其视为无法作出决定"。

4. 该法案涵盖以下领域：

• 判断失能的法律标准（见专栏 7.1）。

• 最佳利益的法律定义（见第三章）。

- 如果切实可行和适当的话，医生有义务咨询患者的朋友和亲属，以帮助确定患者的最佳利益。医生还必须咨询任何持久授权书中指定的人，或由法院指定的任何代理人。
- 一个人在有能力的情况下可以制定一份持久授权书。
- 一个人在有能力的情况下可以制定一份拒绝治疗的预先指示。
- 该法案为医生和其他护理人员在确定患者的最佳利益时提供了一些法律保护。
- 创设保护法庭，以便在必要时做出与 MCA 有关的决定。

◆ **案例7.2**

B 先生是一位 73 岁的老人，独居，没有重要的家人或朋友。他长期患有精神分裂症和糖尿病，且因糖尿病出现了足溃烂，已在急诊和康复医院住院一年多。B 先生拒绝接受除敷料外的所有足部治疗，这直接导致了足部坏疽。他的医生希望对其进行膝下截肢手术，并认为如果不这样做，B 先生很快就会患上败血症而死。B 先生表示不怕死，坚决反对手术。他被评估为失能。

本案例基于 Wye Valley NHS Trust v. B（Rev 1）（2015）。

对失能患者进行最佳利益评估

针对某人的最佳利益作出决定时，法律要求从患者的角度考虑问题。正如黑尔（Hale）女士在 Aintree University Hospital NHS Foundation Trust v. James（2013）一案中所说：

最佳利益测试的目的是从患者的角度来考虑问题。这并不是说他的意愿必须占上风，就像一个有完全行为能力的患者的意愿必须优先考虑那般。我们不可能总是得到我们想要的东西。也无法总是能够确定失能患者的意愿是什么。……但是，只要有可能确定患者的意愿和感受、他的信仰和价值观或对他来说很重要的东西，就应该考虑这些因素，因为它们是他作为个体做出正确选择的一个组成部分。

《心智能力法案》列出了在确定什么符合一个人的最佳利益时应考虑的因素：

- 当下此人的愿望和感受；
- 他们过去的愿望和感受；
- 如果他们具有行为能力，会对他们产生影响的信仰、价值观和其他事项。

在评估最大利益时，《心智能力法案》非常重视患者本来想要的东西（即这是一种替代性判断），以及患者在具有行为能力时就他们希望得到的治疗方式所做出的任何陈述。可以采取书面拒绝治疗的具体形式（即预先指示，见下文），或表达患者的意见、偏好和愿望（这些被称为预先声明）。

如果缺乏行为能力的人能够表达他们的意见，尽管没有权利拒绝治疗，他们的这些意见也将会被考虑。在 B 先生的案件中，法官彼得·杰克逊（Peter Jackson）在很大程度上被 B 先生对治疗的看法所影响。法官还考虑到了他长期以来突出的生活独立性，以及不愿意入住养老院的强烈意愿（如果他被截肢的话，这似乎是不可避免的）。法官的结论是，实施截肢手术不符合 B 先生的最佳利益。

当然，在通常情况下，患者从来没有考虑过，也没有表达过出现这种情况时他想要什么。因此，医生或亲属和朋友往往不可能根据患者意愿来判断最佳利益。在这种情况下，必须在外部判断的基础上对患者的最佳利益做出考量。例如，这种判断可能是基于最佳利益的"精神分析理论"（见第三章），是对患者在不同治疗方案下可能的生活质量的判断。

该法案认识到，在判断无行为能力患者的最大利益方面确实存在困难，因此需向合理相信自己的行为或决定符合无行为能力人的最大利益的个人（如医生）提供保护［第 4（9）条］。医生必须能够提供客观的理由，证明他为何认为自己的行为符合患者的最佳利益；而且，即使后来证明医生对最佳利益的判断有误，只要这是一个合理的决定，他仍然会得到该法案的保护。

如果需要限制或阻止失能患者离开治疗场所，则适用《心智能力法案》

中的特殊规定（见专栏 7.3）。

◆••专栏7.3 限制和剥夺自由

● 限制自由

在某些情况下，医生或其他护理人员认为，使用强制性手段对缺乏行为能力的患者进行治疗，符合其最佳利益。这种强制性手段的使用被称为限制自由。限制自由可以是身体上的（如被束缚或戴上镣铐）、化学上的（如药物治疗）、机械上的（锁住病房的门）或心理上的。要使这种自由限制合法，必须满足两个条件（《心智能力法案》第6条）：首先，医生有理由相信，为了防止患者受到伤害，这种自由限制是必要的；其次，限制自由的使用必须适度（它应该是避免这种伤害的最小限制性方式）。

● 剥夺自由

在其他情况下，医疗专业人员或护理人员认为，防止患者离开医疗保健（或其他）环境符合其最佳利益。剥夺自由的定义是，患者处于工作人员的持续监督和控制之下，不能自由离开。剥夺自由必须由法院指令或根据 2005 年法案附表 A1 的剥夺自由保障（DOLS）程序批准。根据 2005 年法案附表 A1，只有在符合相关个人的最佳利益，并且考虑到伤害的可能性和严重性，且拘留是对伤害的相称回应时，才能授权监督机构剥夺公民的自由。"限制自由"和"剥夺自由"之间的区别在于程度或强度。虽然剥夺自由的伦理理由与限制自由相同，但有额外的保障措施。例如，患者（或其代理人）可以对剥夺其自由的行为提出上诉。

对于 16 岁及以上的失能患者以及儿童，苏格兰的法律与英格兰和威尔士的法律有所不同（见第十一章）。2003 年的《心理健康（护理和治疗）法案》对苏格兰的某些方面进行了规范（见第八章）。

家庭的作用

◆ 案例7.3

R 女士是一位 71 岁的妇女，在院外心搏骤停后遭受了严重的缺氧性脑损伤。她已经在内科病房住了三个多月，临床判断她处于最低意识状态。医疗团队一直在与她的家人沟通，但意见不一。R 女士的伴侣认为，以她目前的状况，她不希望继续活着。她分居的丈夫（他们从未离婚，但已经分居十多年）希望其能继续接受治疗。几个兄弟姐妹有坚定的宗教信仰，认为应该为 R 女士提供延长生命的治疗。（R 女士过去有宗教信仰，但现在已经不再去教堂。）

是否应该遵循家人的意愿？具体而言，是哪些意愿？

当患者不能自己做决定时，主治医生通常会让家人或密友参与进来。《心智能力法案》规定，医生在确定失能人士最佳利益时，有法律义务咨询相关人士的意见。第 4（7）条规定，如果向他们提出的咨询是切实可行和适当的，决策者（如医生和其他医疗专业人员）必须考虑以下一些人的意见：

- 当事人指定的就有关事项或此类事项接受咨询的任何人；
- 任何参与照顾该人或关心其福利的人；
- 任何被指定持有持久授权书的人；
- 法院委任的任何代理人。

患者亲属可能提供五种不同类型的信息：

1. 患者给家属的明确指示；
2. 对患者价值观的总体看法；
3. 关于患者的生活质量和可能的生活质量的信息，亲属通常比医生更有资格判断这些问题；
4. 亲属认为什么对病人最有利；
5. 亲属认为什么对自己最好。

《心智能力法案》列举了咨询的重要性，特别是收集当事人过去和现在的意愿和感受、信仰和价值观的证据，以帮助评估什么是当事人的最佳利益。上述清单中的要素 1—3 显然是相互联系的。在案例 7.3 中，不同的家庭成员可能会提供有关 R 女士意愿的证据。那些（特别是在最近一段时间）与她最亲近的人，在提供与此相关的信息方面被寄予厚望。

尽管在评估一个成年人的最佳利益时，家庭成员（要素4）不一定占有很大的权重，仍可以考虑他们在什么是符合患者的最佳利益方面的意见。例如，如果R女士不再认同家庭成员的宗教信仰，那么将其纳入对R女士最佳利益的评估中，似乎是一个错误。家庭成员自身的利益（要素5）通常不被纳入患者最佳利益评估的一部分。

话虽如此，如果一项特定的医疗决定会严重违背患者亲属的利益，那么从长远来看，它也不太可能符合患者的最佳利益。此外，对许多患者来说，重要的是他们不应该成为家人的负担（Lindemann and Nelson，1995）。因此，患者利益与家庭利益之间可能存在一定程度的重合。

对于失能且没有任何家人或朋友可以咨询的患者，如果医院需要做出严肃的治疗决定，则应指定并咨询"独立心智能力代言人"（Independent Mental Capacity Advocate）。

持久授权书（Lasting Power of Attorney，LPA）

《心智能力法案》第9条引入了持久授权书（LPA）的规定。允许人们在失去行为能力时指定某人（或多人）作为他们的代理决策者。失能者可以指定两种不同类型的LPA：针对财产和财务事务的LPA，以及针对健康和福利事务的LPA。顾名思义，这些涵盖不同类型的决定，只有关于健康和福利事务的LPA可以做出医疗保健决定。

健康和福利事务方面的LPA可以同意（或拒绝）治疗。如果他们得到了患者的特别授权，则可以作出包括是否接受维持生命治疗的决定。

在某些情况下，医生可能会选择不遵守LPA的决定。如果他们认为LPA的行为不符合患者的最佳利益，那么就可以这样做。

如果患者未指定LPA，保护法庭可以指定一名代理人代表患者做出医疗保健决定（家庭成员可以申请成为指定代理人）。

在苏格兰，也有为不具备行为能力的成年人提供代理同意的规定。

预先医疗决定

《心智能力法案》第24—26条规定，18岁及以上有能力的成年人能够做出拒绝治疗的预先医疗决定。预先医疗决定必须指定要拒绝的治疗，并且仅在患者失能时才适用。请注意，预先医疗决定并不能赋予患者要求特定治疗的权利，而只能是针对拒绝治疗。（这与有行为能力的患者情况相同——他们可以拒绝，但不能要求治疗。）

除维持生命治疗外，预先医疗决定可以是口头或书面形式。

根据《心智能力法案》做出拒绝维持生命治疗的预先医疗决定，所需的手续如下：

1. 预先医疗决定必须是书面的；

2. 患者必须签名；

3. 签名时必须有证人在场；

4. 该文件必须由一份具体的声明来核实，明确指出"即使有生命危险"，该预先医疗决定同样适用；

5. 该具体声明也必须由声明人签名并被见证。

在 W 女士的案例中（案例 7.1），她的预先医疗决定没有采取上述形式，因此尽管它可能被列入最佳利益评估的相关内容，但根据成文法不具有法律效力。

预先医疗决定在以下情况可能无效（第 25 条），包括：患者撤回了预先医疗决定（在他有行为能力这么做的情况下），患者通过随后创建的涵盖相关决定的持久授权书推翻了预先医疗决定，或患者做了与预先医疗决定不一致的事情。

许多预先医疗决定很可能与实际发生的情况有关，但其适用并不总是简单明了。医生在解释预先医疗决定时需要有相当明确的判断，因为预先医疗决定在适用于所出现的情况时是模糊不清的。如果与指定的情况不同，或者如果有合理的理由相信发生了会影响患者预先医疗决定变化的情况，则预先医疗决定可能不适用［第 25（4）条］。还有一些问题在该法案中没有释明，但在我们看来或许与预先医疗决定的有效性相关。包括：

- 预先医疗决定（无论是书面的还是由朋友或亲属告知的）是否真的是患者的真实意愿？
- 患者在作出决定时是否具备相关行为能力？
- 患者在作出决定时是否掌握相关事实？

自《心智能力法案》颁行以来，法律所持立场似乎是，如果存在有效的预先医疗决定并涵盖所出现的情况，那么就必须遵循。《心智能力法案》的实施守则规定（第 9.52 条）："如果医护人员确信存在拒绝治疗的预先医疗决定，且是有效和适用的，他们必须遵循该决定且不提供预先医疗决定中拒绝的治疗"。医生面临的困难在于判断预先医疗决定是否有效。正如我们所见，该法案规定［第 25（4）条］如果有合理的理由相信存在（患者）在做出预先医疗决定时没有预料到的情况，而且如果患者预料到这些情况会影响他的决定，那么预先医疗决定就不适用。

关于苏格兰的情况不太明朗，主要是因为 2000 年《无行为能力成年人（苏格兰）法案》没有直接规定拒绝治疗的预先医疗决定问题。然而，该法案确实规定了在进行医疗干预活动时，应考虑到该成年人现在和过去的意愿［第 1（4）条］。该条款假定允许拒绝治疗的有效预先指示起决定作用。

复习思考题

1. "行为能力"指的是什么？它为什么重要？

2. 你被要求评估一位老年患者是否能够同意接受手术，你会怎么做？

3. 患者有精神病史，拒绝治疗，他们的意愿应该得到尊重吗？

4. 成年患者失去行为能力，他们的近亲可以代表他们同意进行手术吗？

5. 患者既有预先指示，又签立了持久授权书，你应该遵循哪个？

6. 患者有预先医疗决定，声明如果发生心搏骤停，他们需要全面抢救，包括入住重症监护室。医生应该遵循该指示吗？

◆ 扩展案例 7.4

在一家老年护理院，一些患有痴呆症的患者身上贴有电子标签。如果他们离开护理院，护士就可以及时知道，然后可以找到他们并将其带回。一些工作人员担心，这种标签类似于对囚犯或缓刑犯的电子监控。

这是否代表剥夺了患者的自由？它在伦理上是合理的吗？

参考关于痴呆症患者的约束和伦理的文献。

Hughes and Louw (2002), Foster, Herring, and Doron (2014), Robinson et al.(2007).

◆ 参考文献 ◆

Aintree University Hospital NHS Foundation Trust v. James (2013) UKSC 67.

Buchanan, A. E. and Brock, D. W., 1989, *Deciding for Others: The Ethics of Surrogate Decision Making, Studies in Philosophy and Health Policy*, Cambridge: Cambridge University Press.

Foster, C., Herring, J. and Doron I. eds., 2014, *Law and Ethics of Dementia*, Oxford: Hart.

Hughes, J. C. and Louw, S. J., 2002, "Electronic Tagging of People with Dementia Who Wander", *BMJ*, Vol.325, No.7369, pp.847-848.

Lindemann, H. and Lindemann Nelson, J., 1995, *The Patient in the Family: An Ethics of Medicine and Families*, New York; London: Routledge.

Re C (Adult: Refusal of Treatment) (1994) 1 WLR 290.

Richmond v. Richmond (1914) III LT 273.

Robinson, L., Hutchings, D., Corner, L., Finch, T., Hughes, J., Brittain, K. and Bond, J., 2007, "Balancing Rights and Risks: Conflicting Perspectives in the Management of Wandering in Dementia", *Health, Risk & Society*, Vol.9, No.4, pp.389-406.

Szawarski, P., 2013, "Classic Cases Revisited: the Suicide of Kerrie Wooltorton", *Journal of Intensive Care Society*, Vol.14, No.3, pp.211-214.

Wilkinson, D. and Savulescu, J., 2018, *Ethics, Conflict and Medical Treatment for Children: From Disagreement to Dissensus*, Elsevier.

Wye Valley NHS Trust v. B (2015) EWCOP 60.

第八章

心理健康

◆ **案例 8.1（这是案例 7.1 的扩展）**

W 女士今年 26 岁，有精神病史，多次自残。她在服用乙二醇（防冻剂）以结束自己的生命后叫了救护车，并被送往医院。W 女士拒绝了除安慰措施以外的所有治疗。

W 女士被判定具有行为能力，因此可以合法地拒绝治疗；但是，预计这将对她造成严重的伤害（有可能导致死亡）。

她的医生是否应该以精神疾病为由对 W 女士进行非自愿治疗？

本案例基于 Kerrie Wooltorton 案（Szawarski，2013）。

大多数国家都有专门适用于精神障碍患者的法律机制（Koch, Reiter-Theil, and Helmchen，1996）。在英格兰和威尔士，主要法案是 1983 年《精神健康法案》（2007 年修订），而在苏格兰则是 2003 年《精神健康（护理和治疗）（苏格兰）法案》。这些法案有两个主要功能：其一，它们使国家能够强制收治精神障碍患者，对其进行评估和治疗，这超出了普通法的权力范围；其二，它们提供了包括上诉机制在内的各种机制，旨在确保这些权力不被滥用。在案例 8.1 中，医生是否可以援引精神健康立法来为 W 女士提供治疗？

第一个问题是为什么要为精神障碍患者单独立法。根据普通法（见第六章和第七章），有行为能力的患者可以拒绝治疗。这为患者个体的自主权提供了法律保障。如果患者缺乏行为能力，他们不能拒绝治疗，《心智能力法案》（MCA）支持以患者的最佳利益为出发点做出医疗决定。

第二个问题是为什么还需要为精神障碍患者提供更多保障？一方面，如果存在精神障碍，但患者仍然有行为能力，他/她不应该和其他患者一样有权利拒绝治疗吗？另一方面，如果患者失能，那么他可以根据普通法接受符合他最佳利益的治疗。有些人可能认为针对精神障碍患者的特殊法律制度是一种残疾歧视。

为《精神健康法案》辩护

如果仅仅按照《心智能力法案》的规定行事的话，医务人员可能愿意为一个对自己或他人构成威胁的精神障碍者提供治疗。但是,《心智能力法案》只允许在患者缺乏行为能力的情况下进行未经同意的治疗。因此,它不能适用于具有精神障碍,但仍具备行为能力的人。正如第七章所讨论的,行为能力(同意或拒绝治疗)的法律概念侧重于患者是否有认知能力来理解和权衡与决定相关的关键问题。除了影响认知能力之外,精神疾病还会影响决策过程。患有中度抑郁症的人可能具有良好的认知能力。例如,他能够理解、相信并记得与治疗决定相关的所有信息。然而,疾病可能会影响他思考问题的能力,或者可能会扭曲他的价值观。他可能会拒绝治疗,因为他认为自己一文不值。一旦接受治疗,并且不再受抑郁症的影响,他的价值观可能会改变,从而对自己拒绝治疗的决定被推翻而感到庆幸。如果医生仅仅因为不同意患者的决定而推翻患者的选择,那是不可接受的家长式作风。然而,如果患者的决定似乎是由可治疗的精神疾病造成的,那么就可能有充分的理由推翻这样的选择。图 8.1 显示了处理拒绝治疗的不同方法。

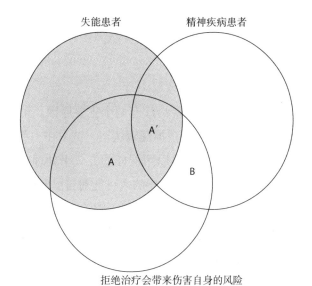

失能患者　　　　　精神疾病患者

拒绝治疗会带来伤害自身的风险

图 8.1　拒绝治疗——医生强制治疗的两种不同理由

说明:如果患者失能,且拒绝治疗可能会对患者造成伤害(即治疗符合他们的最佳利益),则可以提供治疗(对应图中的区域 A 和 A')。如果患者患有精神疾病,即使患者有行为能力(区域 B),也有可能强制进行治疗(如果拒绝治疗可能会伤害到自己)。但要注意的是,治疗必须与患者的精神障碍(而不是与之无关的医疗状况)有关。本图中没有显示,也可因有伤害他人的风险而强制执行治疗,见正文。

英国法律采取的方法是，在符合患者最佳利益和患者患有精神疾病（至少就精神疾病本身的治疗而言）的双重理由下，不执行患者的拒绝治疗决定是正确的。根据《精神健康法案》（MHA），一个人即使有行为能力，也可以接受精神疾病的治疗。

这种方法的问题在于，它对那些患有精神障碍的人和有身体疾病的人进行了区别对待（Dickenson and Savulescu，1998）。一种替代方法是，只有在患者缺乏拒绝能力的情况下，才允许医生推翻其拒绝治疗的决定。这将确保《精神健康法案》和《心智能力法案》之间的一致性。但是，正如中度抑郁症的患者案例所示，这需要对人们如何缺乏行为能力做出比目前普通法中所使用的更复杂的解释。

在 W 女士的案例中，她通过了心智能力的评估，并且被判定为具有行为能力，而暂停了治疗。然而，一些针对此案的评论家指出，如果她曾接受过精神科医生的正式评估，可能会被判定为患有可治疗的精神疾病（David et al.，2010; Muzaffar，2011）。

保护患者或保护他人

对精神障碍患者进行强制住院治疗有两个主要原因。第一是为患者本身着想。第二是为了保护他人。《精神健康法案》试图在一项立法中解决这两个截然不同的问题，仿佛它们可以用同样的方式来处理。这样做的一个理由是，在现实生活中，患有精神障碍的人可能对自己和他人都构成危险。然而，一个问题是，在这两种情况下，强制入院治疗的理由却是大相径庭。

如果医生是为了患者本身的利益而推翻其拒绝治疗的决定，那么从伦理上看，这就是家长式的作风，而且（通常）是基于患者的行为能力下降。相反，如果基于个人对他人构成伤害的风险，这通常是刑法的范畴，而不是医学能够处理的领域。因为他们患有精神疾病而免于对自己的危险行为负责，将精神疾病患者当作罪犯按照刑法处置是有问题的。在精神障碍患者对他人构成危险的情况下，援引精神健康介入的核心伦理辩护是**责任**，而不是行为能力。

也许是因为医疗干预的理由不一，《精神健康法案》很少使用行为能力或责任的概念。结果就是，人们认为《精神健康法案》在两个方面歧视精神病患者。首先，正如我们所看到的，该法案使得精神障碍者拒绝治疗的行为被推翻，即使他们可能具有行为能力。其次，与没有精神障碍的人相比，该法案赋予社会更广泛的权力来强制约束精神障碍者以保护他人。例如，如果社会认为精神障碍者是危险的，那他们就可能会被无限期地拘禁在某个安全场所。而那些没有精神障碍的人，无论社会认为他们有多么危险，如果还没有实施犯罪，或者已经犯罪并已服完刑期，那他们就不会被强制拘禁在某个安全场所。由于这些原因，有人认为《精神健康法案》与《联合国残疾人权利公约》的规定不相吻合，该公约明确禁止针对精神障碍者的歧视（Szmukler and Weich，2017）。

与此相关的是，北爱尔兰在2016年通过了一项立法，将英格兰和威尔士现有的两部立法融合在一起。《心智能力法案（北爱尔兰）》仅以决策能力受损和最佳利益受损为由进行医疗干预（Lynch, Taggart, and Campbell, 2017）。

1983 年《精神健康法案》

《精神健康法案》最重要的部分是涉及强制留院治疗的问题。关于《精神健康法案》的三个关键信息：

1. 该法案仅适用于患有精神障碍的人；

2. 该法案仅涉及精神障碍的治疗（或评估），而不涉及患者其他身体障碍的治疗（见案例 8.2）；

3. 如果患者缺乏心智能力，则不必适用该法案。此类患者应根据《心智能力法案》（2005）进行处理（参见第七章）。

◆ **案例 8.2**

H 女士是一名 41 岁的女性，有偏执型精神分裂症病史。她已怀孕，且胎儿发育不良。H 女士因精神分裂症而失能。在她怀孕的第 37 周，H 女士的产科医生希望取出胎儿，但是担心胎儿会受到伤害，需要紧急剖腹产来保住胎儿。她的精神科医生认为，如果胎儿死亡，将对 H 女士的精神健康产生不利影响。

拘束和治疗（包括必要时的剖腹产）是否合理？

本案例基于 Tameside & Glossop Acute Services Unit v. CH（1996）。

在 H 女士的案例中，她腹中的胎儿不具有权利能力，没有法律上的利益（参见第十三章）。H 女士因患有精神障碍而失能，所以医生可以按照符合她的最佳利益的方式提供治疗。然而，剖腹产会被视为针对独立病情的治疗，还是被视为对精神疾病的"辅助"治疗？本案中法院的结论确定了剖腹产对患者的精神疾病治疗的辅助性（即相关性）。这与治疗试图自残或服用过量药物的患者有相同的理由。

（然而，对真实案件判决的批评者认为，将产科治疗列为"辅助治疗"是对《精神健康法案》的扭曲；参见 Dolan and Parker，1997。有关强制剖腹产的进一步讨论，参见第十三章）

精神障碍

《精神健康法案》中的一个关键术语是"精神障碍"（见专栏 8.1）。有以下四点需要注意：

1.《精神健康法案》中没有对"精神疾病"这一术语进行定义，尽管通过使用随后发布的指南，对其范围在一定程度上作出了说明。在实践中，很少有人会认为单独拘留一个患有"神经性"疾病的人（例如恐高症或强迫症）是合适的。

2. 精神障碍有三项重要的情况需要排除（见专栏 8.1）。

3. 只有当"与异常攻击性或严重不负责任的行为相关"时，学习性障碍（精神损害）和精神疾病性障碍才符合精神障碍的法律定义。

4. 最后一个类别（"任何其他精神紊乱或残疾"）为援引《精神健康法案》提供了相当大的空间。然而，如果患者的精神障碍仅符合这一类别，则只能入院进行评估（第 2 条，最长 28 天），而不是接受治疗（第 3 条）。此外，法案所列举的三个例外情况仍然适用（例如，不能以使用违禁药物或恋童癖为由将一个人强制送入医院），而且不能仅仅以一个人正在做出错误决策为由，将其强制入院。

◆◆·专栏8.1 《精神健康法案》中的关键术语"精神障碍"

《精神健康法案》区分了五种"类型"的精神障碍。区分的目的之一是，该法案的某些部分体现了这些不同类型精神障碍的特点。

1. 精神疾病（Mental illness）

尽管有（来自卫生部的）指南表明，要么是持续的认知障碍，要么本质上是精神疾病（妄想、幻觉、思维障碍），但该法案并未对此做出进一步解释说明。

2-3. 精神损害（Mental impairment）/严重精神损害（Severe mental impairment）

这是一种伴有行为问题的严重学习障碍。行为问题不一定是由"精神损害"引起的（只需要与之相关）。

4. 精神病理障碍（Psychopathic disorder）

"导致当事人做出极具攻击性，或严重不负责任的行为的持续性精神障碍或残疾（无论是否包括智力严重损害）"。

5. "任何其他精神障碍或残疾"

这是一个非常宽泛的概念。

三个重要的排除情形（本身不会纳入精神障碍）：

➢ 对药物和酒精的依赖；

➢ 滥交（将其包含在内，是因为有人曾因性滥交行为而被扣留在医院）；

➢ 性变态。

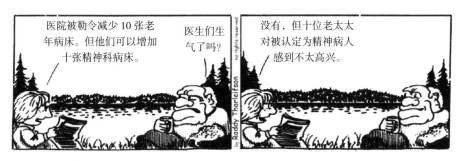

图8.2 精神科床位

图片来源：mooselakecartoons.com, https://mooselakecartoons.com/medical/。

强制留院治疗（图 8.2）

强制留院治疗需要满足三个必要条件（尽管这些条件的具体细节取决于法案的相关条款）：

1. 患者患有精神障碍。

2. 患者的精神障碍在性质和程度上使其应当入院接受针对性的医学治疗。

3. 强制留院治疗对患者的健康、安全或者对保护其他人而言是必要的。

以上三个条件都是需要的，以证明患者入院的合理性。《精神健康法案》总结了与强制拘束和治疗有关的权力：专栏 8.2 第 2、3、4、5 条尤为重要。

目前，精神健康立法的一个核心假设是，其目的是使人们能够从医疗（精神疾病）护理中受益。因此，如果一个（在《精神健康法案》的意义范围内）患有精神障碍的人无法得到治疗（例如，因为患有难以治愈的严重人格障碍），那么根据目前的《精神健康法案》，不能违背其意愿强制留院治疗。

"可治疗"的定义有一些细微差别。一个人可能患有某种类型的人格障碍，对其进行相关心理治疗是合适的，但对这个人来说，心理治疗是无效的。根据最初的 1983 年法案，这样的人不能被强制留院，因为他没有通过可治疗性测试。2007 年法案作了一个细微的修改，允许在此类情况下进行强制留院。其政治目的是增加可被强制留院的人数，特别是被认为危害公共安全和有人格障碍的人。这类患者可能会通过新的测试，因为存在"适当的治疗方法"（即适用于精神障碍的治疗方法），即使其对个别患者来说并不一定有效。

根据《精神健康法》提出的申请由近亲属或经认可的社会工作者（根据《精神健康法》第 13 条的规定，经认可的社会工作者在精神健康领域具有特殊的专业知识）提出。一般来说，后者是首选，以保护亲属与患者的长期关系。

《精神健康法案》对特定类型的治疗有一些限制。因此，只有在患者的有效同意和第二诊疗意见的情况下，才能进行精神外科手术。只有在有第二诊疗意见支持的情况下，才可以在未经同意的情况下实施超过 3 个月的精神障碍药物治疗和电休克治疗。

◆◆◆ **专栏8.2　根据《精神健康法案》未经同意进行强制留院治疗的权利**

● 第2条：入院评估

《精神健康法案》规定，患者最多可住院28天。它通常适用于诊断那些不确定，且需要一段时间进行评估的患者（否则将适用第3条）。然而，评估也可能包括患者对治疗的反应。患者的精神健康状态恶化是充分的理由——对自己或对他人的危险不是唯一的衡量标准。

入院申请必须由患者的近亲属或经认可的社会工作者提出，并得到两名注册医生的建议支持。在实践中，其中一名医生通常是全科医生，另一名医生是专科医生或拥有顾问身份的精神科医生。

● 第3条：入院治疗

《精神健康法案》允许更长的治疗时间（长达6个月，并可延长）。它基于法案中规定的精神障碍诊断（见专栏8.1），但不包括"任何其他精神障碍"类别。授权与第2条相同。

● 第4条：紧急入院

本条的目的是，在所需时间内没有高级精神科医生时，安排紧急强制入院（最长72小时）。仅需要全科医生（和申请人，例如社会工作者）的批准就能采取行动。该条款的适用应保持在最低限度。

● 第5条第2款：拘束已经住院的病人

当一个人病情发生变化，以至于被认为应该留在医院（但他不再愿意这样做）时，就可能成为医院（通常是精神病院）的自愿病人。在这种情况下，患者可能会被强制留在医院（最多72小时）。这个过程可以很快完成，而不需要第二诊疗意见（即不需要全科医生的批准）。

加强院外治疗

《精神健康法案》的关注重点是住院治疗。然而，在过去的20年中，社区在治疗精神疾病方面取得了实质性进展。监护令（《精神健康法案》第7—10条）赋予指定的监护人权力，能够要求患者居住在指定地点；到指定地点就医；以及允许医生接触患者。然而，大多数监护人的权力不可强制执行，需要患者的配合。关于是否应该，以及如何在院外实施精神障碍治疗的问题一直存在很多争论。在一定程度上，这是为了回应人们认为需要保护公众免受社区中已停止服药的精神障碍患者的危险袭击。

在最初的强制留院和治疗期之后，2007年《精神健康法案》为合适的患者制定了社区治疗令。这使得专业人员可以在患者出院后对其进行强制治疗，并且让这些患者更容易且自愿地重新入院。

《精神健康法案》涵盖的其他问题

除了上述领域外，《精神健康法案》还涵盖了照顾精神障碍患者的许多其他方面。其中包括警察拥有将精神障碍者带至安全地方的权力，以及将出庭的精神障碍者送进医院的权力。

设立精神健康委员会的目的是根据《精神健康法案》提供第二诊疗意见，审查投诉，检查该法案的执行情况，并（向国务卿）提出建议，说明应将哪些内容纳入《业务守则》。精神健康复审法庭（Mental Health Review Tribunals）审查根据《精神健康法案》对个别患者进行强制留院治疗的理由。患者可以就拘禁向法庭提出上诉。每个卫生区都有一个这样的法庭。

2003年的《精神健康（护理和治疗）（苏格兰）法案》是苏格兰有关精神障碍患者管理的重要法规。

复习思考题

1. 心智能力和精神疾病有什么区别？

2. 如果精神疾病患者拒绝治疗，是否应该得到尊重？

3. 对他人造成伤害的精神疾病患者实施强制拘留的伦理依据是什么？

4. 根据《精神健康法案》，紧急入院、入院评估和入院治疗有什么区别？

5. 北爱尔兰制定了一部关于心智能力和精神健康的单一法律，这是一个好的做法吗？请说明原因。

◆·扩展案例8.3

L先生20岁，在割伤自己后因失血过多而被送往医院。

1. L先生拒绝输血，理由是他是耶和华见证会的成员。

医生可以违背L先生的意愿给他输血吗？

如果他不是耶和华见证会的成员，他的意愿（不输血）会得到尊重吗？（如果你根据患者的宗教信仰而提供不同的治疗方法，这是否为一种歧视？）

2. L先生拒绝输血，理由是他是一个宗教派别的成员，相信他们的先知即将到来，并试图离开地球上的身体，与宗教领袖的其他追随者一起去往下一个世界。

真正的宗教信仰和宗教妄想有什么区别？医疗专业人员（和法律）应该如何应对特异宗教观？

参见Fulford（2004）。

·◆ 参考文献 ◆·

David, A. S., Hotopf, M., Moran, P., Owen, G., Szmukler, G. and Richardson, G., 2010, "Mentally Disordered or Lacking Capacity? Lessons for Management of Serious Deliberate Self Harm", *BMJ*, Vol.341, p.4489.

Dickenson, D. and Savulescu, J., 1998, "The Time Frame of Preferences, Dispositions, and The Validity of Advance Directives for the Mentally Ill", *Philosophy, Psychiatry, & Psychology*, Vol.5, No.3, pp.225-246.

Dolan, B. and Parker, C., 1997, "Caesarean Section: a Treatment for Mental Disorder? Tameside & Glossop Acute Services Unit v. CH (a patient) (1996) 1 FLR 762", *BMJ*, Vol.314, p.1183.

Fulford, K. W. M., 2004, "Neuro-Ethics or Neuro-Values? Delusion and Religious Experience as a Case Study in Values-Based Medicine", *Poiesis & Praxis*, Vol.2, No.4, pp.297-313.

Koch, H.-G., Reiter-Theil, S. and Helmchen, H., 1996, *Informed Consent in*

Psychiatry: European Perspectives of Ethics, Law and Clinical Practice, Baden-Baden: Nomos.

Lynch, G., Taggart, C. and Campbell, P., 2017, "Mental Capacity Act (Northern Ireland) 2016", *BJPsych Bulletin*, Vol.41, No.6, pp.353-357.

Muzaffar, S., 2011, "'To Treat or Not to Treat'. Kerrie Wooltorton, Lessons to Learn", *Emergency Medicine Journal*, Vol.28, pp.741-744.

Szawarski, P., 2013, "Classic Cases Revisited: The Suicide of Kerrie Wooltorton", *Journal of Intensive Care Society*, Vol.14, No.3, pp.211-214.

Szmukler, G. and Weich, S., 2017, "Has the Mental Health Act Had Its Day?", *BMJ*, Vol.359, p.5248.

Tameside & Glossop Acute Services Unit v. CH (a patient) (1996) 1 FLR 762.

第九章

保　密

◆ 案例 9.1

M 医生是一名见习全科医生，她参加了由全科医生院长设立的匿名在线教育论坛。她定期在论坛上发布临床案例，并从其他学员给出的反馈和讨论中受益。

M 医生曾在她的诊所接待过一位患者 X 先生，他以前曾中风，目前正经历性困难和情绪低落。M 医生后来在网络论坛上发布了对该病例的匿名描述。然而，X 先生随后在网上找到了这个案例，并从 M 医生的描述中识别了自己。他对自己的信息保密性被破坏感到不安。

这是基于向医疗保障协会报告中的一个案例（Birch，2013）。

保密是信任的基石之一，它使患者能够向医生毫无保留地介绍自己的症状和遇到的问题，并接受身体检查（见图 9.1）。从医学生开始接受临床培训的那一刻起，他们就可以获得关于患者的私密信息。人们期望这些医学生具有与合格医生相同的保密标准。

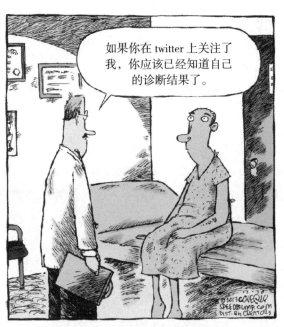

图 9.1　社交媒体时代的保密性

（©Dave Coverly/www.speedbump.com，经许可使用）

如果像 X 先生这样的患者担心医生违反了保密规定，将自己的信息泄露出去，他可以通过多种方式提出申诉：向医生投诉（如果是初级医生，则向顾问医生投诉）；向医生的雇主或英国医学总会投诉；或向法院起诉。

医疗保密的伦理基础

患者主动提供给医生的大部分信息，以及医生在专业的治疗过程中获得的关于患者的信息，都是保密的。这意味着医生不应在未经患者同意（可能是默示）的情况下将该信息透露给其他人。

保密重要性的四个伦理依据

尊重患者的自主权

医学伦理学的一个重要原则是尊重患者的自主权（见第一章和第三章）。这一原则强调了患者对自己生活的控制权。它意味着个人有权决定谁可以获取自己的个人信息。在这种观点看来，正是这一原则强化了医疗保密的重要性。在案例 9.1 中，鉴于 X 先生没有同意 M 医生与其他医生讨论自己的医疗细节，公布病人诊疗隐私是对患者自主权的侵犯。

如果患者根本不知道医疗信息泄露事件，是否会构成严重泄密？如果尊重患者的自主权是保密的关键理由，那么答案是肯定的。如果 X 先生不希望与他人讨论自己的详细情况，无论 X 先生是否知道自己的医疗信息被泄露，他的自主权都没有得到尊重。（出于类似的原因，如果有人在你背后说了一些伤害你的话，即使你从未发现，也可能受到伤害。）

然而，基于自主权的理由，人们不一定会认为在其他情况下违反保密规定有任何问题——例如，如果患者缺乏行为能力或自主意识（因此没有对信息保密的要求）。

默示承诺

一些关于医患关系的观点（见第五章）认为，默示承诺具有默示合同的要素。这种合同可能包含对患者信息保密的承诺。患者普遍希望医生对自己的信息保密，专业指南也强调了高标准保密的重要性。因此，患者可能有理由相信，当他们去看医生时，他们的谈话内容不会被泄露出去。如果医生随后违反保密规定，患者可能会觉得医生违背了默示承诺。

这种对保密的观点与患者自主权的看法不同。它并不取决于患者想要或相信什么，而是取决于处理医患关系的理念。

德性伦理学

德性伦理学（见第二章）关注的问题是什么造就了有德之人，而不是在特定情况下做什么是正确的。可以说，有德行的医生的特征之一是他值得信赖，尊重患者的隐私。根据这一观点，M 医生在网上发布 X 先生的病例时，其行为可能违背了人们对有德行的医生的期望。这种违反保密规定的行为有多严重，可能取决于对有德行的医生的具体要求，以及其他（可能是相互冲突的）德行的作用。例如，医生的不同美德可能来自自我教育和反思性实践，包括通过与其他医生分享经验来学习。

结果主义

根据这一观点，违反保密规定的后果决定了事情的严重性，实际上也是违反保密规定是否错误的基础。有几种不同类型的后果可能与此有关，对情况的分析部分取决于如何看待这些后果。

如案例 9.1，某些患者可能会发现医生违反保密规定的行为，从而产生几种可能的后果：他感到愤怒或不安；他对那个泄露信息的医生失去了信任；由于不再信任医生，不愿意去看病，从而得到了更差的医疗服务；他对医生失去了普遍的信任，这可能会导致医疗服务质量下降。然而，根据结果主义的观点，如果 X 先生从未得知他的个人信息被泄露，那么 M 医生在网上发布该病例就不会对其造成伤害。

对其他人可能会有影响。例如，可能会被更多人知道 X 先生的投诉，导致其他人对 M 医生或更普遍的医生群体失去信任，从而对医疗服务产生不利影响。从结果主义的角度（见第二章）来看，如果行业没有设定很高的保密标准，患者可能对医生缺乏信任、避免就医或不向医生透露更重要的个人信息，从而导致健康状况不佳。这个后果不仅仅是健康状况不佳的问题：疾病未及时治疗还会造成其他后果。例如，如果未接受治疗的癫痫患者开车，他们可能会引起车祸，从而威胁他人的生命财产安全。确保这些人得到良好的医疗服务，以最大限度地控制癫痫，这符合公众利益。

然而，在某些情况下，违反保密规定也可能产生积极的影响。医生能够从他们自己和其他同行的临床经验中学习和获得反馈，显然有重要的教育意义。在某些特殊情况下，违反保密规定可以避免对患者或其他人造成严重伤害。正如我们看到的，英国法律对保密的后果给予了极大的重视。这反映在尊重和（有时）侵犯患者隐私的"公共利益"（即更广泛的后果）理由中。

M 医生应该怎么做？辩论角专栏 9.1 概述了两种不同的观点。英国医学总会关于为教育或培训目的而披露患者个人信息的指南规定，如果"你认为可能会识别患者身份"，在研讨会、会议或期刊中发布患者详细信息需要得到患者明确同意。仅仅隐去患者的名字可能是不够的。有些疾病或情况可能非常罕见，以至于患者（或其他人）可以识别出来。另外，几个不同特征的组合可以进行三角测量和识别（例如，年龄、疾病、职业）（General Medical Council，2017a）。

医疗保密的法律途径：公共利益的平衡

目前有关患者保密的英国医学总会（GMC）指南随处可见。尽管不具有法律约束力，此类指南（专栏 9.1 列出其主要原则）仍然特别重要，有以下三个原因：

1. 对隐私泄露感到严重不满的患者更有可能向英国医学总会投诉而不是直接起诉；

2. 法院非常重视英国医学总会的指南；

3. 该指南代表了医学领域的从业标准，相当于公开声明患者可以从他们的医生那里得到什么标准的医疗服务。

该指南允许主治医生与其他医疗专业人员共享患者信息，只要这是患者"直接医疗"的一部分。通常情况下，患者会意识到医生分享自己的个人信息是可能发生的情况，并且可能默示同意分享这些信息。但是，医院或医疗机构应向患者提供相关信息，解释他们将如何使用和共享其数据或医疗详细信息。患者应该可以反对医生披露个人信息（在大多数情况下，这一点应该得到尊重）。

● 反对：严格（义务论）的保密观点

患者希望医生尊重他们的个人私密信息，公众希望医生绝对尊重患者的隐私（除了一些非常罕见的例外情况，比如可以防止对他人造成伤害）。

医生在与其他人（不直接参与患者的医疗护理）讨论患者的病情细节时，应寻求患者的明确同意。

即使患者不可能知道讨论的内容，也应征得他的同意（例如，在非公开的医学会议上）。

无论是否认为患者可以识别自己的身份，医生都应征得患者的同意才能发布病历（例如，发表于期刊或教科书中）。删除（或更改）识别细节是不够的。

● 赞成：最低风险（结果主义）方法

医生和其他患者受益于临床病例和临床经验的讨论和基于此的文章发表。

（在临床护理之外）报告和讨论患者案例应设法将以下风险降至最低：

其一，自我识别——患者识别出自己的身份，并感到他们对医生的信任受到背叛。

其二，被他人识别——患者被其他人识别身份，从而得知他们私密的医疗信息。

虽然这两种危害都应尽可能避免，但后者更为严重。

医生只有在征得患者同意的情况下才可以讨论或发布"其他可识别的"病例。如果涉及病例的成果将在网上或期刊上发表，那么这一点尤为重要。

如果有充分的理由不需征得患者同意，医生可以不经患者同意而公开可以"自我识别"（而非"被他人识别"）的病例。然而，避免自我识别的可能性通常是可取的，也是可能的（例如，通过发表虚构的，或包含多个不同患者细节的综合案例）。

更详细的讨论参见 Isaacs et al.(2008), Wilkinson and Savulescu (2015)。

◆◆◆ ● ◆◆◆

专栏 9.2 从法律层面总结了保密的相关内容。然而，正如专栏 9.3 所总结的那样，有一些重要的成文法涉及特定的情况。

在涉及信息保密的案件中，法院往往会关注两个问题。第一个问题（一般比较直接）是信息的披露是否确实违反了保密规定，或者患者是否同意披露，或者该信息是否为公众所知。在临床环境中，患者提供给医生的大多数信息都是私人或私密性的，但有些信息也可能不是。如果信息已经进入公共领域，那么该信息可以不被视为机密。应该注意的是，即使在患者去世后，病历中的隐私依然受法律保护。第二个问题是医生泄露患者隐私的行为是否合理。这一般是通过声称披露信息符合公共利益来进行正当性辩护的（见下文）。

◆◆◆ **专栏9.1　保密性和英国医学总会：关键原则（General Medical Council，2017b）**

1. 为避免无意中违反保密规定，医生应最低限度地使用必要个人信息，并在可行且符合目的的情况下使用匿名信息。

2. 医疗专业人员有责任管理和保护患者个人信息，免遭不当访问、披露或丢失。

3. 医生应该意识到他们在管理和保护患者个人信息方面的责任。

4. 医生应确保他们合法地处理患者个人信息。

5. 除非患者明确反对，否则医生可以（根据其他保密原则）共享相关信息用于直接医疗。

6. 为护理或当地临床审计以外的目的披露患者的可识别信息时，应征得患者的明确同意。（如果披露是法律所要求的，或可以证明符合公共利益的，则无需征得患者同意。）

7. 医生应尽可能告知患者，他们不会披露超过合理预期的个人信息。他们应对披露或不披露信息的决定进行记录。

8. 医生应该支持患者访问他们的个人信息，例如让患者能够访问或复制他们的病历。

公共利益的平衡

保密的法律依据并不像人们想象的那样明确（Herring，2018）。但是，保密义务显然不是绝对的。在某些情况下，医生可以基于合理的原因违反保密规定。其中一些情况来自法律规定（见下文）。然而，最有争议的事项是公共利益标准：如果违反医疗保密原则所带来的公共利益超过了遵守医疗保密原则所带来的公共利益，那么违反保密性就是合理的。这是有问题的，因为法院对公共利益的定义几乎没有给出指导。

◆ **案例 9.2**

偏执型精神分裂症患者 W 先生被判定杀害了五个人，然后被关押在一所安保措施严格的医院里。十年后，W 先生的律师要求一位精神病学家准备一份保密报告，他们希望这份报告能够支持 W 先生出院。然而，精神病学家 E 医生的结论是，W 先生仍然很危险。W 先生的申请被撤回，而 E 医生也得知，他的报告不会被纳入 W 先生的医疗记录。于是，E 医生将该报告寄给了医院的医务主任和英国内政部。

E 医生是否违反了他的保密义务？

本案例基于 W v. Edgell [1990]。

◆◆ **专栏 9.2　保密的法律规定**

医生有对患者所告知信息进行保密的一般法律义务。这项义务并不是绝对的：

在有些情况下，法律规定医生有义务违反保密规定；而在另一些情况下，法律允许医生违反保密规定。

在这两种情况下，重要的是医生只向相关人员或行政管理机构透露患者个人信息。

从法律的角度来看，重要的是，患者能够相信他们的医生会保密，这符合公共利益要求。因此，围绕医生违反保密规定何时合法，何时不合法，往往是一个平衡公共利益的问题。

英国医学总会提供了有关保密问题的专业指南。尽管不具有法律效力，但指南受到法院的重视。如果出现以下情况，则医生没有违反保密规定：患者同意，或通过披露出去的信息无法识别患者身份。

试图为患者提供最佳治疗而与医疗团队的其他成员共享患者信息，在法律上通常不被视为违反保密规定。

医生必须采取合理的预防措施，防止患者的私密信息落入不法分子之手（即必须采取安全措施保存机密的医疗信息）。

《国家卫生服务保密实务守则》（Department of Health and Social Care，2003 年）是一份冗长而详细的文件，描述了保密服务的内容和主要的法律规定，推荐了一个用于共享 / 披露信息的通用决策支持工具，并列出了共享信息的特殊示例。

◆•••◆

◆••专栏9.3　与医疗保密相关的法规

（注：与保密相关的大多数法律问题都受普通法管辖。以下法规在受限情况下适用。）

• 1984 年《公共卫生（疾病控制）法案》（法定传染病），经 2010 年《健康保护（通知）条例》修订。

如果医生怀疑患者感染了传染病或食物中毒，他 / 她必须通知当地的疾病预防和控制中心官员（通常是公共卫生顾问）。以下信息必须提供（通过填写具体证明）：患者姓名、年龄、性别、地址、疑似疾病、大概发病日期和入院日期（如适用）。可从 NHS Direct 获取最新的法定传染病清单，网址为 http://www.nhsdirect.nhs.uk。

• 1967 年《堕胎法案》

医生实施终止妊娠手术时必须通知首席医疗官，提供女性患者的姓名和地址等信息。

• 出生和死亡通知——1953 年《出生和死亡登记法案》

父母有法律义务在 42 天内向当地机关登记婴儿出生的详细信息（姓名、性别、出生日期和地点；父母姓名、出生地、地址；以及父亲的职业）。医生或助产士通常有义务在 6 小时内将出生情况通知地区医疗官员。

死婴（怀孕 24 周后死亡的婴儿）也必须进行登记。最后的接诊医生必须签署一份死亡证明，说明（据他们所知的）死亡原因。死亡证明必须发给登记机构。登记员必须向验尸官通报以下死亡情况：在最后一次发病时没有医生在场的情况，或在手术期间或在麻醉剂作用持续期间发生的死亡。

- 1988 年《道路交通法案》

所有公民，包括医生，都必须根据要求向警方提供可能识别涉嫌交通违法的司机信息（姓名、地址）。通常这不会成为在没有患者同意或法院命令的情况下，提供临床信息的理由。

- 1990 年《人类受精和胚胎学法案》，经 1992 年《人类受精和胚胎学（信息披露）法案》和 2008 年《人类受精和胚胎学法案》修正

该法规范了体外人类胚胎的辅助生殖和研究。与保密有关的内容如下：

英国人类受精和胚胎学管理局保留一份登记册，记录所有根据该法接受不孕症治疗者的姓名，以及所有因此类治疗而出生或可能出生的人的姓名。因此，提供此类治疗的医生必须提供相关患者的姓名并进行登记。

年满 18 岁的个人有权查明他们是否在登记册上，登记册上显示他们的父母是否与他们存在非亲生关系，以及他们是否与打算结婚的对象存在亲属关系。

配子捐赠者的信息受到严格保护。

通常在将信息（例如，患者已接受不孕症治疗）告知其他人——甚至患者自己的全科医生（GP）——之前，需要征得患者的同意。

- 1974 年《国家卫生服务（性病）条例》

除非是出于治疗性传播疾病和防止其传播的目的，卫生管理机构应采取一切必要步骤，确保不披露能够识别患者身份的信息。此外，只能向医生或根据医生指示向从事与治疗或预防有关的工作的人披露这类信息。允许开展接触者追踪。然而，即使得到患者的同意，也不允许泌尿生殖诊所的工作人员将患者的性传播疾病告知保险公司。泌尿生殖诊所的病例记录与其他医院记录分开保存。尽管患者可能会要求告知全科医生，但全科医生不会被例行告知患者在此类诊所的就诊情况。

- 1989 年《儿童法案》

见第十一章。

● 2000/2006 年《反恐法案》和 2015 年《反恐怖主义和安全法案》

该法规定医疗专业人员有责任报告他们对某人参与恐怖活动的怀疑。即使医疗专业人员没有被特别要求提供信息，这一披露义务仍然适用。

● 1998 年《人权法案》

《人权公约》第 8 条规定："每个人的私人……生活都有权得到尊重"（参见正文了解对医疗保密的影响）。

◆◆•••◆◆

在 W 先生的案件中，法院的判决结果是，防止危险犯罪行为所带来的公共利益可以证明披露保密信息是合理的。[美国之前也发生过类似案件。在该案中，一名心理学家因没有发出警告而被认定负有责任，他未能提示人们有可能受到一名偏执型精神分裂症患者的伤害。参见 Tarasoff（1976）案]。英国法院的结论是，为了使披露有理，风险必须是"真实、直接和严重的"。换句话说，维护医疗机密的公众利益是很强的。如果医生为了帮助警方处理针对财产的犯罪行为而违反医疗保密规定，似乎有可能被认定负有责任。披露应限于那些拥有合法利益而了解信息的人。最后，只应披露因保护公众所需的最低限度信息。

1998 年《人权法案》（HRA）对医疗保密的影响

在 1998 年《人权法案》出台之前，医疗保密被视为一种**公共**利益。《人权法案》和 Campbell v. MGN (2004) 一案（见下文）比以前更明确地规定，在英国法律中，人们拥有保密的**私人**权利。然而，鉴于这并非绝对，而且医疗保密的公共利益被认为是非常重要的，因此《人权法案》对医疗保密的影响相对较小。它在保密和媒体等其他领域的影响更大，在这些领域，私人保密权为个人隐私提供了比以往更大的保护。

关于《人权法案》对保密性的影响的主要案例是 Campbell v. MGN（2004）案。虽然没有医生参与披露医疗信息（本案是关于公布一位著名模特的药物治疗细节），但法官提出了几个重要观点。这些都值得注意，因为如果出现指控违反医疗保密规定的案件，它们无疑会影响法院的裁判。

首先，该案标志着制度理念的转变，从平衡公共利益转变为平衡法条所涉权利。相关条款是第 8 条（尊重私人生活的权利）和第 10 条（表达自由的权利）。在新闻报道涉及隐私时，应将隐私权与新闻自由权进行权衡。本案不涉及民主政治的事项，也不涉及重大的社会利益，这意味着，公开有关 Campbell 治疗细节的新闻自由（第 10 条）在与隐私权（第 8 条）的比较中，要让位于后者。其次，通过强调尊重私人生活的基本价值观（即尊重隐私和个人自主权），保密关系的必要性就变得不那么重要了。换句话说，隐私权附属于私人信息，无论该信息是在何种情况下披露的。

医疗保密和基因信息

有些保密信息对其他人和患者都有影响。基因诊断尤其如此，它可能意味着其他家庭成员有患重大疾病的风险。

在大多数情况下，患者会同意与家人分享有关基因诊断的信息。英国医学总会的指南建议应鼓励患者分享此类相关信息，并在与其他家庭成员分享基因诊断之前应征得患者的同意。如果患者拒绝，但如果面临死亡或严重伤害的风险时，医生仍有披露信息的理由（即为了"公共利益"）（General Medical Council，2017b）。

◆ **案例 9.3**

2007 年，C 先生因枪杀妻子而被判过失杀人罪。然而，他被认定为精神状态改变，故而减轻刑事责任，并根据《精神健康法案》被强制留院治疗（见第八章）。两年后，他被诊断出患有亨廷顿病（一种迟发性遗传性神经退行性疾病）。

做出诊断的医生曾考虑，是否应将诊断结果告知 C 先生的女儿们（她们有 50% 的遗传率）。C 先生拒绝向家人分享这一信息，因为他表示担心女儿们可能会不安或去堕胎。因为在同一天，C 先生的一个女儿告诉他，她怀孕了。

随后（分娩后），C 先生的女儿意外地得知了她父亲的诊断，而她自己也被诊断出患有亨廷顿病。

C 先生的医生是否应该违反保密规定，将基因信息透露给他的女儿们？

本案例基于 ABC v. St. George's Healthcare NHS Trust and others [2017]。

一些伦理学家指出，基因诊断的共享性（一个家庭成员的诊断往往会给其他人带来相关资讯或风险）意味着这种诊断不应该被视为个人独享的信息（Lucassen and Gilbar，2018）（另见第十八章）。还有一些方法可以在不打击患者信心的情况下传达遗传性疾病的风险。例如，C先生的女儿可能被告知她有早发性痴呆症的家族史，并且她有多种选择来做进一步的检查（Lucassen and Gilbar，2018）。

在C先生女儿的案件中，初审法官认为此案没有争议，于是不予受理；但上诉法院随后认为，C先生女儿对医生的过失有合理的索赔权（因此该案应在法院审理）。法院认为，医生对家庭成员负有注意义务。该案并没有解决是否肯定存在义务的问题；它只是承认这具有争论性。在撰写本书时，此案尚未在法庭上再次审理。该案悬而未决的一个问题是：如何处理这样的情形，即有些家庭成员并不愿意知道自己患有亨廷顿氏病。

医疗保密和性传播疾病

◆ **案例9.4**

　　H先生最近被诊断出患有艾滋病并开始接受治疗。他告诉他的全科医生，希望对诊断结果严格保密。他的妻子在同一诊所就诊，他不希望妻子知道这一诊断结果，因为他担心自己的婚姻会就此结束。H先生的妻子怀孕了，预计很快就会分娩。

　　全科医生应该通知H先生的妻子吗？

与遗传性疾病的诊断一样，性传播疾病的诊断也可能会对其他人（主要与患者有性接触的人）产生影响。英国医学总会的指南建议医生要征得患者的同意后，才能告知相关性接触者。医生应该鼓励H先生将其患病一事告知他的妻子，因为她可能也患有艾滋病，并会从诊断和治疗中受益，而且这也有可能对他们的新生儿有益（预防会降低感染艾滋病的风险）。如果患者对此予以拒绝，医生可以认为他们有义务告知H先生的妻子，以防止对她和新生儿造成严重伤害（Chan，2013）。

医疗保密、警察和驾驶

◆ **案例 9.5**

患者 J 因腹部刀伤到医院急诊室就诊。他说自己是意外受伤的,不想让警察介入。J 的医生认为这不太可能。她应该报警吗?

本案例基于英国医学总会(General Medical Council,GMC)官网上讨论的相关案例。

医生必须披露信息以满足特定的法律要求,如在法官或法院负责官员的命令下发出已知或疑似传染病的通知。

医生不应在未经患者明确同意的情况下,向第三者,例如律师、警务人员或法庭其他人员披露患者个人信息,除非在例如为防止对他人造成严重伤害的特殊情况下。

根据《国家卫生服务保密实务守则》(以下简称《守则》),工作人员面对以下情况时可以披露患者个人信息:

以支持对严重犯罪的侦查、调查和惩罚,和/或防止对他人的虐待或严重伤害,他们根据具体情况判断,披露信息所带来的公共利益超过了对有关患者的保密义务和提供保密服务所带来的更广泛的公共利益。

《守则》承认,虽然"严重犯罪"的概念不明确,但确实包括强奸、谋杀、误杀、叛国、绑架和虐待儿童,但不包括盗窃、欺诈或损坏财产。至于伤害风险,《守则》规定将包括为防止儿童虐待、过失、人身攻击、交通事故和传染病传播而进行的披露。

英国医学总会关于报告枪伤和刀伤的指南建议,在案例 9.5 中,医生应立即通知警方,急诊科收治了一名刀伤患者(General Medical Council,2018)。应鼓励 J 向警方说明情况;但是,如果他拒绝这样做,为了公共利益,医生可能有必要披露一些保密信息。

那些身体状况可能影响其驾驶能力的患者该怎么办?无论是当下还是

将来，如果其状况可能会影响驾驶安全，司机有法律义务通知英国驾驶员和车辆牌照局（DVLA）。目前并不强制要求医生通知该局；然而，英国医学总会指南明确指出，医生有义务确保患者了解他们的医疗状况是否会影响其驾驶能力，并向患者解释说明应该将这种情况告知该局（General Medical Council，2017c）。

如果患者在不适合驾驶的情况下继续驾驶，医生应努力劝说他们停止这种危险行为。如果患者继续驾驶，并且医生认为这构成了严重的伤亡风险，医生应立即向英国驾驶员和车辆牌照局的医疗顾问秘密披露患者相关医疗信息。在向该局提供信息之前，医生应尝试告知患者他们这样做的决定。如果患者无法理解医疗建议，例如患上痴呆，医生应立即通知该局。

医疗保密和医学生

医学生的地位引发了两个问题：第一，学生接触保密信息；第二，学生在维护患者个人信息保密性方面的法律责任。如果对他们进行适当的教育，学生可以接触到关于患者的机密信息。尽管在临床实践中，医学生通常是医疗团队的一员，但他们接触机密信息的主要原因是为了自己的学习。英国医学总会指出："除非数据已有效匿名化，否则必须征得患者同意才能披露用于教学和审计的信息。"

从法律的角度来看，患者毫无疑问有权拒绝见医学生，并拒绝让医学生查阅自己的病历。有人可能会争辩说，患者通常不应该行使这样的权利：一方面，不能期望每位患者都能得到经验丰富的医生的照顾；另一方面，又不允许医学生接受临床培训。

医学生和医生一样，有责任对他们在临床研究过程中了解到的患者信息保密。法院似乎不太可能对学生违反保密规定的行为进行制裁，而医生的泄密行为则是不被允许的。此外，学生在自我介绍时应向患者表明他们的学生身份。

有时，患者可能会告诉医学生一些信息，并要求医学生不能透露给其他任何人——即使是医生和护士。在这种情况下，医学生将不得不自己做出判断。对医学生来说，与顾问医生分享信息可能更安全，而不是为了患者或公共利益而隐瞒可能很重要的信息。学生在知道信息是什么之前就贸然承诺对顾问医生保密是不明智的。

医疗保密和失能患者

根据定义，失能患者不具备同意将信息传递给其他人的能力。对于失能患者，一般的法律标准是医生要以患者的最佳利益为出发点（根据《心智能力法案》的定义；见第三章和第七章）。与患者的近亲属或主要医护人员分享有关诊断、治疗和预后的信息通常被视为符合患者的最佳利益。然而，失能患者与有行为能力的患者一样，在法律上受到同样的保护，医生不能随意违反保密规定，也不能因违反保密规定而伤害失能患者。

医疗保密和儿童

关键的法律问题是：儿童是否有能力同意或拒绝医生向他人分享自己的医疗信息（见第十一章）。16 岁及以上的自然人被假定有行为能力做出这一决定，除非有特殊原因，例如患有学习性障碍。医生对儿童，而非对其父母负有保密义务。因此，医生一般必须征得孩子的同意，无论是明确表示还是根据孩子的行为推断得知，才能与家长讨论病情。对于年龄在 16 岁以下且具有"吉利克能力"（Gillick Competent）的儿童，情况也是如此。在 R (Axon) v. Secretary of State for Health（2006）案中（一个涉及 16 岁以下儿童寻求堕胎的案件），法院表示有"吉利克能力"的儿童与成年人享有同样的保密权。医生可以鼓励孩子，允许他和父母讨论这个问题，但最终仍然需要孩子的同意才能这样做。如果 16 岁以下的儿童没有"吉利克能力"，医生可以合法地与其父母讨论相关治疗方案；事实上，通常需要得到其父母对治疗方案的同意（见第十一章）。

根据英国医学总会发布的指南，无论儿童是否具有行为能力，如果面临死亡或严重伤害的风险，则允许医生违反保密规定。该指南提供的具体情形是，存在"过失或性虐待、身体虐待或情感虐待的风险"，或"儿童或青少年参与可能使他们或其他人面临严重伤害风险的活动，如严重成瘾、自我伤害或偷车兜风"。

苏格兰的相关法律规定有所不同。1991 年《法定行为能力年龄（苏格兰）法案》赋予 16 岁以下儿童各种法律权利，包括保密权（前提是儿童心智成熟有能力理解相关问题）。

法庭程序、医疗记录和医生

作为法庭诉讼中的相关证据，医生可能会被要求向律师等人出示患者的医疗记录。一般原则是医疗记录（或医疗记录的副本）只有在患者允许或响应法院命令（在这种情况下必须遵守）的情况下才能公布。在不同的情况下，程序略有不同。

警方无权查阅一个人的医疗记录——尽管在某些情况下，医生可能认为向警方透露患者的保密信息是正确的（见上文）。然而，巡回法官（注意不是治安法官）有权命令医生将医疗记录交给警方。

如果法医要求查看死者的病历，医生应该照办。如果人寿保险公司要求查看已故患者的医疗记录，医生只有在征得死者遗产继承人同意的情况下，才可以公开病历资料。

专栏 9.4 总结了医生是否应该遵守医疗保密规定的几种情形。

◆··专栏9.4 医生何时应该或不应该违反医疗保密规定

● 医生何时不应违反保密规定（除非征得患者同意）

"偶然违规"，例如为了消遣或粗心大意。

只是为了满足他人的好奇心。

为了防止轻微犯罪，或在轻微犯罪的情况下协助定罪。在这种情况下，大多数针对财产的犯罪可能会被视为轻微犯罪。

避免对他人造成轻微伤害。

除非为防止对他人造成严重伤害，在泌尿生殖诊所工作的医生不得向第三方提供任何可能识别出接受过任何性传播疾病检查或治疗的患者信息。

未经患者同意（最好是书面同意），医生不应撰写报告或填写相关表格，披露保密信息（如为保险公司）。

注：医生为了保护患者的隐私而撒谎是不明智的；例如，在保险单上记录患者没有做过 HIV 测试，而事实上他已经做过了。如果谎言被识破，患者随后提出保险理赔，不仅保险公司可能拒绝赔付，患者还可能成功起诉医生，因为这一行为导致其无法投保。

● 医生何时必须违反保密规定（仅限特定机构）

法定传染病；

终止妊娠；

出生；

死亡；

按要求向警方提供涉嫌违反 1988 年《道路交通法》的车辆司机的姓名和地址；

巡回法官签署的搜查令；

根据法院命令。

● 医生何时有自由裁量权（见正文）

为了患者的最佳利益与医疗团队的其他成员共享患者信息；

医学上不适合继续驾驶的患者（注意：英国医学总会建议医生通知英国驾驶员和车辆牌照局的医务人员）；

当第三方面临很大的伤害风险时（例如艾滋病病毒感染者的配偶）；

侦查或预防严重犯罪。

复习思考题

1. 医生有绝对责任保护患者的隐私吗？

2. 经过漫长而疲惫的一天工作后，一位初级医生向他的同事描述了白天遇到的一个疑难病例。他没有提供患者的任何身份细节。这是否违反了保密规定？这样做错了吗？如果他的伴侣也是医生（在不同的医院），会有什么不同吗？

3. 在安宁疗护咨询期间，一位身患绝症（生存期不长）的老人向初级医生透露，多年前他曾杀过几个人，但从未被抓获。面对患者临终前的忏悔，公共利益是否可以成为医生不遵守医疗保密规定的理由？（本案例基于 Tincknell et al.，2018。）

4. 一名警察给急诊科打电话，询问当晚早些时候发生的一起道路交通事故的情况。急诊室工作人员应该怎么做？

5. 医院的一名患者病得很重，已经失去行为能力。医生与她的孩子讨论她的病情是否违反保密规定？和她的前夫讨论呢？和她的邻居及密友讨论呢？

◆·**扩展案例9.6**

Y 医生担任一个家庭的全科医生已有多年。他为家庭中的长子 A 从小就治疗哮喘病。A 的母亲来到诊室。她提到对 A 的行为感到担忧。A 的母亲描述说，孩子花费大量时间独自玩电脑，变得越来越孤僻。她提到 A 一直和坏人厮混在一起，并表达过"极端"的宗教和政治观点。

Y 医生担心 A 可能已经变得激进，有参与恐怖活动的风险。然而，当他向 A 的母亲指出这个问题时，她变得很痛苦，并请求他忘记这件事。Y 医生还担心，也许自己因为 A 的种族和宗教背景而产生了偏见。他没有证据证明 A 的社会危害性。他已经有一段时间没在诊室见到 A 了。

Y 医生是否应该违反保密规定，向相关部门通报他的担忧？

"预防义务"（Prevent Duty）是一项法定职责，旨在采取行动防止人们卷入恐怖主义活动。它仅适用于卫生当局，不适用于医生。这种观点有道理吗？

参见 Medical Defence Union (2018) 和 Agnew (2015)。

◆◆ **参考文献** ◆◆

ABC v. St. George's Healthcare NHS Trust and Others (2017) EWCA Civ 336.

Agnew, M., 2015, "Confidentiality and Disclosing Information to Protect

Others", General Medical Council, https://gmcuk.wordpress.com/2015/09/02/confidentiality-and-disclosing-information-to-protect-others/.

Birch, R., 2013, "From the Case Files", Medical Protection Society, https://www.medicalprotection.org/uk/articles/practice-matters-june-2013-from-the-case-files.

Campbell v. MGN (2004) UKHL 22.

Chan, T. K., 2013, "Doctors Have a Duty to Breach Patient Confidentiality to Protect Others at Risk of HIV Infection", *BMJ*, Vol.346, p.1471.

Department of Health and Social Care, 2003, "Confidentiality: NHS Code of Practice", https://www.gov.uk/government/publications/confidentiality-nhs-code-of-practice.

General Medical Council, "GMP in action.Case studies: Dr McDonald", https://www.gmc-uk.org/gmpinaction/case-studies/dr-macdonald/scenario-02/.

General Medical Council, 2017a, "Confidentiality: Disclosing Information for Education and Training Purposes", https://www.gmc-uk.org/-/media/documents/confidentiality—disclosing-information-for-education-and-training-purposes_pdf-70063667.pdf.

General Medical Council, 2017b, "Confidentiality: Good Practice in Handling Patient Information", https://www.gmc-uk.org/ethical-guidance/ethical-guidance-for-doctors/confidentiality.

General Medical Council, 2017c, "Confidentiality: Patients' Fitness to Drive and Reporting Concerns to the DVLA or DVA", https://www.gmc-uk.org/ethical-guidance/ethical-guidance-for-doctors/confidentiality—patients-fitness-to-drive-and-reporting-concerns-to-the-dvla-or-dva.

General Medical Council, 2018, "Confidentiality: Reporting Gunshot and Knife Wounds", https://www.gmc-uk.org/ethical-guidance/ethical-guidance-for-doctors/confidentiality—reporting-gunshot-and-knife-wounds.

Herring, J., 2018, *Medical Law and Ethics*,7th ed, Oxford: Oxford University Press.

Isaacs, D., Kilham, H. A., Jacobe, S., Ryan, M. M. and Tobin, B., 2008,

"Gaining Consent for Publication in Difficult Cases Involving Children", *BMJ*, Vol.337, p.1231.

Lucassen, A. and Gilbar, R., 2018, "Alerting Relatives about Heritable Risks: the Limits of Confidentiality", *BMJ*, Vol.361, p.1409.

Medical Defence Union, 2018, "Counter-Terrorism and Confidentiality", https://www.themdu.com/guidance-and-advice/guides/counter-terrorism-and-confidentiality.

R (Axon) v. Secretary of State for Health (2006) EWHC 37 (Admin).

Tarasoff v. Regents of University of California (1976) 17 Cal.3d 425.

Tincknell, L., O'Callaghan, A., Manning, J. and Malpas, P., 2018, "Deathbed Confession: When a Dying Patient Confesses to Murder: Clinical, Ethical, and Legal Implications", *Journal of Clinical Ethics*, Vol.29, No.3, pp.179-184.

W v. Edgell (1990) 1 ALL ER 835.

Wilkinson, D. and Savulescu, J., 2015, "A Case of Consent", *Journal of Medical Ethics*, Vol.41, No.2, pp.143-144.

第十章
资源分配

在决定如何分配资源方面，全世界的医疗保健系统都面临巨大的挑战。没有哪个医疗系统有足够的资金，能够保证在所有情况下为所有患者都提供最好的治疗。在英国，每年都有几十种新药获得上市许可。几乎所有的新药都比现有的药物治疗效果更好一些。许多新药都很昂贵。什么时候额外的收益值得额外的费用投入呢？英国国家卫生服务体系等公共医疗服务系统和私营保险公司都面临着这个基本问题。

每当因为资源有限而出现定量配给或限制治疗的难题时，就出现了这样一种声音：建议应该将更多的资金投入医疗服务体系建设。国家应该在卫生方面投入多少，是一个非常重要的政治问题。图 10.1 显示了不同国家医疗保健支出与居民预期寿命之间的关系。

本章主要关注与医疗资源分配相关的伦理和法律问题。关于医疗保健费用投入的问题留待日后深入研究。

◆ **案例 10.1**

C 先生是一名 62 岁的男性，患有病态肥胖症（身体质量指数是 43，体重 140 千克）和多种并发症（例如糖尿病、关节炎），医生建议他进行减重手术。然而，英国当地基层医疗信托机构有一项政策，只资助身体质量指数超过 50 的患者进行手术。C 先生向一个"个人资金申请"（Individual Funding Request, IFR）小组提出申请，表明自己的情况特殊，应该获得手术资助。他的申请被拒绝了，于是 C 先生提起了诉讼。

本案例基于 R（Condliff）v. North Staffordshire Primary Care Trust（2011）。

医疗应该实施配给制吗？

面对类似 C 先生这样的案件，我们可以把伦理问题——是否应该实施定量配给治疗，或以什么为基础实施——与法律问题分开。我们首先来讨论伦理问题。

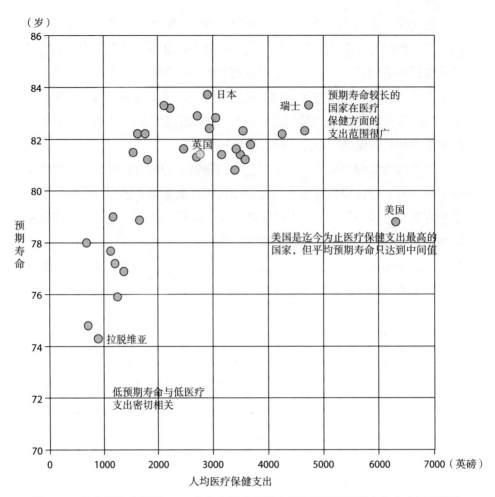

图 10.1　经合组织成员国 2014 年人均医疗保健支出和居民预期寿命分布（以当前购买力平价计算）

资料来源：Office for National Statistics, "How Does UK Healthcare Spending Compare with Other Countries?", https://www.ons.gov.uk/peoplepopulationandcommunity/healthandsocialcare/healthcaresystem/articles/howdoesukhealthcarespendingcomparewithothercountries/2019-08-29。

配给制与伦理

医疗应该实施配给制吗？"我们不应该为生命定价"

在处理类似于 C 先生这样的情况时，关于资源分配、分配正义和"配给"的讨论往往会受到这样的批评：我们不应该为生命定价。

这是一个"母爱宣言"的例子，它看似正确，但在伦理上却经不起推敲。假设有一笔 10 万英镑的医疗预算。有许多人患上了危及生命的疾病。治疗 A 疾病需要 2 万英镑，治疗 B 疾病需要 10 万英镑。我们面临选择：拯救五个患有 A 疾病患者的生命，还是拯救一个患有 B 疾病患者的生命。

一般而言，（在其他条件相同的情况下）我们坚信应该拯救最多的生命。一个著名的哲学思想实验要求人们想象一个与上述案例类似的情况。假如你是唯一一艘海岸警卫队值班船的船员。有两艘船相隔一段距离，都已被风浪掀翻。一个救生筏上有五个人，在正北 50 英里处；另一个救生筏上有一个人，在正南 50 英里处。一场风暴即将到来，在风暴掀翻救生筏将人们淹死之前，你极有可能只能够到一个救生筏。在一项针对普通人的试验调查中，几乎每个人都选择拯救那五条生命（Arora et al., 2016）。哲学家约翰·陶雷克（John Taurek）对此持有异议，他的观点颇有名气（Taurek, 1977）。他认为，平等对待每个人就是让人人都有平等的机会获得最重要的东西——生命。这涉及到抛掷硬币的问题。

显而易见，在资源有限的情况下，在救生治疗上花费多少钱的决定等同于获救人数的差异。事实上，它们也等同于人们的寿命和生活质量之间的差异。关于如何分配资源，有不同的伦理学理论。但是，这些问题和医疗配给一样，都无法避免。

利益最大化：成本效益分析、质量调整寿命年和功利主义

在公共资助的医疗保健系统中，一种广泛的决定资金优先使用顺序的方法是进行成本效益比较。在成本效益分析中，干预的成本除以其收益，得出成本效益比。首选成本效益比较低的干预措施。

成本效益分析考虑了两个在伦理上很重要的因素。治疗费用将直接影响到能够从固定预算的医疗系统中受益的人数。正如前文的假设预算所示，选择更便宜（但同样有效）的治疗仅仅意味着更多的患者能够得到治疗（例如，选择一种更便宜的挽救生命的治疗，意味着将有更多人因此获救）。治疗**效果**对给定卫生预算下可以提升或改善的健康福利金数额有影响。选择更有效的治疗方法意味着有可能产生更大的影响。

表 10.1 评估了不同方法的治疗的有效性。

表 10.1 　　　　　　　　　　评估治疗效果的不同方法

健康效用指标	内容	评价
质量调整寿命年（QALYs）	将寿命（通过治疗延续的生存年限）与生活质量（基于对不同健康状态的偏好调查）结合起来衡量。将一年的健康生活赋值为 1。	认为完整的健康在生命期的任何时候都具有同等价值。在公共政策中广泛使用（如英国的 NICE）。
挽救年轻生命当量（SAVEs）（Nord，1992）	将干预措施与参考干预措施进行比较，后者可使年轻人免于死亡，并完全恢复健康。允许评估包含分配（例如，优先考虑情况最差的人）。	假设干预的最大好处是挽救年轻人的生命。能够直接和直观地比较干预措施对患者健康状况改善的贡献程度。
健康当量年（HYEs）（Mehrez and Gafni，1989）	表示完全健康状态下的生命年数与不完全健康状态下的实际生命年数相当。对不同年龄段的生活质量没有给予同等重视。	在实践中评估起来很复杂。不清楚与 QALYs 有多大差异。
伤残调整生命年（DALYs）（Anand and Hanson，1997)	是指从发病到死亡所损失的全部健康年，包括因早亡所致的寿命损失年和疾病所致伤残而引起寿命损失年两部分（完全健康的赋值 0，死亡赋值 1）。包括年龄加权（年轻人或中年人比老年人或幼儿得到更多的权重）。	用于衡量疾病负担。与 QALYs 相比判断倒置（更高的 DALYs ＝更大的疾病负担）。
支付意愿	询问个人愿意为健康收益支付的金额。	用于公共政策的成本效益分析。可能使低收入者处于不利地位（因为经济富裕的人可能愿意为健康收益支付更多费用）。

资料来源：Nord, E., 1992, "An Alternative to QALYs: The Saved Young Life Equivalent (SAVE)", *BMJ*, Vol.305, No.6858, pp. 875-877；Mehrez, A. and Gafni, A., 1989, "Quality-Adjusted Life Years, Utility Theory, and Healthy-Years Equivalents", *Medical Decision Making*, Vol. 9, No. 2, pp.142-149；Anand, S. and Hanson, K., 1997, "Disability-Adjusted Life Years: A Critical Review", *Journal of Health Economics*, Vol. 16, No. 6, pp. 685-702。

我们接下来集中讨论 QALYs，因为它们使用最为广泛。一些相同的方法也适用于评估其他方法的有效性。

支持 QALYs 的核心论点如下：一般来说，医疗保健的目的是延长寿命和提高生活质量。生存时间和生存质量都很重要，如果必须做出选择，我们会在这两个因素之间进行权衡。如果将生存时间和生存质量的结合称为患者的整体福利，那么在医疗保健体系内分配资源时，我们应该把福利的数量最大化。因此，如果我们在医疗保健上可以花费一定数额的资金，那么它的分配就应该能够购买最大数量的福利。QALYs 实际上是一个福利单位。QALYs 理论是功利主义的直接衍生概念（见第二章）。

表 10.2 列出了不同类型医疗保健方案的人均 QALYs 费用示例。

表 10.2　　　　各种医疗保健干预措施的人均 QALYs 成本估计　　（单位：英镑）

干预措施	大概费用 /QALYs
用减缓疾病进展的药物治疗类风湿性关节炎	*（省钱和改善健康）
华法林与阿司匹林对 70 岁房颤患者的疗效比较	£2400/QALYs
对初诊 2 型糖尿病患者的健康教育	£3200/QALYs
植入式除颤器可预防高危人群心源性猝死	£30000/QALYs
通过年度 CT 扫描筛查重度吸烟者	£112000/QALYs
对中低风险人群进行年度 HIV 筛查	*（花费金钱，使健康状况恶化）

注：近似成本转换为英镑，并根据通货膨胀调整为 2018 年价值。

资料来源：Center for the Evaluation of Value and Risk in Health，https://cevr. tuftsmedicalcenter.org/databases/cea-registry。

◆·**案例 10.2**

某个临床委员会负责管理当地初级保健信托机构的预算。

他们正在考虑一系列大致费用相等的资金申请：

- 社区计划——健康运动推广。预防肥胖和心脏病。
- 与临终关怀机构合作，为患者提供社区护理计划。提高临终患者的生活质量。
- 在社区中心／运动场馆安装自动体外除颤器。防止心律失常患者猝死。
- 老年人日间护理计划。提高社区老年人的生活质量，并降低他们的孤独感。
- 扩大全科医生接诊范围，减少患者预约等待时间。

应该优先考虑哪一项计划？

QALYs 有什么问题?

对 QALYs 的批评主要归结为三个问题:

福利不是唯一需要考虑的价值。

因为没有考虑到实际经历者,QALYs 是**不公平的**。

对生活质量的计算存在问题。要么这样的计算是不可能的,要么太过主观并且依赖于计算方法,以至于理论无法适用于现实。

福利不是唯一的价值

首先,许多人认为更重要的是帮助病情较重的患者——他们**需要**得到更好的医疗救护——即使这可能会产生较少的收益。(有关优先主义的进一步讨论,请参见下文。)

其次,在生命的不同阶段人们并不总是同等看待福利。例如,许多人认为一个人生命结束的方式是相当重要的。从这个角度看,即使没有产生很大的 QALYs 值(因为患者存活时间很短),案例 10.2 提到的临终患者社区护理方案也可能是很重要的。

最后,许多人更重视预防死亡而不是改善健康。在案例 10.2 中,自动体外除颤器防止死亡的例子可能很少,但有些人仍然希望把安装自动体外除颤器的计划放在比临终患者社区护理计划或扩大全科医生接诊范围计划更为优先的位置(即使这些计划会使更多人受益)。

QALYs 是非正义的

第二个主要批评是 QALYs 没有考虑到正义。与完全健康的患者相比,对患有慢性疾病或残疾的患者进行挽救生命的治疗产生的 QALYs 更少。这就导致了约翰·哈里斯(John Harris)所说的"双重危险"(Harris,1985)。一个人有某种残疾。然后她需要进一步的医疗帮助。因为有第一个残疾的存在,所以从 QALYs 的角度来看,她似乎不太有资格获得进一步的医疗帮助。

正义所涉及的另一个问题就是所谓的分配问题。QALYs 方法使总福利最大化,而不关注这些福利是如何分配的。应该优先将资源用于规模较小的人群,给他们带来巨大的利益,还是针对更大范围的人群,给他们带来相对较少的利益?例如,(仅仅是较少地)减少患者的预约等待时间,就可能会使社区中的大量人受益。QALYs 的答案（即做任何使整体福利最大化的事情）是正确的吗？

计算生活质量的问题

如果要在实践中使用 QALYs，则必须有一套计算生活质量的方法。但这并不总是简洁明了的（Nord, Daniels, and Kamlet，2009）。有些福利可能更容易量化，因此更有可能获得资助。（例如，衡量患者候诊时间或社区日间护理计划的影响可能并不容易。）因为 QALYs 的终极目的是帮助在不同的医疗保健支出方式之间做出选择，生活质量的衡量不能只是基于一个人的价值观。在实践中需要回答的问题是：无法行走并只能坐在轮椅上的生活质量如何？或者，有严重面部疤痕的人的生活质量如何？这些问题没有统一的答案，因为答案取决于提问的方式和回答者。关于第一个问题，有几种不同的方法来处理。图 10.2 展示了一些处理方式。关于第二个问题，健康的人和有残疾或生病的人给出的答案是有区别的（Sinclair，2012）。有严重健康问题的人往往对自己的生活质量评价高得惊人。此外，生活质量与疾病严重程度之间的相关性不是很强（Fitzpatrick，1996）。

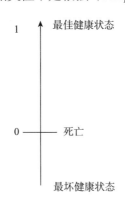

图 10.2　重视生活质量

说明：健康效用是基于调查中研究参与者对不同健康状态的偏好。可能的最佳健康状态被赋予正值 1，而可能的最差健康状态（如果被判断为比死亡更糟糕）被赋予负值。例如，可能会要求人们权衡不同时长的存活时间。想象一下，你的身体出现了一个状况（例如偏瘫），可以活一年。治疗方法 A 可以使你完全恢复健康，但只能生存 9 个月。你愿意接受治疗吗？通过计算剩余生存时间来决定不值得接受治疗 A，可以生成健康效用值（例如，如果 9 个月是临界点，则健康效用为 0.75）。如果有人即使只能存活 1 个月也要接受治疗，那么效用值将是 0.08（1/12）。如果有人在即使会导致立即死亡的情况下也要接受治疗 A，就意味着健康状态具有负效用（即比死亡更糟糕）。

年龄和 QALYs

由于 QALYs 是整合了寿命质量和寿命长短的产物，因此人均 QALYs 成本将与预期寿命成反比。实际上，QALYs 往往对老年人不利，因为他们的预期寿命通常比年轻人短。有些人会担心这意味着 QALYs 有年龄歧视，即不公正地歧视老年人（Bognar and Hirose，2014；Rivlin，1995；Shaw，1994）。

平均主义与公平分配

一个不同的分配有限资源的方法是基于公平和平等的重要性。资源应该平等分配的想法是非常有道理的。我们都熟悉这样的分法，即在分蛋糕时，每个人都应该得到平等的份额。然而，公平或平等地分配资源有不同的方式。

平等份额。但在临床实践中，有些人可能不需要或不想接受治疗，而另一些人则需要更多治疗。图 10.3 表明，如果人们的出发点不同，一味要求平等对待可能是不公平的。此外，如果给定资源的数量有限，则可能无法为每个人提供平等的份额。

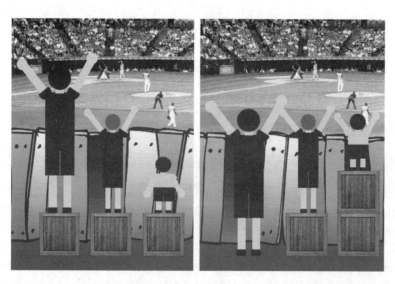

图 10.3　两种不同形式的平等（© Craig Froehle 教授，经许可使用）

平等获得治疗。所有人都可以平等地获得治疗（那么只有那些渴望治疗的人才能分得一杯羹）。然而，有些人可能比其他人更需要治疗或从治疗中受益。如果某种资源数量有限，就不可能让每个人都有平等的机会。

接受治疗的机会均等。对于移植器官这样的有限（不可分割）资源，可能无法让每个人都获得治疗。相反，每个人都可能被给予平等的机会接受治疗。例如，器官可能通过抽签分配，或者按照先到先得的原则。然而，有些人可能比其他人更需要治疗或从治疗中受益（例如，是否应该将处于持续植物人状态的人列入肾移植患者等待名单？）。

治疗结果相同。图 10.3 表明了实现平等结果的愿望，并指出为实现这一目标可能需要不同程度的支持。然而，在医疗保健领域，没有任何方法可以让每个人都获得平等的治疗结果。患者仍要面临死亡，有些人会比其他人病得更重——无论资源如何分配。

利益考量平等。一个卫生系统可能会决定以一种平等考虑每个患者从治疗中获益的可能性（见上文）和健康需求（见下文）的方式来分配治疗。它对每个患者的治疗利益给予同等重视，不会根据不相关的因素（如性别、种族、政治观点、性取向）进行不公平的分配。然而，这将不可避免地意味着资源分配不均。

◆·**案例 10.3**

A 先生患有晚期白血病，在一家公立医院住院治疗，目前的治疗手段对他不起作用。国外有一种新的治疗方法"Lixira"，在早期试验中看起来很有希望；但是，目前在本国的公共卫生系统中还没有这种药物，也没有相关研究实验可以给 A 先生提供这种药物，而且他身体太差，无法前往海外接受治疗。A 先生咨询医生他是否可以支付治疗费用。医生回答说，医院政策不允许患者支付在公立医院无法获得的治疗费用。

医院的政策合理吗？

（这是一个虚构的案例和药物——虽然也是基于我们遇到的真实案例。）

在 A 先生的案例中，医院政策关注的是不平等。有些患者因为富有而可以得到更好的治疗，这似乎与医疗服务应该公平分配而不是基于支付能力的基本理念相冲突。

然而，在这样的情况下，存在两个不同的（相关的）伦理问题。第一个问题是担心贫困患者的处境更为艰难——他们被剥夺了自己应得的东西。第二个问题是，较富裕的患者处境较好——他们能得到的远超于应得的东西。我们对这两个问题的反应是不同的。

如果面临第一个问题，解决方案是让公共卫生系统内的所有人都能使用 Lixira。这将改善那些情况更糟的患者的处境。这种应对不平等的方法有时被称为"提高平等水平"。然而，有时这根本不是一种选择。在全系统内推广 Lixira 的成本可能太高，或者临床证据可能太薄弱，无法证明在公共医疗保健系统中提供 Lixira 的合理性。

当面临第二个问题时，一种解决方案是阻止 A 先生为 Lixira 付款。在他的案例中，这似乎就是医院的政策。这对那些经济条件较好的人产生了负面影响。（至少在获得医疗服务方面）它使富人降到了穷人的水平。这种方法有时被称为"平等拉平"（Norheim，2009）。

然而，医疗保健领域的"平等拉平"似乎也存在问题。这让 A 先生的情况变得更糟（因为他无法获得可能对他的病情有帮助的治疗），但其他人却没有受益。这似乎也侵犯了他的自由，即把钱花到他自己选择的任何地方。（他可以花 10 万英镑买一辆豪华汽车或去赌场，但却无法花同样的钱购买可能会延长生命的药物。）更有极端观点认为，这似乎是对 A 先生的歧视，因为他身患重病。如果他身体够好，就可以到海外去购买 Lixira。但因为他病得太重无法成行，医院就剥夺了他接受治疗的机会。

◆ 案例 10.4

朱莉娅（Julia）是一名 40 岁的女性，是一位重度烟民，烟龄 20 年。她有强烈的戒烟愿望，之前曾多次尝试但均未成功。朱莉娅去找她的全科医生，申请使用一种药物来帮助她戒烟。全科医生给她开了含有伐尼克兰的处方，这是一种已被证明适用于成人戒烟的片剂。不过，朱莉娅听说过一种天然提取的药物（司巴丁）。她非常喜欢自然疗法，并且担心伐尼克兰的副作用。但司巴丁目前没有在公共卫生系统中得到资助（因为相对缺乏临床实验证据）。

公共卫生系统是否应该资助次优治疗？

除了决定如何处理患者提出的非公开治疗要求外，卫生系统还需要决定如何应对可供使用但可能效果较差，或更昂贵的治疗请求。患者是否应该获得次优治疗？

公共卫生保健系统的一个应对措施可能是，只为（基于证据）最有效的且可负担的治疗提供资金。例如，英国国家卫生服务体系目前将为希望戒烟的人提供伐尼克兰，而不是司巴丁。然而，这似乎忽略了价值观在医疗决策中的作用，以及患者自主权的重要性。

对这些情况的不同反应，在其他地方被称为成本等价原则：

成本等价原则是指除了为特定情况提供最有效、可用的治疗方法外，公共资助的医疗保健系统应提供合理的次优医疗，其成本应与最佳治疗方法相当（或成本更低）（Wilkinson and Savulescu，2017）。

如果英国国家卫生服务体系允许朱莉娅使用司巴丁，那么公共医疗保健系统的花费并不会更多（实际上可能支出更少）。这将使朱莉娅的需求（和价值）与其他希望戒烟但乐意服用伐尼克兰的人得到同等对待。

响应患者需求和优先主义

如前文所述，提供等量医疗保健服务面临的问题是人们对治疗的需求不同。有一种不同的资源分配方法旨在优先响应最需要治疗的人。例如，急诊室的分诊就是按紧急顺序，而不是按患者到达的时间顺序对他们进行诊疗处置。

罗尔斯方法

美国哲学家约翰·罗尔斯（John Rawls）提出了分配正义的一般理论，即在社会中应该如何分配金钱和其他物品（Rawls，1999）。丹尼尔斯将罗尔斯的方法应用于医疗保健领域（Daniels，2008）。他赞成根据理性人的选择来发展社会正义理论。为了确保公正性，罗尔斯提出了一种理论工具：无知之幕。

无知之幕

无知之幕是一个思想实验。想象一下，你位于某个虚空的地方，俯视着大量不同类型的社会。每一个社会都以不同的方式在其公民中分配财富。

在一些社会中，贫富之间存在巨大差异。在另一些社会中，物品几乎平均分配。一些社会总体上很富裕；另一些社会情况很糟。假如你可以选择加入其中一个社会，但不知道在那个社会中的你会成为一个什么样的人。你可能跻身富豪的行列，也可能与最贫穷的人为伍，或者介于二者之间。你也不知道你将拥有什么样的人生。你的智力可能或高或低。你的性格可能和现在相比大相径庭。你的性别可能或男或女。问题是：你会选择加入哪个社会？

罗尔斯认为，理性的选择是加入这样一个社会，在那里社会与经济的不平等应该被安排得符合处于最不利地位者的最大利益。这意味着，如果你最终不幸成为新社会中最弱势的人，你仍然会过得很好。最贫困的群体获得最大限度的富裕才能最好地实现正义，这一观点被称为"差异原则"。这一原则应用于资源分配领域启发了后来被称为"优先主义"的理论，根据该理论，如果利益归属于处境较差的人，那么这些利益就更重要（Parfit，1997）。回顾我们在案例10.2中优先顺序设定的例子。将优先主义应用于该示例可能意味着绝症患者的护理会得到优先资助（即使这样做不会产生最多的QALYs）。

优先主义的问题

这种资源分配方法存在几个问题。其中一个问题是，往往不清楚谁的处境更糟。是病情最严重的患者、未经治疗而损失最大的人，还是迄今为止生活最糟糕的人？

此外，优先主义似乎会面临一个"无底洞"——大量资源可能会花费在那些境况非常糟糕的人身上，尽管他们实际上从治疗中获益甚微。我们之前询问过是否应将处于持续植物人状态的患者列入器官移植等待名单。他们的情况似乎非常糟糕（患有严重的神经功能障碍和器官衰竭），但让他们获得像肾脏这样的有限资源似乎不是很靠谱。

自律之责

如果一个患者的某些行为或生活方式导致了他的健康状况不佳，那他是否应该在医疗保健方面处于较低的优先地位？

◆ 案例 10.5

当地的临床委员会制定了一项规则，即肥胖或吸烟的患者将不会被列入择期手术名单。患者将被转介到减肥计划或戒烟计划。在一般情况下，他们只有在戒烟至少八周或体重减轻后才有资格接受手术。该小组认为这些限制是为了鼓励患者"尽可能为自己的健康和福祉承担更多责任，从而腾出有限的国家卫生服务体系的资源用于优先治疗"。

上述政策合理吗？

本案例基于 Hertfordshire CCG Fitness for Surgery Policy（Donnelley，2017）。

有两种不同的方式来考虑个人在医疗保健方面的责任（Feiring，2008）。

回溯性（*Backward-looking*）的责任旨在确定患者的健康状况部分或全部是他们自己选择的结果。这一部分患者会有较低的治疗优先权。

前瞻性（*Forward-looking*）的责任旨在通过对治疗施加条件限制，使患者对自己的医疗保健负责（Savulescu，2018）。

辩论角专栏 10.1 展示了在分配医疗资源时考虑责任所持有的赞成和反对的论点。

案例 10.5 中的政策似乎同时具有回溯性和前瞻性责任的要素。它针对肥胖或吸烟的人（不适用于其他患者）进行手术施加了限制，部分原因可能是他们被认为应该对自己现在的身体状况负有责任。然而，限制的适用是通过对未来行为的条件设定来达成的。

社会因素、家属和优先事项

如果一个患者对疾病所负的责任可能会降低他接受治疗的优先权，那么还有其他因素可能会提升某人的优先权。例如，有受扶养的家属（比如，孩子或年迈体弱的父母）的患者是否应该优先获得医疗保健服务？对社会有更广泛价值的人又应如何对待呢？例如，在卫生紧急情况（如暴发流行病）下，有观点认为医护人员应该首先获得治疗或注射疫苗。这是否合理（Rothstein，2010）？

根据结果主义者的观点（见第二章），应该考虑我们行为的所有后果。如果治疗 A 比治疗 B 产生更好的总体结果，这就为支持治疗 A 提供了充分的理由。这些总体结果包括 A 或 B 对社会的贡献。

然而许多人会争辩说，医生或健康管理人员不应该对患者的"社会价值"做出判断。社会还有其他方式奖励人们所做的贡献（例如通过收入或各种荣誉）。优先提供医疗保健服务不应该包含在内。即使在原则上优先考虑那些具有更高"社会价值"的人并没有错，但在实践中判断这种价值太难了。例如，我们可能无法得知一位患者在帮助他人方面所做的善行。

◆◆·· **辩论角　专栏10.1　在分配医疗资源时是否应考虑患者对疾病所负的责任?**

● 赞成

成年人可以自主作出决定，然后对这些决定的后果承担责任。尽管在许多情况下难以评估其所负责任大小，但情况并非总是如此。选择绝育（然后又想撤销该手术）的完全知情者，以及知道软组织损伤风险的运动员，都是在了解相关健康风险的情况下做出选择的。

正如要求在有限的卫生保健资源中占有更大的份额是不公平的一样，人们做出选择，然后期望公共卫生保健系统支付这些选择的费用也是不公平的。

在许多其他行业中，我们期望人们接受自己所做选择的后果。例如，选择努力学习的人会得到奖励，而违法的人会受到惩罚。为什么医学应该有所不同?

对于做好了自我健康管理的患者来说，因为另一个对自身健康不负责的人占据了优先权（可能是以病情更严重为由），而被拒绝治疗是不公平的。如果资源稀缺，最起码应给予责任问题一定的权重，即使与临床需要或受益能力等其他因素相比，这个权重很小。

● 反对

尽管可以自由选择生活中的不同事物，但人们对影响健康的大多数因素几乎没有有效的选择，或者无论如何都不能合理地指责他们所作出的选择。比如一个吸烟者。成长经历、同龄人的怂恿，也许还有容易导致成瘾行为的遗传基因，这些因素结合起来可能使他更容易受到吸烟的影响。此外，他可能在十几岁的时候就染上了烟瘾。在 20 年后的今天，让他为自己因吸烟导致的身体不健康后果负责，这样做是否合适？一般来说，责任归属太不精确。许多人在某种程度上对他们的健康状况负有责任，但我们如何确定他们是否或应该负有多少责任？

即使一个人有责任，也不应该影响到优先权。获得医疗服务和优先权应该取决于临床需要等因素，而不是责任。健康对我们生活的至关重要性证明，医疗保健与生活中的其他领域不同，在那些领域我们确实希望人们对自己的行为负责，并接受因此产生的一切后果。

做出分配决定的公平程序

我们讨论的每一种资源分配理论都有自己的独特价值，都有自身的优点和缺点。但似乎没有哪一种理论可以决定资源的使用。鉴于此，最近的许多研究没有集中在理论分析，而是强调关注做出决策的过程。丹尼尔斯和萨宾（Daniels and Sabin）设定了四个条件，以便在分配决策中实施他们所谓的 "合理问责"（Daniels and Sabin，1997）。

公开：关于新技术覆盖范围的决定（和其他限制性决定）及其理由必须公开。

合理：决定覆盖范围的理由应旨在提供一个合理的解释，说明本组织应如何在合理的资源限制下提供 "物有所值" 的服务，以满足特定人群的各种医疗服务需求。

上诉：有一个质疑和解决有关限额决定的机制，包括根据最新出现的证据或论点修改决策的机会。

执行：有自愿或公开的程序监管，以确保前三个条件顺利达成。

在实践中，这种程序通常涉及建立一个由不同背景的人组成的小组，来决定资源分配的问题（Hope et al.，1998），这就提出了一个问题：谁应该参与这个过程，以及如何遴选成员。即使得到了关于医疗干预的成本和效果的良好证据，这样的团体也经常面临着伦理选择。如果团体要以负责任的方式行事，就需要为其决定提供理由。无可避免地要去考虑上述分配理论所强调的价值。

配给与法律

如果卫生当局或医疗服务提供者在法庭上因为资源分配的决定（如 C
先生的案例——案例 10.1）而被质疑，那就需要能够从两个方面解释其决定：

做出该决策的**程序**是否合理？

做出该决策的**理由**是否合理？

资源分配决策的法律挑战

人们可以通过公法或私法诉讼对资源分配的决定提出法律上的质疑。
英国国家卫生服务体系的法律框架对卫生大臣规定了一些具体的法律义
务。《2006 年国家卫生服务法案》（于 2007 年 3 月生效）主要涵盖了英国
国家卫生服务体系的结构和运作。该法案中的义务包括促进旨在确保改善
（a）民众身心健康，以及（b）疾病预防、诊断和治疗的综合医疗服务。

让法院参与资源分配决定的一种潜在方式是，声称在不资助某一特定
治疗或服务的情况下，英国国家卫生服务体系未能履行其法定职责。所涉
及的程序是公法的一部分，被称为司法审查。如果原告胜诉，法院将驳回
医疗机构拒绝治疗的决定，并要求其重新考虑该决定。法院无法强制国家
卫生服务机构提供治疗。

第二种（私人诉讼）方法是使用民法，认为某些人或机构在作出决定
时存在过失。如果胜诉，索赔人（例如患者）所遭受的损失将得到赔偿。
然而，相关决定是无法撤销的。

通过对相关案例的分析，蒙哥马利（Montgomery）得出结论："……
如果司法审查是基于对决定的实质内容的攻击，那就不太可能成功。如果
原告声称作出决定的过程存在缺陷，起诉申请将会更有说服力。"然而，
这可能也很难让法院满意（Montgomery，2003）。查尔斯·福斯特 (Charles
Foster) 认为，法院只有在英国国家卫生服务机构的资源分配决定"坦率地
说是不合理的"时才会进行干预（Foster，2007）。司法审查成功最常见的
理由是该机构没有遵循自己的指南或程序。

在案例 10.1 中，法院驳回了 C 先生的起诉，理由是他的情况并不"特殊"，所以初级保健信托机构遵循了自身的指导原则，只在 C 先生的情况特殊时才会给予资助。法院还驳回了 C 先生的论点，即个人资金申请小组在评估他的情况时应该考虑到非临床因素。（有关分配决定中纳入社会因素的讨论，参见后文。）

（在初级保健信托机构后来同意支付手术费用后，C 先生最终接受了手术。）

一般来说，法院不会支持私人索赔，尤其是过失索赔。蒙哥马利认为，法院不愿参与配给决定的原因之一是确保卫生当局根据资源的最佳利用作出决定，而不是满足那些最有可能投诉的人的要求。

虽然法院不会干预英国国家卫生服务体系内的资源分配问题这一原则似乎是成立的，但也有卫生当局因未能提供服务而被追究责任的案例。

第一个案例涉及为多发性硬化症患者提供干扰素 β。一名患者对卫生部门拒绝支付该药物的决定提出质疑，并以该部门没有遵循卫生部发布的指导意见为由起诉成功［R（Condliff）v. North Staffordshire Primary Care Trust（2011）］。

第二个案例涉及三名想要进行变性手术的患者。这种手术被当局列为低优先级，也没有得到资助。上诉法院认为，卫生局的政策存在缺陷。尤其是当局未能准确地评估各种形式的治疗效果［North West Lancashire Health Authority v. A, D and G（1999）］。

在第三个案例中，一名患者成功地对个人资金申请小组的结论提出了上诉（与 C 先生案例的情况一样）［Ann Marie Rogers v. Swindon NHS Trust（2006）］。法院对该小组明显的推理不力提出了批评。小组关于只在"例外情况"下提供治疗的决定是可以接受的——"前提是有可能预见，而且决策者确实预见到了这种例外的情况"。（在本案中，法院得出结论，个人资金申请小组对例外情况的评估是"毫无意义的"。）

至于 1998 年《人权法案》对获得治疗的影响，有几个条款可以为拒绝治疗（尤其是挽救生命的治疗）的患者提供佐证。这些条款包括第 2 条（生命权）、第 3 条（保护免受酷刑或不人道或有辱人格的待遇）、第 8 条（私人生活权）和第 14 条（保护免受歧视）。如果患者声称由于年龄或残疾等原因受到歧视，第 14 条可能是最有力的法律保护依据。（Herring，2018）。

复习思考题

1. 一个临床委员会制定了一份获得体外受精的标准清单。包括接受治疗的年龄限制。这是年龄歧视吗？

2. 一名因年龄太大而无法尝试体外受精—胚胎移植技术的妇女决定将临床委员会告上法庭。她有什么法律依据？她有可能成功吗？

3. 什么是 QALYs？它在分配治疗的决策中起什么作用？

4. 两名器官衰竭患者可能适合移植器官。其中一名患者病情加重，另一名患者目前病情较轻，出现移植并发症的可能性较低，移植后的存活时间可能更长。在选择为哪个病人进行移植时，有哪些不同的伦理依据？

5. 英国国家卫生服务体系通常不资助逆转输精管结扎术（男性绝育）。你认为这项政策的伦理依据是什么？是否合理？

◆ **扩展案例 10.6**

W 女士，75 岁，患有严重髋关节炎，被列入髋关节置换手术的候补名单。她非常痛苦，行走困难，手术需要等待的时间为一年。W 女士申请前往法国接受治疗（在那里她可以更快地进行手术）。如果获得预先授权，英国国家卫生服务体系将承担 W 女士在另一个国家的治疗费用。然而，当地的初级保健信托机构拒绝授权治疗。W 女士的髋关节疼痛恶化，而她的手术还需等待 3—4 个月的时间，她还是去了法国并接受了治疗。随后，她向法院申请返还治疗费用（3900 英镑）。她辩称道，拒绝批准她前往海外治疗侵犯了她的行动自由权。

患者是否有权出国接受治疗？

公共卫生系统是否应该（或何时应该）为患者支付海外治疗的费用？

它们应该支付与本国同等的治疗费用，还是支付全部治疗费用（如果费用更高）？

本案例基于 Watts v. Bedford PCT and Secretary of State for Health（2004）。（在 W 女士的案件中，英国上诉法院将这些问题提交给欧洲法院。欧洲法

院在本案判决中表明，如果在英国的等待时间被认定为"不当延误"，患者将在此类索赔中胜诉。）

参见 Davies（2007）和 Wilkinson and Savulescu（2018）。

◆ 参考文献 ◆

Anand, S. and Hanson, K., 1997, "Disability-Adjusted Life Years: A Critical Review", *Journal of Health Economics*, Vol.16, No.6, pp.685-702.

Arora, C., Savulescu, J., Maslen, H., Selgelid, M. and Wilkinson, D., 2016, "The Intensive Care Lifeboat: A Survey of Lay Attitudes to Rationing Dilemmas in Neonatal Intensive Care", *BMC Medical Ethics*, Vol.17, No.1, p.69.

Bognar, G. and Hirose, I., 2014, *The Ethics of Health Care Rationing*: *An Introduction*, London: Routledge.

Daniels, N., 2008, *Just Health: Meeting Health Needs Fairly*, Cambridge: Cambridge University Press.

Daniels, N. and Sabin, J., 1997, "Limits to Health Care: Fair Procedures, Democratic Deliberation, and the Legitimacy Problem for Insurers", *Philosophy & Public Affairs*, Vol.26, No.4, pp.303-350.

Davies, G., 2007, "The Effect of Mrs Watts' Trip to France on the National Health Service", *King's Law Journal*, Vol.18, No.1, pp.158-167.

Donnelley, L., 2017, "NHS Provokes Fury with Indefinite Surgery Ban for Smokers and Obese", The Telegraph, 17 October 2017, https://www.telegraph. co.uk/news/2017/10/17/nhs-provokes-fury-indefinite-surgery-ban-smokers-obese/.

Feiring, E., 2008, "Lifestyle, Responsibility and Justice", *Journal of Medical Ethics*, Vol.34, pp.33-36.

Fitzpatrick, R., 1996, "Patient-Centred Approaches to the Evaluation of Health Care", *In Essential Practice in Patient-Centred Care*, Edited by S. Ersser,

R. A. Hope and K. W. M. Fulford, Oxford: Blackwell Science, pp.229-240.

Foster, C., 2007, "Simple Rationality? The Law of Healthcare Resource Allocation in England", *Journal of Medical Ethics*, Vol.33, No.7, pp.404-407.

Harris, J. 1985, *Value of Life: An Introduction to Medical Ethics*, Routledge & Kegan Paul.

Herring, J., 2018, *Medical Law and Ethics*, 7th ed., Oxford: Oxford University Press.

Hope, T., Hicks, N., Reynolds, D. J., Crisp, R. and Griffiths, S., 1998, "Rationing and the Health Authority", *BMJ* (Clinical research ed.), Vol.317, No.7165, pp.1067-1069.

Mehrez, A. and Gafni, A., 1989, "Quality-Adjusted Life Years, Utility Theory, and Healthy-Years Equivalents", *Medical Decision Making*, Vol.9, No.2, pp.142-149.

Montgomery, J., 2003, *Health Care Law*, 2nd ed., Oxford: Oxford University Press.

Nord, E., 1992, "An Alternative to QALYs: The Saved Young Life Equivalent (SAVE)", *BMJ*, Vol.305, pp.875-877.

Nord, E., Daniels, N. and Kamlet, M., 2009, "QALYs: Some Challenges", *Value in Health*, Vol.12, No.1, pp.S10-15.

Norheim, O. F., 2009, "A Note on Brock: Prioritarianism, Egalitarianism and the Distribution of Life Years", *Journal of Medical Ethics*, Vol.35, pp.565-569.

North West Lancashire Health Authority v. A, D and G (1999) EWCA Civ 2022.

Office for National Statistics,2016, "How Does UK Healthcare Spending Compare Internationally?", ONS, https://www.ons.gov.uk/peoplepopulationandcommunity/healthandsocialcare/healthcaresystem/articles/howdoesukhealthcarespendingcompareinternationally/2016-11-01.

Parfit, D., 1997,"Equality and Priority", Ratio, Vol.10, No.3, pp.202-221.

R (Condliff) v. North Staffordshire Primary Care Trust (2011) EWCA Civ 910.

R (on the Application of Ann Marie Rogers) v. Swindon NHS Trust (2006) EWCA 392.

R (on the Application of Watts) v. Bedford PCT and Secretary of State for Health (2004) EWCA Civ 166.

R v. North Derbyshire Health Authority (1997) Med LR 327.

Rawls, J., 1999, *A Theory of Justice*, Rev. ed., Oxford: Oxford University Press.

Rivlin, M. M., 1995, "Protecting Elderly People: Flaws in Ageist Arguments", *BMJ*, Vol.310, No.6988, pp.1179-1182.

Rothstein, M. A., 2010, "Currents in Contemporary Ethics.Should Health Care Providers Get Treatment Priority in an Influenza Pandemic?", *The Journal of Law, Medicine & Ethics*, Vol.38, No.2, pp.412-419.

Savulescu, J., 2018, "Golden Opportunity, Reasonable Risk and Personal Responsibility For Health", *Journal of Medical Ethics*, Vol. 44, No.1, pp.59-61.

Shaw, A. B., 1994, "In Defence of Ageism", *Journal of Medical Ethics*, Vol.20, No.3, pp.188-191, 194.

Sinclair, S., 2012, "How to Avoid Unfair Discrimination Against Disabled Patients in Healthcare Resource Allocation", *Journal of Medical Ethics*, Vol.38, No.3, pp.158-162.

Taurek, J., 1977, "Should the Numbers Count?", *Philosophy & Public Affairs*, Vol.6, No.4, pp.293-316.

Wilkinson, D. and Savulescu, J., 2018, *Ethics, Conflict and Medical Treatment for Children: From Disagreement to Dissensus*, Elsevier.

Wilkinson, D. and Savulescu, J., 2017, "Cost-Equivalence and Pluralism in Publicly-Funded Health-Care Systems", *Health Care Analysis*.

·◆ 扩展阅读 ◆·

《医学伦理学杂志》刊登了哈里斯（Harris）和辛格（Singer）及其同事之间有趣而激烈的辩论。

Harris, J., 1987, "QALY Fying the Value of Human Life", *Journal of Medical Ethics*, Vol.13, pp.117-123, Harris argues against QALY theory.

Harris, J., 1995, "Double Jeopardy and the Veil of Ignorance—A Reply", *Journal of Medical Ethics*, Vol.21, pp.151-157, Harris defends his original position.

Harris, J., 1996, "Would Aristotle Have Played Russian Roulette?", *Journal of Medical Ethics*, Vol.22, pp.209-215.

Hope, T., 1996, "QALYs, Lotteries and Veils: The Story so Far", *Journal of Medical Ethics*, Vol.22, pp.195-196, Summary of the debate.

McKie, J., Kuhse, H., Richardson, J. and Singer, P., 1996, "Another Peep Behind the Veil", *Journal of Medical Ethics*, Vol.22, pp.216-221.

McKie, J., Kuhse, H., Richardson, J. and Singer, P., 1996, "Double Jeopardy, The Equal Value of Lives and the Veil of Ignorance: A Rejoinder to Harris", *Journal of Medical Ethics*, Vol.22, pp.204-208.

Singer, P., McKie, J., Kuhse, H. and Richardson, J., 1996, "Double Jeopardy and the Use of QALYs in Health Care Allocation", *Journal of Medical Ethics*, Vol.21, pp.144-150, Singer and colleagues reply to Harris.

◆第十一章◆
儿童和青少年

◆ 案例11.1

13 岁的 H 患上了严重的心力衰竭，这是儿童早期白血病药物治疗的并发症。医生告诉 H，如果不进行心脏移植，她的病情可能会恶化甚至引发死亡；医生认为心脏移植符合她的最佳利益。然而，H 表示她不想接受这个手术。她觉得治疗风险太大，宁愿在剩下的时间里与朋友和家人在一起。她的父母支持 H 的决定，不同意手术。

父母能否拒绝同意对孩子或青少年最有利的治疗措施？

年轻人能否自行同意或拒绝同意医疗手术？

[本案例基于 Hannah Jones 案（Verkaik，2008）。]

儿童和青少年医疗护理中的伦理问题，与其他可能缺乏判断能力的患者的伦理问题存在重叠之处（见第七章）。但是，差异仍然是存在的。其中包括：何时假定或不假定患者具有行为能力，患者自身价值观的作用，以及特定群体（即父母）作为代理决策者的独特作用。我们思考儿童问题的方式充满着诸多矛盾性。一方面，我们希望提供保护；另一方面，我们想要鼓励青少年逐渐增强自主性。我们重视家庭关系，希望赋予父母在不受国家干预的情况下，就其子女的医疗护理做出决策的权利。然而，如果父母的行为不符合孩子的最佳利益，我们也希望保护孩子免受伤害。

法 律

在英国，与儿童（青少年）医疗问题相关的关键立法有四项。尽管不同司法管辖区之间存在一些细微差异，但整个英国关于治疗和同意的原则是相同的。《心智能力法案》（MCA）不适用于儿童（适用于 16—17 岁缺乏行为能力的人）。

1. 1989 年《儿童法案》是英格兰、威尔士和北爱尔兰有关儿童的主要法律。它阐述了许多一般性原则（见专栏 11.1），同时也提供了具体的法律程序。它还提供了一个"福利清单"（见专栏 11.2），为法院裁判提供指导性的帮助。清单列举了法院在做出裁判时应考虑的一系列因素。（随后的一项法律，即 2004 年的《儿童法案》，主要涉及儿童服务系统，旨在为儿童保护提供更好的一体化服务。)

◆◆·专栏 11.1 1989 年《儿童法案》的一些一般性原则

儿童的福祉是最重要的。

儿童是一个人，而不是一个受关注的对象：应该听取足够成熟的儿童的意见（尽管他们的意愿不一定会被遵循）。

儿童应由父母或大家庭来抚养，不应受国家干预，除非面临危险。

如果儿童被安置在家庭以外的地方，则应保持家庭联系。

如果出现冲突，目标应该设定为合作、谈判和伙伴关系。

需要诉诸法律程序时应避免延误。

◆◆·专栏 11.2 1989 年《儿童法案》：福利清单

法院在做出裁判时应考虑以下因素：

- 儿童的愿望和感受；
- 儿童的身体、情感和教育需求；
- 环境变化对儿童可能产生的影响；
- 儿童的年龄、性别和背景，以及法院认为相关的所有特征；
- 儿童遭受过或有可能遭受的任何伤害；
- 父母和其他人满足儿童需求的能力；
- 法院的权力范围。

2. 1995 年《（苏格兰）儿童法案》适用于苏格兰。该法案具有与 1989 年《儿童法案》相似的一般性原则；但它更明确地提到了儿童的意见。假定 12 岁及以上的青少年能够形成自己的观点，并且在可行的情况下应当考虑他们的意见。它还比英格兰法案更详细地界定了父母的责任和权利。

3. 1969 年《家庭法改革法案》与英格兰和威尔士的 16—17 岁患者的医疗同意相关。1969 年《家庭法改革法案》规定："……已满 16 岁的未成年人对任何外科、内科或牙科治疗的同意……应与本人成年时（即 18 岁及以上）同样有效；……无需从其父母或监护人处获得任何同意。" 1969 年

《成年法案（北爱尔兰）》为北爱尔兰制定了类似原则。

4. 1991年《法定行为能力年龄（苏格兰）法案》赋予未满16岁的成熟未成年人同意治疗的法定权利。该法案［第2(4)条）］规定："16岁以下的个人，如果其主治医生具备相关资质，且认为他能理解外科、内科或牙科治疗的性质和可能后果，该个体则应具有法定同意权。"这相当于苏格兰的"吉利克能力"（见下文）。苏格兰没有针对16岁或17岁青少年医疗同意的法律规定；然而，根据普通法，16岁及以上的人被推定有行为能力做出医疗决定并同意治疗方案。

◆ **案例11.2**

新生儿亚当（Adam）极度早产并被转移到另一家医院接受治疗。亚当的母亲埃莉（Ellie）也身体不适，留在第一家医院的重症监护室。苏珊娜（Suzanna）去医院探望亚当。苏珊娜与埃莉保持着长期的伴侣关系，但没有结婚。苏珊娜是亚当的卵子捐赠者（精子来自其他捐赠者）。

医生希望为亚当进行紧急手术，但不确定是否可以从苏珊娜那里获得同意。

谁有权为亚当决定是否接受紧急手术？

父母可以同意医疗程序吗？（哪一方？）

谁可以同意对年龄和心智尚未成熟到可以自己表示同意的儿童进行医疗评估和治疗，这取决于谁负有"父母责任"（parental responsibility）。这是《儿童法案》中的一个核心理念。

关于父母责任的一些一般性观点：

- 同一个儿童的父母责任为多人拥有（通常父母双方都有）。
- 许多行为或决策，包括同意医疗检查或治疗，可以由拥有父母责任的一方单独进行。这个人在采取行动（或同意治疗）之前不需要征求其他父母责任拥有者的意见。
- 父母责任通常不能转让或放弃（收养除外）。

拥有父母责任的人有义务确保儿童获得必要的医疗帮助和接受充分的

全日制教育；等等。他们有权就重大问题作出决定，例如日常护理和学校教育。专栏 11.3 对父母责任归属的相关法律进行了汇总。拥有父母责任的人，可以在儿童 18 岁生日之前对医疗程序表示同意。

在案例 11.2 中，苏珊娜在法律上没有对亚当的父母责任。（但她可以随后获得，例如将她的名字写在出生证明上。）然而，如果紧急治疗是为了避免对亚当造成伤害，医疗专业人员可以在未经父母同意的情况下为他提供治疗。从伦理而非法律的角度来看，外科医生与苏珊娜讨论亚当的治疗并获得她同意进行手术是重要的。《儿童法案》还特别允许那些"照看儿童"但不具备父母责任的人，在任何情况下采取合理措施，以保护或促进儿童福祉。这将使得苏珊娜（或孩子的老师、看护人、其他家庭成员等）在紧急情况下可以做出同意治疗的决定。

如果有足够的时间，且没有其他拥有父母责任的人能够参与决策，医生可以向法院申请特定的决定或照顾令（赋予地方当局临时的父母责任）。

父母可以同意的治疗范围是有限制的。父母只能同意对孩子最有利的治疗。如果父母意见不一致，通常情况下一个拥有父母责任的人的同意就已经足够了。然而，法院特别指出，在"重大问题"上，父母应该进行协商；如果父母无法达成一致意见，医疗专业人员应该向法院申请来确定解决方案。其中包括一些可能被视为非急需的手术，特别是包皮环切术［（Re J（child's religious upbringing and circumcision）（2000）］和免疫接种。在父母意见不一致的情况下，法院的判决几乎都是以孩子的最佳利益为重点。在父母意见不一致的案件中，法院判决倾向于不允许非医疗性包皮环切术，但允许免疫接种［Re SL（Permission to Vaccinate）（2017），B（A Child: Immunisation）（2018）］。

父母可以拒绝同意医疗程序吗？

如果父母（拥有父母责任）拒绝同意接受对孩子最有利的医疗治疗，那么法院可以授权医疗机构进行治疗。（见后文关于争议和父母自由裁量权范围的部分。）最常引用的例子是，身为耶和华见证人的父母不同意为孩子输血。在紧急情况下（例如，一个孩子在交通事故中受伤并且失血过多），医生应该提供必要的医治，防止对孩子造成伤害。在不太紧急的情况下，医生应向法院申请授权，提供符合孩子最佳利益的治疗。大多数情况下，法院会授权医疗机构进行这种治疗。[Re S (1993), An NHS Trust v. Child B and Others (2014)]

◆◆◆专栏11.3　谁负有父母责任?

1. 儿童的亲生母亲。

2. 儿童的父亲，如果他在孩子出生时与母亲确立了婚姻关系。(父母离婚不会导致父母责任的丧失。)

3. 在受孕时与生母结婚或处于民事伴侣关系的第二位女性家长。

4. 如果满足以下条件，未婚父亲或未婚的第二位女性家长可以获得父母责任：

——名字出现在儿童的出生证明上；

——与生母结婚(或者，对于第二位女性家长，与生母建立民事伴侣关系)；

——(与孩子的母亲一起)签署一份合法的"父母责任协议"；

——姓名出现在法院的儿童安排令中。

如果丈夫不否认父亲身份，并且没有其他人声称他是父亲，则法律上认为丈夫是父亲(无论生物学事实如何)。

父母以外的其他人也可能承担父母责任：

1. 收养——在这种情况下，原亲生父母不再承担父母责任。

2. 监护人——拥有监护责任的父母，可以(无须法院介入)指定自己去世后获取监护责任的监护人。

3. 获得居住令(指定孩子与谁一起生活的法院命令)的人通常会获得父母责任——当孩子实际上交给祖父母照顾时就可能出现这种情况。然而，父母并没有失去父母责任。

4. 照顾令中指定的地方当局(同样，父母不会失去父母责任)。

5. 申请人获得紧急保护令，但仅限于保护令有效期内。

继父母(通过婚姻或民事伴侣关系)并不自动拥有父母责任。他们可以通过签订父母责任协议、法院命令(例如父母责任令、特别监护令或居住令)或收养儿童来获得这项权利。

一个人(例如未婚的生父)可能具有父母身份，但没有父母责任。作为父母的身份会产生一些法律后果（例如子女抚养责任）。然而，在同意医疗护理的情况下，关键的法律问题是父母责任。

如果夫妇接受生育治疗（根据《人类受精与胚胎学法案》获得许可）并涉及捐赠的配子，则儿童的合法父母通常是生育夫妇，而非配子捐赠者。

在代孕的情况下，代孕（出生）母亲及其丈夫（或公民伴侣）在出生时将被视为合法父母，并承担父母责任。如果代孕母亲没有结婚或没有民事伴侣关系，则其亲生父亲的名字可以写在儿童的出生证明上（并承担父母责任）。随后，准父母可以申请父母令，产生新的出生证明并确定他们有父母责任。

儿童或青少年可以同意医疗程序吗？

◆·案例11.3

英国卫生部发布指导意见，表明医生可以在未经父母同意的情况下向16岁以下的年轻人开具避孕药。G女士是一位反对这种做法的活动家。她有四个未满16岁的女儿。她写信给当地的卫生管理部门，要求在她的女儿们达到16岁之前，没有她的知情和同意，不要为她们提供避孕或堕胎的建议或治疗。卫生管理部门没有给出这样的保证。G女士向高等法院提起诉讼。

16岁以下的人群可以自行同意接受治疗吗？

本案例基于Gillick v. West Norfolk & Wisbeck Area Health Authority[1986]。

如前文所述，16岁或17岁的年轻人可以像成年人一样自行同意接受治疗。无需寻求父母的单独同意，即使父母拒绝同意，医疗程序也可以继续进行。例如，一名16岁的女孩可以在她父母的反对下同意终止妊娠。（未经本人同意，医疗专业人员不得询问她的父母，因为这会侵犯她的保密权——见第九章。）

16岁以下的年轻人，如果能够完全理解医疗决定的内容，可以同意接受治疗。在苏格兰，《法定行为能力年龄（苏格兰）法案》对此作出了规

定。在英国的其他地区，相关立法源于一个名为"吉利克"的案例（案例
11.2）。在真实的案件中，上议院以三比二的结果判定吉利克夫人败诉。斯
卡曼（Scarman）勋爵认为："……当孩子拥有足够的理解力和智力，能够
自己对事项进行决策时，父母就失去了替孩子做决定的权利。"（Brazier，
2003）弗雷泽（Fraser）勋爵针对医生不经父母同意提供避孕指导的情形
提出了具体的指导意见。在下列情况中，医生的行为可视为正当：

1.……医生确信，这个女孩（尽管未满16岁）能够完全理解他建议的
内容；

2.医生无法说服患者告知她的父母，或允许医生告知父母她正在寻求
避孕建议；

3.她很可能开始或继续发生性行为，无论是否接受避孕治疗；

4.除非她接受避孕建议或治疗，否则她的身体或精神健康或二者都可
能遭受损害；

5.医生认为，患者的最佳利益要求自己在未经父母同意的情况下给她
提供避孕建议、治疗或两者兼之。"［Gillick v. West Norfolk & Wisbeck Area
Health Authority（1986）］。

如果一个儿童被认为具有足够的行为能力和智力来理解和考虑医生
所提议的治疗方案的性质、风险以及任何可用的替代方案，则可以说这
个孩子具有"吉利克能力"。（Gilmore and Herring，2011；Larcher and
Hutchinson，2010）

在另一案例中，唐纳森（Donaldson）勋爵将同意类比为钥匙；父母
和有吉利克能力的孩子都持有可以解锁（允许）医疗程序的钥匙［Re R（a
minor）（Wardship：Medical Treatment，1992）］对于16岁以下的人群，可
以从具有吉利克能力的年轻人或（拥有父母责任的）父母或法院获得同意。

对于不具有吉利克能力的儿童，给予他们表达对治疗意见的机会仍然
是非常重要的，在评估他们的最佳利益时应予以考虑。

如果16岁或17岁的年轻人缺乏行为能力，则适用《心智能力法案》
（见第七章）。医生可以在拥有父母责任的人的同意下或在《心智能力法案》
第5节的保护下进行治疗。

儿童或青少年可以拒绝同意医疗程序吗?

与上述情况相反,案例法表明,在英格兰和威尔士,16 岁或 17 岁的年轻人不能拒绝挽救生命的治疗或防止严重伤害所必需的治疗。(在苏格兰,对未成年人的自主权给予了更多重视。尚不清楚苏格兰法律在多大程度上允许 18 岁以下的人享有拒绝医疗程序的绝对权。)这也适用于 16 岁以下的儿童或青少年,即使他们具有吉利克能力。在这种情况下,就算年轻人不同意,拥有父母责任的人的同意就足以使治疗合法。在一个相关案例中,有一名患有厌食症的 16 岁患者,简称 W。上诉法院违背她的意愿,授权医疗机构进行治疗。法院这样做,部分理由是 W 因病而缺乏行为能力。然而,法院对于未成年人拒绝治疗的情况也明确表示:"无论年龄多大,任何未成年人都不可以通过拒绝同意治疗来推翻拥有父母责任的人对治疗的同意。"

在几乎所有拒绝输血的耶和华见证人青少年(包括 16 岁或 17 岁)的案例中,法院都授权医疗机构为患者输血[参见 Re P(Medical Treatment: Best Interests)(2003)]。

这似乎意味着在案例 11.1 中,H 拒绝同意心脏移植的决定可以被推翻。然而,即使医疗专业人员可以合法地推翻未成年患者对治疗的拒绝,这并不意味着他们必须这样做。在现实的案例中,未成年患者设法说服了儿童保护官员接受她的观点。医院选择不继续执行法院命令。[她后来改变了主意,在 14 岁时接受了心脏移植(Retter,2013)。]

图 11.1 中的流程图,为儿童同意的相关问题提供了指导。

伦理考量

我们应该给年轻人的意愿多少权重?

上述法律框架中存在一个悖论。被认定具有行为能力并理解医疗决策的性质和重要性的青少年可以同意医疗治疗,但不能拒绝。然而,通常我们认为,强迫有行为能力的患者接受治疗是一种错误的做法。拒绝治疗的权利似乎隐含地源于对患者自主权的尊重。我们如何理解这个悖论?

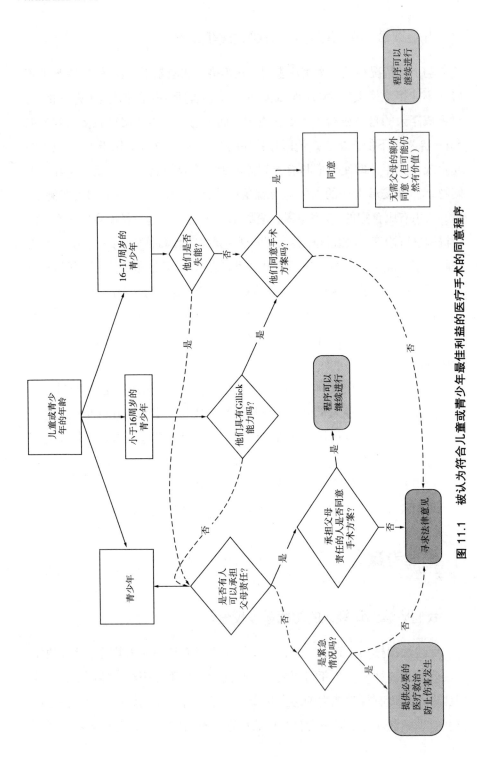

图 11.1 被认为符合儿童或青少年最佳利益的医疗手术的同意程序

　　捍卫当前法律方法的一种方式是指出行为能力存在于一个范围内。行为能力不是全有或全无。决策在复杂性和后果方面也各不相同。患者可能有行为能力做出某些决定，但没有行为能力做出其他决定。同意某些决定（例如，性行为活跃的青少年决定使用避孕措施）所需的行为能力水平可能与同意其他决定（例如，决定不接受挽救生命的医疗治疗）所需的行为能力水平不同。然而，如果我们以这种方式理解决定，那将意味着决定的复杂性会增加。某些接受治疗的决定可能变得非常复杂而困难。变性手术正是其中的一个例子。决定接受高风险的实验性治疗也是类似的情况。一方面，一些16—17岁的人（或更年轻的青少年）可能有行为能力做出一些医疗决定，但不应该独自做出这些决定；另一方面，一些拒绝治疗的决定可能在其行为能力范围之内。例如，在H的案例中（本章开头处的案例），因为她以前的疾病和治疗经历，她似乎可以非常清楚地理解决定的性质和重要性。尊重她的决定似乎是正确的。大多数医生都不愿意强迫一个16-17岁的有行为能力的青少年接受治疗，即使得到了负有父母责任的人的同意，除非是在紧急情况下，为了防止患者死亡或严重伤害。

　　不允许青少年拒绝医疗的另一个理由不是基于患者自主权，而是基于家长式作风和患者的最佳利益。如果一些性行为活跃的年轻人能够接触到避孕措施，那将符合他们的最佳利益。要求他们的父母参与决策可能不符合他们的最佳利益（例如，这可能意味着他们不能使用有效的避孕措施）。然而，允许青少年拒绝防止严重伤害或挽救生命的治疗，在许多情况下会违背他们的最佳利益。尽管这是家长式的作风，但其并不总是坏事。父母和社会一直在为儿童未来的福祉做出他们不喜欢的决定（见图11.2）。法律给家长式作风划定了18岁这个明确的界限。没有任何伦理理由证明，当青少年年满18岁后，家长式作风就会在一夜之间变得不再合理。然而，法律必须做出某种清晰的界定。如果允许青少年基于自身的最佳利益拒绝治疗，那将意味着在某些情况下，提供治疗是不正确的。例如，在H的案例中，医生可能决定不再继续寻求法律建议，因为他们认为强迫H接受心脏移植手术违背了她的意愿（包括需要长期服用抗排斥药物），这明显不符合她的最佳利益。

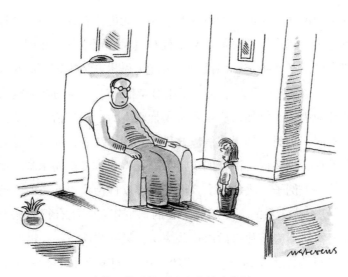

为什么你总是要这么家长式作风？

图 11.2　家长式作风（© Mick Stevens，经许可转载）

我们应该给父母的意愿多少权重？

法律框架允许父母对儿童的医疗程序作出决定。法律支持这一点的原因之一是父母通常很了解他们的孩子——他们知道健康状况对孩子造成的问题，并且可以预测他们是否能忍受该治疗。另一个原因是父母通常有强烈的动机去保护他们的孩子免受疾病折磨并促进他们的福祉。通常认为，由父母抚养孩子，而不让医疗专业人员或更广泛的社会干涉家庭生活和决策，这对孩子来说是有益的。这样通常对父母也有利，允许他们就自己的家庭事宜作出决定。父母通常对自己要如何抚养孩子有一些根深蒂固的看法。如果医疗专业人员或社会在没有充分理由的情况下侵犯父母的权利，对父母来说是不利的。此外，孩子的医疗决定所带来的各项成本支出（情感上、身体上和财务上）将由父母承担。

然而，父母的权利是有限制的。有时，父母做出的决定对孩子可能不是最好的。他们可能受到误导或判断失误。他们做出的决定可能是出于自己的利益（或其他家庭成员的利益），而不是出于孩子的利益。如果父母做出对孩子可能构成风险或伤害的决定，对孩子来说，社会内部有明确的程序进行干预是毋庸置疑的好事。

　　父母什么时候应该自由地为他们的孩子做出医疗决定，什么时候不应该？关于这个问题的答案可能是基于孩子的"最佳利益"——只要父母做出的选择对孩子最有利，就应该允许他们作出决定。法律框架似乎认同这个答案（根据《儿童法案》，孩子的最佳利益是"最重要的考量因素"）。然而，存在以下几个问题。第一，在许多情况下，并不清楚怎样做对孩子最好。第二，基于孩子的最佳利益进行决定，这种方法实际上似乎根本不考虑父母的观点或利益。第三，这与社会处理其他领域的父母决策方式相冲突；父母一直在为他们的孩子做出次优的决定，例如给他们吃垃圾食品，但国家并不干预。第四，这与医疗专业人员通常与家庭合作的方式相冲突，允许家庭做出并不总是对孩子而言"最好"的决定。

　　儿科伦理学家林恩·吉拉姆（Lynn Gillam）描述了她所说的"父母的自由裁量权范围"（Gillam，2015）。这个术语，用于描述允许父母为他们的孩子作出决定的一系列情况，即使这些决定似乎是次优的。这个范围的外部界限主要由对孩子的伤害来界定——这意味着父母可以选择治疗（或拒绝治疗），即使那不一定是对孩子最好的（见图11.3）。然而，如果父母的选择可能对孩子造成严重伤害，则应该被推翻。但只是"可能"会被推翻，

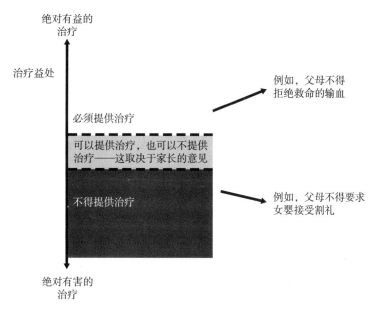

图11.3　父母的自由裁量权范围

说明：图中的灰色区域表示父母的意见至关重要且应得到尊重的决策范围。

因为还有一个问题是，推翻父母的决定会对孩子造成什么样的伤害。在某些情况下，父母的决定可能是有害的（也许他们拒绝治疗或使孩子接受未经证实的替代疗法），但将案件提交法院或将孩子从父母身边带走可能对孩子造成更大的伤害（McDougall, Delany, and Gillam, 2016）。

表 11.1 提供了一些通常被认为属于父母的自由裁量权范围内决定的例子（因此是否接受治疗，取决于父母的观点）。这份清单列入了男性包皮环切术，尽管围绕这个问题仍然存在相当大的伦理争议（Earp, 2015；Foddy, 2013；Mazor, 2013）。有关允许和反对非治疗性男性包皮环切术的论点，请参见辩论角专栏 11.1。

表 11.1　　　　　　　　儿童医疗决定示例和父母的自由裁量权范围

在父母的自由裁量权范围内	在父母的自由裁量权范围之外
常规免疫接种	新生儿乙型肝炎免疫（母亲乙型肝炎阳性且传播风险很高）
男性包皮环切术（见正文）	女性割礼 / 女性生殖器切割
用于耳部感染的抗生素	使用抗生素治疗肺炎
对患有非常严重的先天性心脏缺陷的新生儿进行复杂的心脏手术	为严重贫血儿童输血

纠纷该如何解决?

◆·**案例 11.4**

一个危重病婴儿 C 被诊断出患有一种导致瘫痪、呼吸衰竭和癫痫的严重遗传性疾病。以前患有这种疾病的婴儿最后都死亡了。医生认为，采用高强度的治疗来维持 C 的生命并不符合 C 的最佳利益。他们认为让 C 离开是最佳选择。然而，C 的父母不同意。他们已经找到一位海外专家，提供了一种治疗方法，这种治疗方法已经在动物和有其他健康问题的儿童身上进行过试验。他们希望把 C 带到海外（治疗）。

当父母和医生对儿童的治疗方案有不同意见时，应该怎么办？

本案例基于 Charlie Gard, Great Ormond Street Hospital v. Yates & Ors [2017]。

◆◆◇◦辩论角　专栏 11.1　是否应该（出于非治疗原因）允许进行婴儿男性包皮环切术？

● 赞成

1. 男性包皮环切术对某些群体具有巨大的文化意义，尤其是犹太教或伊斯兰教信仰的人群。禁止割礼将侵犯这些人传承悠久文化传统的自由。这也违背了他们的宗教自由。

2. 男性包皮环切术的危害极小——我们允许父母为孩子做出不一定符合孩子最佳利益并且可能涉及一些风险的决定。（例如，父母可能会开车送孩子，或者带他们乘船出去玩，即使存在可能造成伤害甚至致命的小概率风险。）

3. 男性包皮环切术为男童提供了一些医疗上的益处（即使最初的手术不是出于医疗原因而进行的），包括降低泌尿道感染的风险以及降低某些性传播感染（例如艾滋病毒）传播的风险。

4. 在婴儿期进行男性包皮环切术比在童年或成年后进行男性包皮环切术所造成的创伤要小。

● 反对

1. 允许男性包皮环切术但禁止（哪怕是最低限度形式的）女性割礼的政策是不一致的。男婴女婴均应允许同等（最低限度）形式的生殖器切割术，或者两者均不允许。

2. 宗教或文化信仰并不能成为允许父母伤害孩子的充分理由。例如，父母不得拒绝为孩子输血，即使这是他们宗教信仰的核心原则。年幼的儿童没有任何机会决定是否愿意接受父母的宗教价值观。为了父母的利益而对儿童施加伤害是不合理的。

3. 包皮环切术可以在青少年或成年人具备行为能力并能够决定是否接受手术时再进行。减少艾滋病毒传播的医疗效益仍然可以实现。（数据显示，成年后再进行包皮环切术的比例很低——这表明许多包皮环切术是针对那些如果有选择的话永远不会选择接受手术的人进行的。）

4. 包皮环切术确实对儿童造成重大伤害——它涉及切除高度敏感的生殖器组织区域（减少以后的性感觉），并有留下疤痕，带来阴茎折断、出血和死亡的风险。

当父母和医疗专业人员对儿童的治疗方案有不同意见，且这种意见被认为超出了父母的自由裁量权范围时，就要面临如何解决这种分歧的问题。如果父母难以接受医生的观点，寻求内部或外部的第二意见可能会有所裨益。医院临床伦理委员会可能会提供有价值的意见，旨在帮助厘清父母的请求是否会对儿童造成严重伤害。在医疗专业人员和患者父母之间的关系破裂时，正式的调解可能会有用。然而，如果这些方法没有达成解决方案，下一步可能是向法院申请。医疗专业人员可以向法院申请特定问题令——例如，请求高等法院家事法庭宣布继续提供重症监护不符合儿童的最佳利益。如果法院作出了决定但患者父母不予接受，他们可以上诉——向上诉法院、最高法院甚至欧洲人权法院上诉。这正是 2017 年查理·加德（Charlie Gard）案中出现的情况，这个备受关注的案例中，一名重病婴儿的父母希望带他到海外接受实验性治疗。

本书的配套书籍《伦理、冲突与儿童医疗》详细探讨了查理·加德案，考察了医疗过程中各式冲突所带来的挑战，并提出了解决未来类似冲突的新框架（Wilkinson and Savulescu，2018）。

儿童保护

儿童和青少年可能遭受不同形式的虐待，包括身体和性虐待，还包括情感虐待、疏于照顾、家庭暴力、伪造或诱导疾病、网络暴力、霸凌、性诱骗、性剥削和女性割礼。每个人都有责任保护儿童免受虐待和剥削。除了这一普遍责任，医生还有职业责任和义务（Larcher，2007）。

关于儿童保护的决定可能在伦理上非常复杂，因为涉及一些有争议的概念，比如儿童福祉，或者在竞争性权利之间进行评判（例如父母和孩子之间）。这些决定也对从业者造成了极大压力，因为公众在对过往案件的回应中，强烈批评了那些（包括医疗专业人员）未能发现或及时报告虐待的人［例如维多利亚·克林比（Victoria Climbie）、婴儿 P 事件］，以及那些被认为错误指控父母虐待的人。

1989年《儿童法案》提供了保护儿童的主要法律架构。1995年《儿童（苏格兰）法案》包含了与英格兰法案大致相似的关于儿童虐待的条款。该法案强调了对儿童福祉的极大关切。干预的门槛是儿童正在遭受或有遭受"重大伤害"的风险。根据2002年《收养与儿童法案》，"重大伤害"被定义为包括身体或精神健康受损或身体、智力、情感、社会或行为发展受损。

英国国家卫生服务体系中，所有的医疗保健信托机构都有指定的医生和护士负责（儿童）保护事务，为医疗同仁提供专家建议。

你需要举报吗?

在英国，举报疑似儿童虐待不是法律规定的强制义务，这一点与很多国家一样。然而，法定指导意见明确指出，与儿童和家庭联系密切的人如果有充分理由怀疑儿童可能已经或有遭受虐待或疏于照顾的风险，应立即向地方当局举报。不报告可疑情况可能会导致职业处分。2015年，英格兰和威尔士引入了特别立法，要求卫生和社会照护专业人员以及教师举报18岁以下女性遭遇割礼的情况。如果18岁以下的女性报告有人对她实施了割礼，或者身体迹象令医疗专业人员相信一名18岁以下的女性已经接受了割礼，必须向警方举报。（与其他举报一样，医疗专业人员应该告知年轻人及其父母他们打算举报这一意图，除非这样做与年轻人的最佳利益相抵触。）

不确定性

医生无须确定伤害风险的存在就可以举报疑似事件。但他们需要有"充分理由"怀疑伤害或伤害风险的存在。如果不确定，他们应该寻求更有经验的专业人员帮助。

医生有义务向地方当局报告疑似事件，除非这样做不符合儿童的最佳利益。（如果医生认为公开信息不符合儿童的最佳利益，那他应该清楚地记录这个决定及其背后的原因。）

关注虐待情况的医生必须持续跟进。医院不能在没有进行全面检查的情况下允许儿童出院。医院不得允许有虐待风险的儿童在未经全科医生登记的情况下出院。

保　密

医生通常应在分享保密信息之前征求当事人的同意，除非这会导致信息分享的延迟（从而增加对儿童或青少年的伤害风险），或者征求同意会增加对儿童或他人的伤害风险。

如果年轻人向医生反映自己受到虐待，应确保他们知道医疗专业人员有义务举报这一情况。[最好事先向年轻人解释分享的信息是保密的，但在对儿童或他人有风险的情况下则不在保密之列。（参见第九章）。]

如果法律要求（例如，女性割礼）或共享信息的益处超过个人（和公众）维护保密性的利益，可以在未经当事人同意的情况下共享保密信息。

在涉嫌儿童性虐待或伪造/诱导疾病的情况下，医生应该与资深同事（即指定的专业人员）讨论是否在向地方当局举报之前与照护者讨论该事件。

共享的信息应该是必要的、成比例的、相关的、充分的、准确的、及时的和安全的（参见第九章"保密性"）。

关于共享信息（或不共享）的决定应该清楚地记录下来，连同作出决定的原因。

身体检查

地方当局或其他医生可能会要求医生进行评估。只有在他们具备评估所需的核心能力（技能、知识）时，才应同意这样做。

如果需要进行医学检查，应征得年轻人的同意（如果年龄在16岁或17岁，或者如果年龄较小但具备吉利克能力），或者从父母或照护者处获得同意（如果没有吉利克能力）。

如果父母拒绝医生认为必要的检查，或者年轻人拒绝同意，医疗专业人员应与地方当局讨论并确定策略。

保护类型或法院命令

如果有理由怀疑儿童需要紧急保护，《儿童法案》第46条赋予警察将儿童置于警察保护之下的权力，最长可达72小时。

地方当局可能会通过法院申请来应对疑似虐待事件的举报。法院有以下几个选择：

紧急保护令使处于紧急重大伤害风险中的儿童（如果不将其从家庭中带走）可以被安置到一个安全的地方。

照顾令使地方当局可以接管儿童的照顾，并赋予该当局父母责任。法院可能会下达这样的命令，如果他们确信儿童正在遭受或有可能遭受"重大伤害"，而这种伤害可归因于所提供的照顾并非"父母应合理给予的"。

监管令授权社工定期访问家庭并确保儿童安全。

儿童评估令适用于当存在伤害怀疑但缺乏证据时；否则，直接申请照顾令就是适当的。法院指导的评估包括了医学评估。

举报责任

在医生举报疑似虐待或疏于照顾的情形中，进一步评估后发现儿童并未处于虐待或疏于照顾的风险中，只要担忧是善意的、诚实的和合理的，或者信息共享已征得同意（在适当情况下），或者只分享了相关信息，就不太可能认定医生负有责任。

复习思考题

1. 一名 14 岁的女孩来到医生的诊所。她怀孕了，请求终止妊娠，并且不希望任何人知道。医生有哪些伦理考量？

2. 医生负责治疗一名重病的新生儿，他们认为继续治疗不符合婴儿的最佳利益；然而，他的父母不同意。应该如何解决这种分歧？

3. 有吉利克能力的年轻人可以同意接受治疗，但如果他们拒绝治疗的话，可以推翻他们的决定。这是合理的吗？

4. 父母有权为他们的孩子做出医疗决定。这是正确的吗？你同意吗？

◆ **扩展案例 11.5**

阿历克斯（Alex）是一名 13 岁的孩子，生物学上具备女性生殖器官和相关生理特征。然而，阿历克斯在过去几年中一直认为自己是男性。他尽量避免在学校上厕所，因为他不想使用女性洗手间。他被诊断出患有性别焦虑症（gender dysphoria）。

阿历克斯希望进行性别变更手术。他的医生建议使用延迟发育的药物来抑制青春期发育，延迟第二性征，在 18 岁之后再进行雄性激素治疗和手术。

这些干预措施建议符合阿历克斯的最佳利益吗？

如果他具有吉利克能力，应该允许他同意使用青春期阻滞剂吗？如果他的父母反对呢？

这种干预是否需要法院批准？

是否应该在 18 岁之前进行性别变更手术？

本案例基于 Re Alex: Hormonal Treatment for Gender Identity Dysphoria（2004）（Giordano，2008；Ikuta，2016；Anon，2014）。

·◆ 参考文献 ◆·

Anon, 2014, "AJOB Case Presentation: Andrea/Arthur Was Born Male", *The American Journal of Bioethics*, Vol.14, No.1, p.42.

An NHS Trust v. Child B and Others (2014) EWHC 3486 (Fam).

B (A Child: Immunisation) (2018) EWFC 56.

Earp, B. D., 2015, "Do the Benefits of Male Circumcision Outweigh the Risks? A Critique of the Proposed CDC Guidelines", *Frontiers in Pediatrics*, Vol.3, p.18.

Foddy, B., 2013, "Medical, Religious and Social Reasons for and against an Ancient Rite", *Journal of Medical Ethics*, Vol.39, No.7, p.415.

Gillam, L., 2015, "The Zone of Parental Discretion: An Ethical Tool for Dealing with Disagreement Between Parents and Doctors about Medical Treatment for A Child", *Clinical Ethics*, Vol.11, No.1, pp.1-8.

Gillick v. West Norfolk & Wisbeck Area Health Authority (1986) AC 112 House of Lords.

Gilmore, S. and Herring, J., 2011, "No is the Hardest Word: Consent and

Children's Autonomy", *Child and Family Law Quarterly*, Vol.23, No.1, pp.3-25.

Giordano, S., 2008, "Lives in A Chiaroscuro. Should We Suspend the Puberty of Children with Gender Identity Disorder?", *Journal of Medical Ethics*, Vol.34, pp.580-584.

Great Ormond Street Hospital v. Yates & Ors (2017) EWHC 972 (Fam) (11 April 2017).

Ikuta, E., 2016, "Overcoming the Parental Veto: How Transgender Adolescents Can Access Puberty-Suppressing Hormone Treatment in the Absence of Parental Consent Under the Mature Minor Doctrine", *Southern California Interdisciplinary Law Journal*, Vol.25, No.1, pp.179-228.

Larcher, V., 2007, "Ethical Issues in Child Protection", *Clinical Ethics*, Vol.2, No.4, pp.208-212.

Larcher, V. and Hutchinson, A., 2010, "How Should Paediatricians Assess Gillick Competence?", *Archives of Disease in Childhood*, Vol.95, pp.307-311.

Mazor, J., 2013, "The Child's Interests and the Case for the Permissibility of Male Infant Circumcision", *Journal of Medical Ethics*, Vol.39, No.7, pp.421-428.

McDougall, R., Delany, C. and Gillam, L. (Eds.), 2016, *When Doctors and Parents Disagree: Ethics Paediatrics and the Zone of Parental Discretion*, Sydney: Federation Press.

Re Alex: Hormonal Treatment for Gender Identity Dysphoria (2004) FamCA 297.

Re J (child's religious upbringing and circumcision) (2000) 1 FCR 307.

Re P (Medical treatment: Best interests) (2003) EWHC 2327 (Fam).

Re R (a minor) (wardship: medical treatment) (1992) Fam 11.

Re S (1993) 1 FLR 377.

Re W (1992) 4 All ER 627.

Re SL (Permission to Vaccinate) (2017) EWHC 125 (Fam).

Retter, E., 2013, "Hannah Jones at 18: I Turned Down Heart Transplant Aged 13 But I'm So Glad I Changed my Mind", The Mirror, 13 Jul 2013.

https://www.mirror.co.uk/news/real-life-stories/hannah-jones-18-turned-down-2049160.

Verkaik, R., 2008., "Girl, 13, Wins Right to Refuse Heart Transplant", Independent, November 11, 2008, http://www.independent.co.uk/life-style/health-and-families/health-news/girl-13-wins-right-to-refuse-heart-transplant-1009569.html.

Wilkinson, D. and Savulescu, J., 2018, *Ethics, Conflict and Medical Treatment for Children: From Disagreement to Dissensus*, Elsevier.

第十二章

残疾与疾病

◆ **案例 12.1 身体完整性焦虑症（Body Integrity Dysphoria，BID）**

　　苏格兰的外科医生 S 为两位患有身体完整性焦虑症的患者截除了健康的腿。BID 是一种身体形态失调，患者四肢齐全，但仍感觉不完整，希望至少移除一个肢体。这些患者在手术前接受了精神病学和心理治疗，但都未能奏效。两次手术均在私人医疗机构进行，未动用公共卫生服务补助资金，且患者对手术结果感到满意。

　　外科医生应该为 BID 患者截除健康的肢体吗？

　　（本案例基于 Dyer，2000）

　　医疗专业人员应提供哪些治疗或手术？答案之一是医生和外科医生应该治疗疾病。然而，如果只是因为患者想要接受某种治疗，那么医生不应该为没有疾病的人提供治疗。

　　BID 是一种疾病吗？我们可以查阅一下相关文献。最新的《精神疾病诊断与统计手册（第五版）》（DSM5）未将 BID 纳入其中，但《国际疾病分类第十一次修订本》（ICD11）却将其列入疾病范畴。当然，这就引出了哪个正确，以及疾病的标准问题。

　　在本章，我们将讨论医学中的一些基本概念，如疾病、残疾。然而，我们感兴趣的不是语义学，而是伦理学。例如在 1973 年，美国精神病学会要求成员进行投票，决定同性恋是否为一种精神疾病（当时列入了 DSM 的第二版）。然而，这个问题不仅仅是语义学问题，也不仅仅是科学问题：它还涉及社会和伦理价值观。在这个问题的表层下隐藏着其他一些问题，例如医生是否应该参与通过所谓的"转化疗法"，尝试改变一个人的性别或性取向等（Earp, Sandberg, and Savulescu，2014）。这些问题，以及与之密切相关的、广泛的医学目标问题，需要根据社会和科学发展的情况，经常进行调整（详细讨论参见 Savulescu，2007）。[1973 年，美国精神病学会将同性恋作为精神病分类单位从《精神病诊断和统计手册（DSM）》中删除。]

　　在本章，我们将探讨什么是疾病和残疾。然而，我们仍需进行更深入的研究。医生们参与非治疗性或非预防性的（医学）实践已有些时日了，例如避孕、绝育、堕胎和安乐死等。世界卫生组织将健康定义为"健康不仅为疾病或赢弱之消除，而是体格、精神与社会之完全良好状态"。医学的目标和患者的最佳利益已经扩展到疾病和医疗利益之外，包括更广泛的福祉。此外，医学伦理学越来越关注的不仅仅是福祉，还有患者的价值观和自主权。性别选择、代孕和（人体）增强是典型的介入案例，这些措施要么促进福祉，要么提升自主权，但不治疗疾病。在 21 世纪，医学将需要一套新的伦理观，即医生参与推动人们价值观的改变。

疾　病

BID 真的是一种疾病吗？或者，它更像是一种个人偏好或癖好，类似于出于美学或其他原因进行整形手术的意愿？如果它不是一种疾病，是否还有理由进行手术？与性别焦虑症进行比较，二者面临相同的问题。是否应该切除 BID 患者的健康肢体，或者割除性别焦虑症患者的生殖器这个伦理问题，取决于这些情况是否属于疾病。

面对医疗需求的增加，一种应对的方式是增加病种数量或降低诊断的门槛。例如，在精神病学领域，精神疾病一直在流行。研究称，1/5 的美国民众在服用抗抑郁等精神药物（Frances，2013）。到 32 岁时，有 50% 的受访者符合焦虑障碍的诊断标准，超过 40% 符合情绪障碍的诊断标准，超过 30% 符合药物依赖的诊断标准（Moffitt et al.，2010）。截至 2013 年，美国儿童注意缺陷与多动障碍的病例增加了 3 倍，自闭症病例增加了 20 倍，儿童双相情感障碍病例增加了 40 倍（Frances，2013）。

克里斯托弗·布尔斯（Christopher Boorse）的生物统计学理论对疾病的定义非常有影响力。这是一个基于物种典型功能概念的自然主义诠释——也就是说，当某一生物体不能以该物种的正常水平活动时，就说明有疾病的存在（见专栏 12.1）。

◆◆·专栏 12.1　布尔斯对疾病概念的诠释（物种典型功能）和一些批评

详细的概述和对他的批评者的回应，参见 Boorse，1997。

布尔斯的相关诠释包含了以下四个要素：

1. **参照分类**，即判断个体某一器官组织的功能是否正常，应当通过与"参照分类"（包含年龄、性别等参数）中该功能的标准效能的统计值进行对比判定。

2. 某部分、器官或系统的**正常功能**（例如正常的肺功能）是该过程对个体生存和繁殖作出的在统计学上的典型贡献。

3. **疾病**是一种内部状态，它要么是正常功能能力的受损，即一种或多种功能能力低于典型效率，要么是环境因素导致的功能能力限制。

4. **健康**是没有疾病（Boorse，1997）。

布尔斯将 disease 与 illness 区分开来。illness（或"治疗异常"）是 disease 的一个子类，严重到足以具有某些规范性的（即承载价值的）特征。只有严重到足以使人丧失行为能力的 illness 才是 disease，因此：

- 对其承受者不利。
- 成为享受特殊待遇的权利来源。
- 可以有效地为通常会受到批评的行为开脱。

这种诠释，为病理学家所归类的疾病提供了生物学和进化论上的参考。进化的目标只是存活足够长的时间，实现繁殖或赋予繁殖优势。这种定义，似乎忽略了专门致力于提高生活质量的医疗实践领域。例如，类风湿性关节炎可能不会致命，但会引起疼痛。根据布尔斯的说法，这是一种疾病吗？有人可能会争辩说，这种状况会降低我们的生存能力，因此算作一种疾病。然而，即使关节炎不影响生存或繁殖，许多人仍会认为它是一种疾病，因为它会引起慢性疼痛。

布尔斯的自然主义定义观还有一个重要的价值：为"统计学上显著的"功能缺陷划定了界限。定义给出的是低于平均值两个标准差以上的功能。因此，智力障碍被描述为智商低于 70 分，其中平均值为 100 分，一个标准差为 15 分。这意味着大约 2% 的人有智力障碍。但人们可以用不同的方式划定界限。人们可以将疾病定义为低于平均值三个标准差，在这种情况下，0.15% 的人有智力障碍；或者一个标准差，在这种情况下，16% 的人有智力障碍。选择哪条界限取决于该功能级别差到何种程度，这属于价值判断范畴。应该根据该功能水平与福祉或自主权之间的关系来制定。今天，"智商正常偏低"一词用于描述智商低于一个标准差的人，因为在技术先进的社会中，即使拥有 80 分的"正常"智商，选择机会也会减少。例如，在美国完成纳税申报需要大约 95 分的智商。

◆ • ◆

根据布尔斯的说法，疾病（disease）是一个与价值无关的科学概念，而疾病（illness）是一个承载价值的（规范性）概念。对于布尔斯而言，某人患有疾病（disease）并不一定意味着他应该接受治疗；然而，某人患有疾病（illness）确实意味着应该接受治疗。布尔斯认为，许多学者将疾病与医生认为合理的治疗混为一谈，但除了促进健康，医生还可以有其他目标。布尔斯指出，医生可以合法地帮助患者预防受孕或进行堕胎，而不将怀孕或生育能力归类为疾病。因此，区分核心治疗医学（涉及治疗疾病）和"增强"可能会带来一些益处。增强旨在促进人们（广义上）的福祉或提升他们的自主权（Savulescu，2007）。增强可以包括避孕、生殖器环切术、整形手术，甚至安乐死。

布尔斯对疾病的诠释遭到了许多人的反对。布尔斯声称他的诠释是自然主义的。有一种反对意见认为，它涉及变相的规范主义，即引入对医学目标的价值判断（Fulford，1989）。生存和繁殖是得到认可的医学价值。没有得到认可的，是那些与生活质量有关的价值观（例如慢性疼痛），尽管不影响人们的生存和繁殖。

疾病这个概念是否承载着价值观，虽然还存在分歧，但医生在确定治疗方案的考量中，价值观的问题却是无法回避的。医学在本质上是一种不可或缺的价值实践，而价值观属于伦理学范畴。

如果我们希望医生除了治疗疾病外还能做点其他积极的事情，就需要（引入）一些新的概念，例如福祉和自主权，来评估医疗干预措施对人们生活的影响。减少福祉的方面包括疼痛、残疾、自由和快乐的丧失。因此，怀孕、更年期、长牙和月经对某些人的福祉可能会产生负面影响，而这些负面影响至少在某种程度上可以通过医疗干预来缓解。即便对福祉不产生负面影响，人们的价值观也可以通过医疗技术的使用而得到提升，家庭计划（family planning）就是生育自主的一个典型例子。

身体完整性焦虑症（BID）是一种疾病吗？

一些人认为，要求截除（自己）健康的肢体是一种精神障碍，是一种对截肢者产生性吸引的心理性障碍（Elliott，2003）。生物伦理学家贝恩（Bayne）和莱维（Levy）认同这是一种精神障碍，但属于不同类型的精神疾病，是"（实际）的身体和身体感知之间的不匹配"，或称 BID（Bayne and Levy，2005）。他们认为，由于研究上的不足，目前临床上针对这种症状的治疗通常是无效的。根据布尔斯的定义，这是一种疾病，因为这些人的心理状态导致自残，使他们的生存适应性降低。

但是，这是否属于一种疾病（或障碍）的问题，与外科医生是否有权截肢（是否应该由国家来承担费用）的问题相关吗？在 S 先生的真实案例中，负责该医院业务的英国国家卫生服务体系信托基金禁止再实施（此类）截肢手术。贝恩和莱维认为，处于这种状况的个体通常会采取一些具有破坏性而且很危险的做法（例如，通过将肢体放在铁轨上进行自我截肢）。所以他们认为，当没有其他更有效的治疗方法时，应该允许外科医生截除这些影响患者的健康肢体。

根据这种观点，医生应该为患者实施手术，不是因为它必然符合个人的医疗利益（即对病症进行治疗），而是因为这样做符合他们的整体利益或尊重他们的自主权。

残　疾

在过去大约 40 年的时间里，对于残疾问题，何时采用适当的医学手段一直是一个有争议的问题（另请参阅第十八章，了解基因检测和筛选背景下对残疾问题的讨论）。

◆ 案例 12.2　故意生出先天失聪的孩子

艾格尼丝（A. Agnes）和安德鲁（Andrew）是一对耳聋夫妇。二人都是耳聋基因的携带者。他们要求进行体外受精和胚胎植入前遗传诊断，确认他们的胚胎是否会失聪。然而，他们并不打算植入一个听力正常的胚胎，而是想要有意地植入一个耳聋胚胎[他们计划给孩子取名为安妮（Annie）]。这在英国属于违法行为。他们不认可这项法律，认为："耳聋是一种差异，而不是残疾。耳聋带来的劣势是不公正和偏见的结果。我们是聋人社群的一部分，我们为我们的文化感到自豪，其中包括手语。我们希望拥有一个像我们一样的孩子，这是对我们对自己社群自豪的自然表达。"

碧翠丝（B. Beatrice）和班尼（Benny）是一对耳聋夫妇，他们是聋人社群的一部分。他们的孩子博克斯（Boxer）是聋哑人。他现在 6 个月大。医生希望为博克斯植入人工耳蜗，让他能够听见和说话。碧翠丝和班尼拒绝同意，他们认为博克斯以后能使用手语并成为他们社群的一部分。父母和医生进行了多次讨论。医生是否应该申请法庭命令植入人工耳蜗？

自然主义的残疾观

定义残疾的传统方法是将残疾视为个体的属性。与布尔斯的疾病观一样，有些人提出了自然主义的诠释，从生物学角度理解致残的根源，将残疾定义为与生物标准的统计偏差，这与物种典型功能的概念相吻合（见专栏 12.1 和 Buchanan et al.，2000）。尽管自然主义的诠释可以很好地解释病理学教科书中所描述的疾病概念，但它们对残疾（以及精神疾病；参见第八章）的解释不太成功。

生物学或统计学上的偏差并不具备内在的伦理意义。人们随着年龄增长而失去听力，符合生物学和统计学标准，但这并不意味着它的残疾性就较小。大约 34% 的 40—70 岁男性有一定程度的勃起功能障碍，这是正常衰老的结果。结果，全世界有数百万男性服用万艾可（Viagra）。最近出现了一种叫作氟班色林（flibanserin）的药品，据称可以增强女性性欲，为此还发明了一种新的疾病种类（性欲低下症），氟班色林就是针对该症的治疗方法之一（Earp and Savulescu，2019）。显然，一些男性和女性对（自身）物种典型的正常功能所带来的能力并不满意。

进化并不直接关系到我们的生命品质如何。对我们这个物种来说，那些在人类历史上有利于我们生存和繁衍的东西是属于正常范围内的（功能）。但对我们这些有能力形成并按照自己的美好生活观念（即自由和自主）去行动的理性生物来说，与这种统计标准的偏差只有在可能影响生活质量时才重要——即产生消极或积极的影响。从物种典型功能的角度对残疾进行诠释，对于解答伦理问题几乎没有什么作用。

福利主义的残疾观

与疾病这个概念一样，另一种（诠释残疾的）方法是将残疾视为一个具有内在规范性或承载价值观的概念。其中一种代表是福利主义的残疾观，将残疾与福祉的减少而不是与正常功能的统计偏差联系起来。萨武莱斯库（Savulescu）和卡哈尼（Kahane）给出了这样的定义：在环境 C 中，如果相对稳定的身体或心理状况 X，往往会减少个体 P 在 C 中享受的福祉量，则 X 是 P 的一种残疾。C 描述了个体（所处）的自然和社会环境（Kahane and Savulescu，2009；Savulescu and Guy，2017；Savulescu and Kahane，2009）。

这个定义与物种典型功能的定义有两点不同：首先，它将残疾与福祉的减少而不是与正常状态的偏差联系起来；其次，残疾是相对于环境而言的，而非局限于个体内。

残疾的社会模型

环境的重要性对于残疾的社会模式至关重要（有关各种模型的详细诠释和批评，参见 Shakespeare，2006）。这些模型在不同程度上强调社会环境在定义残疾时的重要性。

在英国，残疾的社会模型使用了两个概念：伤残（impairment）和残疾（disability），其中伤残指的是与物种典型标准的偏离，具有功能限制。然而，根据这个模型，残疾结合了两个方面的内容：它指的是"不利处境或活动限制"（这意味着与伤残有关），但也涵盖了一个进一步的因果关系，即"不利处境或活动限制"是由于"当代社会组织很少或根本不考虑身体有伤残的人，然后将他们排除在主流社会活动之外"造成的。（Shakespeare，2006）。

这类定义的政治目的，是将注意力集中在社会变革上，推动消除对伤残人士的不利条件，而不是去"治愈"伤残。例如，根据这个模型的观点，应该通过改变社会（态度和环境），而不是去治疗（或预防）侏儒症，让身材非常矮小的人不会因此而处于劣势地位。

单纯差异的残疾观

从残疾的社会模型中发展出来的一个新观点是所谓的单纯差异观。许多人认为，诸如耳聋、失明、截瘫和严重智力障碍等残疾是不利的，对个人的生活会产生重大的负面影响。一些残疾（问题的）理论研究者回应说，残疾本身并不会使一个人整体上变得更糟；相反，它只是一种像种族、发色、性别和性取向一样的差异性。因此，它不是一种障碍。这就是伊丽莎白·巴恩斯阐述的单纯差异观（Elizabeth Barnes，2014）。有关支持和反对单纯差异观的论点，请参见辩论角专栏 12.1。

◆◆·辩论角 专栏 12.1 残疾仅仅是一种差别吗？

● 赞成

针对残疾人的调研表明，许多人对自己的生活感到满意，并表示与非残疾人一样快乐，或几乎一样快乐。他们认为，呼吁非残疾人对残疾进行评估或给予他们特权是错误的（Fricker，2007）。相反，社会应该更加重视残疾人对残疾的看法。

许多残疾人以他们的残疾为荣，自己拥有的社群也认同他们的残疾状况。因此，有些人不希望"治愈"自己的残疾。治愈虽然会带来功能上的改善，但也会破坏他们的真实自我。

过去，人们（包括医生）认为女性、非白人、同性恋或左撇子是一种劣势。然而，随着时间的推移，愈发证明这样的观点是偏见的结果，任何不利状况都是社会安排的结果。这些特质仅仅是差异而已。随着时间的推移，残疾也只是一种差异，这一点会越来越清楚。

试图消灭残疾人的存在是不对的，就像试图阻止左撇子的存在一样是不对的。

未经同意就试图"治愈"某人的残疾也是不对的。就像是未经同意改变某人的性别或性取向，会破坏他们的身份认同。

● 反对

将残疾单纯视为差异的观点，是不可接受的，道德上令人反感。这意味着，例如，让一个没有残疾的人变成残疾，或者在可能的情况下不预防或消除残疾并不是错误的。这意味着，在案例 12.2 中，艾格尼丝和安德鲁选择植入有听力障碍的胚胎是正确的，碧翠丝和班尼拒绝为他们年幼的孩子植入人工耳蜗也是正确的。

由于耳聋是一种差异，就像头发的颜色一样，那么让新生儿耳聋就像改变头发的颜色一样，也不是一种严重的错误。这也意味着投入如此多的精力，来开发预防或消除残疾的方法是错误的。

单纯差异论认为，如果世界是公正的，残疾人就不会处于劣势地位。这就需要坚持这样一种观点，即任何优势差异都是不公正的结果。但无论社会的安排多么公正，耳聋的人都听不到音乐或无法接收听觉上的警示。对于更严重的身体（尤其是认知）残疾来说，很难相信，即使在一个完全平等的社会中，不会有任何的劣势。通过大量的努力，减少或改善四肢瘫痪或有严重认知障碍的人的劣势地位，这是有可能的。但至于完全消除这些劣势，这似乎很难以置信。

（Barnes，2014；Kahane and Savulescu，2016）

在残疾研究这个相当两极分化的领域，要想准确地弄清争议点是什么，以及在哪些方面达成了一致，可能会很困难。大多数人同意，有一些身体伤残，例如严重脑损伤，对于患者来说并非好事。大多数人也会同意，一个伤残人士在多大程度上（甚至是否）处于劣势取决于社会特征，比如社会态度和物理环境。在社会模型中定义的"残疾"一词指的正是这种劣势。那么，分歧点在哪里呢？具体可分为以下三种类型。

概念分歧

按前述定义，哪些情形属于伤残存在分歧。例如，耳聋或身材矮小是否属于伤残？（见后文）

伦理分歧

主要的分歧在于道德上的问题，特别是残疾在多大程度上是应该通过社会变革、治疗或预防伤残来减少（或消除）的。在争论（极端社会模型）的一端，有这样一种观点：社会应该做出改变，通过对环境、工作方式、工资待遇和态度的调整，让伤残人士不会因为自身障碍而处于劣势。这个观点有另外一种表述方式：医学科学和医学研究不应用于解决伤残或残疾问题。而对立的观点是，应该完全通过解决伤残问题（治疗或预防伤残）来减少残疾，而不应指望社会为了容纳伤残者做出改变。在这两个极端之间，对于社会需要改变的合理程度和改变的方式，以及应该开发和使用哪些医疗干预措施来减少伤残和残疾，也存在一系列的不同观点。

事实上的分歧

有一些争议似乎涉及事实上的分歧。例如，是否存在这样一种社会：在这个社会中，一个具有某种伤残（比如失明）的人与没有伤残的人相比没有任何劣势（残疾）。可能还有进一步的分歧，即便理论上这样的社会是可能存在的，但它在政治上是否可实现，仍是未知。

耳聋是一种伤残吗？

按照上述概念，人们对耳聋是否算是一种伤残存在争议。一些耳聋人士，如案例 12.2 中提到的那些人，声称耳聋并不会降低他们的生活质量，与他人互动也不一定会更困难，因为手语是一种独特的交流形式，传达聋哑人士丰富的内心情感和思想意识。这些人常说，只有成为聋人，才能孕育出独特的耳聋文化（Lane，2002）。根据自然主义的伤残诠释（物种典型功能），耳聋是一种伤残，伦理上的含义是它应该被治疗或预防（尽管从逻辑上讲，有可能持有自然主义的伤残观，同时也认为不应该对伤残进行治疗）。根据福利主义的观点，关键问题是耳聋是否可能增加或减少人们拥有美好生活的机会。

可以认为，耳聋在两个方面有损福祉。首先，它把人们带入了孤独的"无声世界"。在一个没有声音的世界里，耳聋不会是坏事。有价值的是能够运用听觉能力，而非能力本身。但显然，听觉能力是享受那些必然涉及听觉的内在好处的必要条件。其次，耳聋减少了在一个基于口头语言的世界中生活、实现个人目标和与他人互动的机会。能够听见并不一定会妨碍这些活动和好处。但是，要找到一份工作、去不同的地方、应对听觉警报的紧急情况等，却要困难得多。

一个失聪儿童的生活质量可能取决于他的父母是否为耳聋人士。一些人认为，耳聋父母的孩子因为他们能与父母分享聋人社群的经历而能更好地适应耳聋人士这一身份。反对这一观点的人认为，没有什么能阻止耳聋人士的子女（听觉正常的）学习手语，并与他们的耳聋父母交流，就像英国父母的孩子在中国长大可以学会中文和英文一样。能够说两种语言而不是一种，了解两种文化而不是一种，不是更好吗？如果一个孩子的英国父母住在中国，但孩子只会说英语，即使这可能使她的父母更容易与她交流，在实际生活中，这也会是一种障碍。即使在家庭的单一环境中，某种状况是一种优势，仍然可能在广阔的世界中成为一个无法忽视的劣势。

毫无疑问，残疾本身的坏处被夸大了，而偏见和不公正的影响被忽视了，或者说被低估了。身份认同与真实性是医生应该考虑的重要价值观。

那么，我们应该如何看待案例 12.2 中的选择呢？

就耳聋而言，听力正常的人可以变成耳聋，但耳聋的人（如果错过植入人工耳蜗有机会恢复一定听力的幼年时期）就无法再恢复听力。而且，即使聋人社群确实拥有独特的语言和独特的艺术表达形式，一个听力正常的孩子也可以同时成为听力正常人群和聋人社群的一员。掌握双语比单语更好。从孩子的角度来看，拥有一个开放的未来，拥有更多有价值的选择是更好的。这对自主性和福祉都有促进作用。因此，父母拒绝给孩子植入人工耳蜗是错误的。在某些情况下，法院可能会授权医疗机构在没有父母同意的情况下给孩子植入人工耳蜗。英国没有这样的案例。在美国的一个案例中，法院拒绝推翻一位耳聋母亲拒绝为她两个失聪孩子植入人工耳蜗的决定（尽管法官表示植入人工耳蜗将符合孩子们的最佳利益）（D'Silva, Daugherty, and MacDonald, 2004）。孩子们被收养后接受了人工耳蜗植入。

选择一个耳聋胚胎而不是一个听力正常的胚胎（案例 12.2）又如何（判断）呢？根据生殖伦理方面的观点，如生殖受益（procreative beneficence）（Savulescu and Guy, 2017），这种做法是错误的（见第十三章）。然而，请注意，这与故意使听力正常的孩子变聋或不为耳聋的孩子植入人工耳蜗（例如，案例 12.2 中的博克斯）的情况是不同的。拒绝植入人工耳蜗，博克斯会受到伤害，因为这样做的结果会比他原本的状况还要糟：即使在一个公正的世界里，他的劣势会更严重。然而，通过选择耳聋胚胎，安妮并没有受到伤害。她并没有比本来可能的情况更糟。如果父母选择了一个听力正常的胚胎，一个不同的孩子将会出生（可能是"亨利"而不是安妮）。这就是所谓的"非同一性问题"（Parfit，1984）。因此，即使艾格尼丝和安德鲁的选择是错误的，法律也不应该阻止他们选择耳聋胚胎，因为没有人受到伤害（Savulescu，2002）。然而，矛盾的地方在于，如果有人工耳蜗这个选项的话，他们可能有义务为安妮提供人工耳蜗。有时逻辑会带我们往意想不到的方向走去（Hope and McMillan，2012）。

在关于残疾的伦理学中，持有福利主义观点的人与持有社会模型或单纯差异观点的人之间，达成了这样一种重要的共识：社会和自然环境可以严重地影响机会与福祉。要减少残疾人面临的劣势，还有许多工作要做。事实上，在技术进步的某个阶段，残疾人可以通过技术整合拥有"超能力"（Minerva and Giubilini，2018）。许多残疾人会拒绝这种技术干预，随着身份认同、真实性、自主权和福祉等价值观朝不同方向发展，这场辩论将变得更加复杂。

增加一个人的伤残程度真的正确吗？

◆·案例 12.3

一名 7 岁的女孩艾什莉（Ashley）患有严重的身体和认知障碍，无法行走、言语、进食、坐起或翻身。根据主治医生的判断，艾什莉将保持像3 个月大婴儿的发育水平。如果能被父母悉心喂养，她就能得到最好的照顾——换句话说，就像对待一个刚出生不久的婴儿一样。然而，她的父母担心，如果她继续长大，将她抱起和从轮椅中抬起会变得越来越困难。发育出第二性征对艾什莉并无益处，还可能会导致她身体上的不适（例如，如果她出现月经过多），还会使她面临性虐待的风险。艾什莉的父母和医生提出了一种治疗方案，包括使用高剂量的雌激素治疗来阻止她的生长，通过子宫切除术防止出现月经不适，并去除她的乳腺芽，限制她的乳房生长。艾什莉的父母认为，这种治疗是为了"提高女儿的生活质量，而不是为了方便自己照顾她"。

让艾什莉接受这种治疗合乎伦理吗？

本案例基于 Ashley 案（参见 Gunther and Diekema, 2006; Liao, Savulescu, and Sheehan, 2007; Diekema and Fost, 2010）。

根据福利主义对残疾的定义和物种典型功能观点，艾什莉出生时就有严重的残疾。但当我们关注她的医生为她设计的治疗方案对艾什莉的影响时，这些观点本身就产生了根本分歧。根据物种典型功能的观点，这种治疗会增加艾什莉的残疾——使她与人类正常标准相距更远。根据福利主义的观点，在艾什莉大脑受损的情况下，假定治疗对艾什莉的福祉影响的说法是正确的，那么这种治疗治疗不会导致残疾，而是增强福祉。根据社会模型的残疾观点，艾什莉存在着严重的伤残，是社会造成的。从极端社会模型（或单纯差异观）的角度看，"艾什莉的治疗方案"是错误的：社会应该做出适应性的调整，确保她不会因为残疾遭受痛苦。即便是不那么极端的社会模型也会侧重通过社会而非个人身体的改变，让艾什莉尽可能过上美好的生活。

当生物（功能状态）、心理状态和社会、自然环境之间的不匹配影响了生活，或者限制了美好的生活前景时，我们就可以选择改变我们的生物（功能状态）、心理状态或环境（Kahane and Savulescu, 2009）。例如在医学实践中，医生建议低脂肪、高纤维和富含抗氧化剂的饮食结构，也就是说，摄取我们的身体本身耐受的饮食种类。但另一种方法是不改变我们的环境，而是通过药物改变我们的生物（功能状态）。"复方制剂"（polypill）可以通过化学作用来降低胆固醇水平、血压，让身体适应现代饮食。当然，我们也可以改变生物（功能状态）和环境，并尝试在各式情况下做出判断，找到总体上减少特定残疾的最佳方式。生物（功能状态）、心理状态、自然环境和社会变化之间的判断与平衡，取决于我们对不同残疾模型的看法。

人类增强

医学是否应仅限于治疗和预防疾病与伤残，还是也可用于人类增强？在某种程度上，医学已经被用于人类增强。将整形手术用于"美化"

原本没有异常的人。最初作为一种降血压治疗开发的万艾可被发现对糖尿病患者的阳痿有作用。现在，全球有数百万健康男性使用万艾可来增强勃起功能，超出了与年龄相关的范畴。学生、科学家和商人使用尼古丁、咖啡因或类似利他林（哌甲酯）或莫达非尼的药物，希望提高自己的清醒度、警觉性和认知能力。在未来几十年内，医疗技术用于改变健康人生活的潜力远远超出了当前的实践水平。但这是件好事吗？

增强的定义

"增强"指的是什么？有三个定义分别与疾病、伤残和残疾的定义相对应（更加详细的讨论，参见 Savulescu，2006b）。

1. 自然主义的诠释

自然主义学派从超越复健治疗或健康本身的角度定义增强。他们根据对比治疗与增强的区别，将治疗（使个体恢复到物种典型功能）和增强（超过物种典型功能）区分开来（Daniels，2000；Sabin and Daniels，1994）。

2. 社会建构主义的诠释

一些对增强的定义将其视为一种社会价值观的构建。例如，沃尔普（Wolpe）认为增强是一个不容易把握的"社会建构"概念："疾病、常态和健康等概念在很大程度上受文化和历史约束，因此是价值观协商的结果"（Wolpe，2002）。

3. 福利主义的诠释

另一种诠释将人类增强理解为提高个人生活水平而进行的改变。在福利主义的观点看来，人类增强可以定义为在环境 C 中对个人的生物或心理状态的更改，增加了在环境 C 中过上美好生活的机会。

彻底改造人类的未来前景

对人类进行更彻底的生物改造是可能的。20 世纪 80 年代以来，将一个物种的基因转移到另一个物种身上已经成为可能。美国俄勒冈地区灵长目动物研究中心的科学家成功地将绿色发光水母的基因片段植入到恒河猴的受精卵里，培育出一只外观正常的小猴。其他物种的基因也可以转移到人类的受精卵中，创造出转基因人类——例如荧光人类（Savulescu，

2003）。基因编辑提供了一种更直接的方式来修改人类基因。

据推测，人类的衰老与端粒的退化有关，端粒是我们染色体末端的区域（Blasco，2005）。我们很可能会发现降低端粒降解率的基因序列。将这些序列转移到人类基因组中可能会从根本上延长寿命。

除了认知能力，其他心理特征也可能会发生改变。基因疗法已被用来通过改变大脑的奖励中枢，将懒惰的猴子变成工作狂（Liu et al.，2004）。转基因草地田鼠，一种通常是一夫多妻制的物种，现在变成了一夫一妻制。

身体能力也可能发生改变，远远超出目前的水平。通过基因改造阻止肌肉生长抑制素的产生，培育出力量巨大的"施瓦辛格老鼠"（Lee，2004）。通过基因操纵来阻止肌肉生长抑制素的产生，或者使用阻断剂，可能会显著增强运动员的力量，未来很可能被作为兴奋剂使用（Savulescu，Foddy, and Clayton，2004）。

增强的伦理学

为医学治疗而开发的技术将越来越多地用于人类增强，而且资本可能会资助纯粹针对增强的研究。但这是对的吗？双方各自有哪些论点？参见辩论角 专栏12.2。更详细的讨论，请参见 Savulescu (2006a), Edmonds (2019) and The Nuffield Council on Bioethics (2018).

◆◆·辩论角　专栏12.2　医生是否应该通过医疗干预来进行人类增强？

● 赞成

1. 选择不去增强是错误的

想象一下，一个孩子天生具有惊人的高智力，但需要一种简单、现成、廉价的膳食补充剂来维持他的智力水平。他的父母忽视了他的饮食，结果他的智力最终恢复正常。这显然是错误的。现在考虑另一组父母。他们有一个智力正常的孩子，但是，如果我们引入相同的膳食补充剂，这个孩子的智力将上升到惊人的水平（与第一个孩子最初的水平相同）。父母懒得改善孩子的饮食，所以孩子继续保持正常的智力。两组父母的不作为同样是错误的。结果完全相同：一个本可以拥有出色智力水平的孩子，却变得普通。如果我们用"生物干预"代替"饮食"，就会发现，为了不伤害自己的孩子，如果可能的话，我们应该采取加强措施。除非我们的孩子的身体、心理或认知能力有特别且（已经达到）最佳之处，或者与生物干预有不同的特点，否则不采取加强措施就是错误的。

2. 一致性

教育、饮食和训练都是为了让我们的孩子成为更好的人，增加他们在生活中的机会。我们教育孩子，要他们变得乖巧、懂得合作、聪明。事实上，研究人员正在寻找方法，使环境对幼儿更具刺激性，以最大限度地发展他们的智力。这种环境操纵并不神秘：在生物学层面实现改善。如果我们认为通过教育和饮食来增强人的能力是正确的，那么同理，通过生物学手段来增强人的能力也是正确的。

3. 增强在伦理上与治疗疾病没有区别

如果我们接受疾病的治疗和预防，我们就应该接受增强。健康带来的好处是治疗或预防疾病的道德义务的驱动力。但健康并不是终极重要的目标。健康使我们能够过上美好的生活。疾病让我们无法做自己想做的事，也无法做有益的事。作为一种资源，健康具有重要的工具价值，它使我们能够做真正重要的事情：过上美好的生活。

造福人类的道德义务为治疗疾病提供了依据，同时也为人类增强提供了依据，因为这样做可以增加人们过上更好生活的机会。

● 反对

1. 预防原则

认为我们拥有足够的知识来从生物学角度干预人性是极其不明智的。试图增强一种特质可能会产生其他未知的、不可预见的和有害的影响。基因操纵尤其可能产生不可预见的影响，因为基因具有多效性，这意味着它们在不同的环境中会产生不同的影响。易引起躁狂抑郁症的基因也可能与提高创造力和生产力有关。自然变异提供的平衡和多样性具有特殊价值，但是增强会降低这种价值。

2. 不平等：基因歧视

增强会造成增强和未增强的两极社会，劣等的未增强的人终生受到歧视并处于劣势。

3. 增强是会弄巧成拙的

增强往往是会弄巧成拙的。增加身高就是个典型的例子。如果身高是社会所期望的，那么每个人都会以自己为代价来增加孩子的身高，但最终没有人会受益："如果每个人都踮起脚尖，就没有人能看得更远"。经济学家创造了"地位商品"（positional goods）一词。它代表的是我们重视的商品，因为与其他人相比，它们是成功的标志。许多增强将针对地位商品，并会引发一场"竞争"，最终无法改善福祉。

4. 增强是扮演上帝还是反自然

孩子是上帝或大自然的馈赠。我们不应该干涉人性。

增强是对我们本性的篡改，是对人类尊严的侮辱。

医学的未来

20 世纪的医学在疾病的治疗和预防方面取得了巨大进步。21 世纪的医学将继续在治疗和预防疾病方面取得重大进展，但它可能会跨越这些传统目标。也许，医生还需要更多地考虑患者的自主意愿和更广泛的人类福祉。今日的医学，关注的是促进人们的福祉与自主权。

要对治疗和预防疾病之外的医学使用问题做出决断，需要对疾病、幸福感、自主性、残疾、身份认同、真实性以及什么才算是增强有清晰的认知。此外，还需要对分配正义问题有所考量。

复习思考题

1. 一些没有潜在遗传或其他疾病诊断的儿童比其他儿童矮小（根据定义，100 名儿童中就会有 1 名体型低于第 1 个百分位数）。他们没有物种典型功能。这是否意味着他们患有疾病？我们应该如何定义疾病？

2. 想象一下，两个孩子身材矮小，身高相同。一个人患有导致生长激素水平低下的遗传病。另一个孩子身材矮小，原因未知。这会影响他们接受生长激素治疗吗？

3. 医学模型和社会模型中的残疾有什么区别？

4. 有些人认为他们的残疾是他们身份认同的一部分，不希望被干涉。这是否意味着残疾应该仅仅被视为一种差异？

5. 治疗与增强之间有什么区别？医生应该提供增强服务吗？为什么应该 / 为什么不应该？

◆·**扩展案例12.4**

女运动员 C 参加了奥运会并获得多枚金牌。然而，她的外表和在速度方面的表现引起了怀疑。随后进行的检测表明，由于先天性遗传病（一种性发育障碍），她的睾丸激素水平高于正常水平。是否应允许 C 与其他女性竞争？是否应该要求她服用药物将睾丸激素水平降低到与其他女运动员相同的水平？

女运动员 M 参加了奥运会和世界锦标赛，并获得了多枚金牌。她后来承认服用了氧雄龙（oxandrolone），一种雄激素和合成代谢类固醇，并被禁止参加比赛。

是否应该禁用提高运动成绩的药物？

（Foddy and Savulescu, 2011, 2007; Savulescu, 2015; Savulescu, Creaney, and Vondy, 2013）

·◆ 参考文献 ◆·

Barnes, E., 2014, "Valuing Disability, Causing Disability", *Ethics*, Vol.125, No.1, pp.88-113.

Bayne, T. and Levy, N., 2005, "Amputees by Choice: Body Integrity Identity Disorder and the Ethics of Amputation", *Journal of Applied Philosophy*, Vol.22, No.1, pp.75-86.

Blasco, M. A., 2005, "Telomeres and Human Disease: Ageing, Cancer and beyond", *Nature Reviews Genetics*, Vol.6, No.8, pp.611-622.

Boorse, C., 1997, "A Rebuttal on Health", in *What is Disease?*, edited by J. M. Humber and R. F. Almeder, Humana Press, pp.3-134.

Buchanan, A. E., Brock, D. W., Daniels, N., Wikler, D. and Sober, E., 2000, *From Chance to Choice: Genetics and Justice*, Cambridge: Cambridge University Press.

D'Silva, M. U., Daugherty, M. and MacDonald, M., 2004, "Deaf is Dandy: Contrasting the Deaf and Hearing Cultures", *Intercultural Communication Studies*, Vol. XIII , No.2, pp.111-117.

Daniels, N., 2000, "Normal Functioning and the Treatment-Enhancement Distinction", *Cambridge Quarterly of Healthcare Ethics*, Vol.9, No.3, 309-322.

Davis, D. S., 1997, "Genetic Dilemmas and the Child's Right to an Open Future", *The Hastings Center Report*, Vol.27, No.2, pp.7-15.

Diekema, D. S. and Fost, N., 2010, "Ashley Revisited: A Response to the Critics", *The American Journal of Bioethics*, Vol.10, No.1, pp.30-44.

Dyer, C., 2000, "Surgeon Amputated Healthy Legs", *BMJ*, Vol.320, No.7231, pp.332.

Earp, B. D., Sandberg, A. and Savulescu, J., 2014, "Brave New Love: The Threat of High-tech 'Conversion' Therapy and the Bio-oppression of Sexual Minorities", *AJOB Neuroscience*, Vol.5, pp.4-12.

Earp, B. and Savulescu, J., 2019, *Brave New Love: Science, Ethics, and the Future of Relationships*, Redwood City: Stanford University Press.

Edmonds, D., 2019, "Human Enhancement", In *Ethics and the Contemporary World*, Edited by D. Edmonds, Routledge.

Elliott, C., 2003., *Better than well: American Medicine Meets the American Dream*, 1st ed., New York; London: W. W. Norton.

Foddy, B. and Savulescu, J., 2007, *Ethics of Performance Enhancement in Sport: Drugs and Gene Doping Principles of Health Care Ethics*, 2nd ed.

Foddy, B. and Savulescu, J., 2011, "Time to Re-evaluate Gender segregation in Athletics?", *British Journal of Sports Medicine*, Vol.45, pp.1184-1188.

Frances, A., 2013, "Saving Normal an Insider's Revolt Against Out-of-control Psychiatric Diagnosis, DSM-5", *Big Pharma, and the Medicalization of Ordinary Life*, New York: Harper Collins.

Fricker, M., 2007, *Epistemic Injustice: Power and the Ethics of Knowing*, Oxford: Oxford University Press.

Fulford, K. W. M., 1989, *Moral Theory and Medical Practice*, Cambridge: Cambridge University Press.

Gunther, D. F. and Diekema, D. S., 2006, "Attenuating Growth in Children with Profound Developmental Disability: A New Approach to an old Dilemma", *Archives of Pediatrics & Adolescent Medicine*, Vol.160, No.10, pp.1013-1017.

Hope, T. and McMillan, J., 2012, "Physicians' Duties and the Non-identity Problem", *American Journal of Bioethics*, Vol.12, No.8, pp.21-29.

Kahane, G. and Savulescu, J., 2009, *"The Welfarist Account of Disability"*, In Disability and Disadvantage, Edited by A. Cureton and K. Brownlee, Oxford: Oxford University Press, pp.14-53.

Kahane, G. and Savulescu, J., 2016, "Disability and Mere Difference", Ethics, Vol.126, No.3, pp.774-788.

Lane, H. L., 2002, "Do Deaf People Have A Disability?", *Sign Language Studies*, Vol.2, No.4, pp.356-379.

Lee, S.-J., 2004, "Regulation of Muscle Mass by Myostatin", *Annual Review of Cell and Developmental Biology*, Vol.20, No.1, pp.61-86.

Liao, S. M., Savulescu, J. and Sheehan, M., 2007, "The Ashley Treatment: Best Interests, Convenience, and Parental Decision-making", *Hastings Center Report*, Vol.37, No.2, pp.16-20.

Liu, Z., Richmond, B. J., Murray, E. A., Saunders, R. C., Steenrod, S., Stubblefield, B. K., Montague, D. M. and Ginns, E. I., 2004, "DNA Targeting of Rhinal Cortex D2 Receptor Protein Reversibly Blocks Learning of Cues That Predict Reward", *Proceedings of the National Academy of Sciences*, Vol.101, No.33, pp.12336-12341.

Minerva, F. and Giubilini, A., 2018, "From Assistive to Enhancing

Technology: Should the Treatment-Enhancement Distinction Apply to Future Assistive and Augmenting Technologies?", *Journal of Medical Ethics*, Vol.44, pp.244-247.

Moffitt, T. E., Caspi, A., Taylor, A., Kokaua, J., Milne, B. J., Polanczyk, G. and Poulton, R., 2010, "How Common are Common Mental Disorders? Evidence That Lifetime Prevalence Rates are Doubled by Prospective Versus Retrospective Ascertainment", *Psychological Medicine*, Vol.40, pp.899-909.

Parfit, D. 1984, *Reasons and persons*, Oxford: Oxford University Press.

Sabin, J. E. and Daniels, N., 1994, "Determining 'Medical Necessity' in Mental Health Practice", *The Hastings Center Report*, Vol.24, No.6, pp.5-13.

Savulescu, J., 2002, "Deaf Lesbians, 'Designer Disability', And the Future of Medicine", *BMJ*, Vol.325, p.771.

Savulescu, J., 2003, "Human–animal Transgenesis and Chimeras Might be an Expression of Our Humanity", *American Journal of Bioethics*, Vol.3, No.3, pp.22-25.

Savulescu, J., 2006a, "Genetic Interventions and the Ethics of Enhancement of Human Beings", In *The Oxford Handbook on Bioethics*, Edited by B. Steinbock, Oxford: Oxford University Press, pp.516-536.

Savulescu, J., 2006b, "Justice, Fairness, and Enhancement", *Annals of the New York Academy of Sciences*, Vol.1093, pp.321-338.

Savulescu, J., 2007, "Autonomy, the Good Life, and Controversial Choices", In *The Blackwell Guide to Medical Ethics*, Edited by R. Rhodes, Blackwell Publishing Ltd, pp.17-37.

Savulescu, J., 2015, "Healthy Doping", In *The Routledge Handbook of Drugs and Sport*, Edited by V. Moller, Abingdon: Routledge, pp.350-362.

Savulescu, J., 2016, "Why We Should Fine-tune the DNA of Future Generations", *Cosmos Magazine*.

Savulescu, J., Creaney, L. and Vondy, A., 2013, "Should Athletes be Allowed to Use Performance Enhancing Drugs?", *BMJ*, Vol.347, f6150.

Savulescu, J., Foddy, B. and Clayton, M., 2004, "Why We Should Allow

Performance Enhancing Drugs in Sport", *British Journal of Sports Medicine*, Vol.38, No.6, pp.666-670.

Savulescu, J. and Kahane, G., 2009, "The Moral Obligation to Create Children with the Best Chance of the Best Life", *Bioethics*, Vol.23, No.5, pp.274-290.

Savulescu, J. and Kahane, G., 2017, "Understanding Procreative Beneficence: The Nature and Extent of the Moral Obligation to Have the Best Child", in *The Oxford Handbook of Reproductive Ethics*, edited by L. Francis, Oxford: Oxford University Press.

Shakespeare, T., 2006, *Disability Rights and Wrongs*, London: Routledge.

The Nuffield Council on Bioethics, 2018, "Genome Editing and Human Reproduction: Social and Ethical Issues", http://nuffieldbioethics.org/project/genome-editing-human-reproduction.

Wolpe, P. R., 2002, "Treatment, Enhancement, and the Ethics of Neurotherapeutics", *Brain and Cognition*, Vol.50, No.3, pp.387-395.

第十三章

生殖医学

◆·**案例 13.1**

A 夫妇，两人都失聪，正在寻求人工生育治疗。女方无法自然受孕。他们希望通过生育治疗而成功培育出的胚胎都能进行遗传性耳聋检测。然而，如果能成功识别这些胚胎，他们会选择植入携带耳聋基因的胚胎而不是健康的胚胎。

是否应该允许父母选择有残疾的胚胎？

本案例基于 Tom Lichy and Paula Garfield 案（Hinsliff and McKie，2008）。

在第十二章里，讨论残疾这个议题的时候，我们从另一个角度考量了这个案例（案例 12.2）。而在这里，我们感兴趣的是另一个问题——生殖行为的伦理与监管。

大多数父母在没有国家干预的情况下抚养孩子。医学在生殖过程中的主要作用是确保母婴健康。然而，医疗技术可以促进生育自由或生育自主：决定是否要孩子、何时要孩子、要生多少个孩子以及要生什么样的孩子的自由。实现的方法有：

1. 避孕、绝育或终止妊娠（人工流产）。

2. 辅助生殖，如体外受精（IVF）。

3. 对胚胎或胎儿进行疾病或非疾病状态的基因组或其他检测。

医疗专业人员应在多大程度上支持或限制人们的生育自由？

生殖选择问题的伦理方法

生育自主—父母的利益

这种方法强调了成年人自主作出生育选择的价值，或者说是权利。根据这种方法，国家或相关机构的专业干预应保持在最低限度，并且仅在相当极端的情况下进行。许多自由主义思想的学者采取了这一立场（Agar，2004；Dworkin，1993；Harris，1997，1998）。按照自由主义的立场，则应支持在案例 13.1 中允许 A 夫妇选择植入携带耳聋基因的胚胎。

生殖受益

生殖受益（Procreative beneficence）原则认为，夫妇有道德上的义务，做出能够最大限度增进其所生子女福祉的生育选择（（Savulescu，2001；Savulescu and Kahane，2017）。因此，他们应该尽可能地选择最优后代。生殖受益观阐明的是一种道德上的理由，但这个理由必须与其他理由（如母亲的健康、对社会平等和团结的影响等）进行平衡。然而，当这些理由不重要时，它意味着我们不仅要选择最健康的胚胎，而且要选择基因上最有可能拥有最佳生活前景的胚胎，比如与智力或冲动控制相关的基因。根据这个原则，A夫妇不应该选择（植入）携带耳聋基因的胚胎（Savulescu，2002b）。

未来孩子的利益

另一种观点（可能介于生育自主和生殖受益之间）是，生育决定应该考虑到孩子的未来利益。有些人可能会认为这是反对A夫妇选择的重要论点。如果阻止生育符合潜在或未来儿童的利益，我们就应该限制生育的权利。然而，正如上一章所指出的，A夫妇的决定不会伤害他们未来的孩子（如果出生时患有先天性耳聋）——否则他或她就不会存在。事实上，孩子的出生，这件事本身就符合这个孩子的利益。

然而，孩子的利益可能会对其他决定产生更大的影响。孩子可能会受到出生前父母的一些行为（例如怀孕期间饮酒或吸毒）甚至受孕前的一些行为（例如将配子暴露于辐射环境）的负面影响。我们不会允许有人伤害已经出生的孩子。当发生的伤害与道德无关，这意味着应避免或限制某些存在风险的选择。

国家利益

生育选择会影响国家未来人口的构成。因此，国家对（人们）所做的选择具有一定的利益关联性。如果出生的孩子未来需要投入大量资源来照顾，或者允许夫妇选择（例如，选择孩子的性别，参见第十八章）可能对整个人口产生不良后果时，那么这种利益关联性就变得极为明显。有人可能会认为，不应允许 A 夫妇的选择，因为这会给国家带来额外的成本支出（例如，特殊教育需求、辅助技术甚至人工耳蜗植入）。然而，在此基础上限制人们的生殖自由可能会引起优生学上的问题（见第十八章）。

保护生命

许多生殖问题的核心是扼杀胎儿或胚胎的道德问题。即使相当重视生育自由，许多人也会认为不应通过扼杀已经存在的胎儿或胚胎来实现生育选择。

堕 胎

◆·案例 13.2

北爱尔兰的一位母亲为年仅十余岁的女儿在网上购买了一种可以终止妊娠的药物（她的女儿经历了虐待而不想继续妊娠）。这种药物在英国其他地区的卫生系统内是合法的。女儿终止了妊娠。几年后，这位母亲因提供药品而被刑事起诉，可能被判处五年监禁。

堕胎应该合法化吗？在全国范围内实施的法律规定应该保持一致吗？

本案例基于贝尔法斯特法院 2018 年末的一起案件（Carroll，2018）。

关于堕胎、胚胎实验和体外受精的许多争论，核心问题是胚胎和胎儿的道德地位。终止人类胚胎和胎儿的生命是否错误，如果是，这种错误是否足够重大以至于超过其他利益？

在这个问题上有许多不同的立场。所有人都同意的是，杀害儿童或成年人几乎不存在合理性。这样的杀害是严重的错误。（自卫的情形除外，这是法律文献中关于为什么堕胎应该合法的主要争论点。）孩子（通常）是从受精卵发育而来。在人类有机体从受精卵到儿童的发育过程中的哪个阶段，杀害有机体会成为重大错误（见图 13.1）？有些人通过确定发展过程中的某个点来回答这个问题，在这个点上，这种杀害从道德上不重要（或几乎不重要）转变为在道德上极其严重——与杀害儿童同等。其他人否认道德地位在某个时刻会突然发生巨大变化。相反，随着发育阶段的推进，杀害的错误越来越严重，因此允许堕胎的理由也越来越充分。无论采取这两种立场中的哪一种，都必须给出理由来解释为什么道德地位在胚胎发展的不同时期会有所不同。

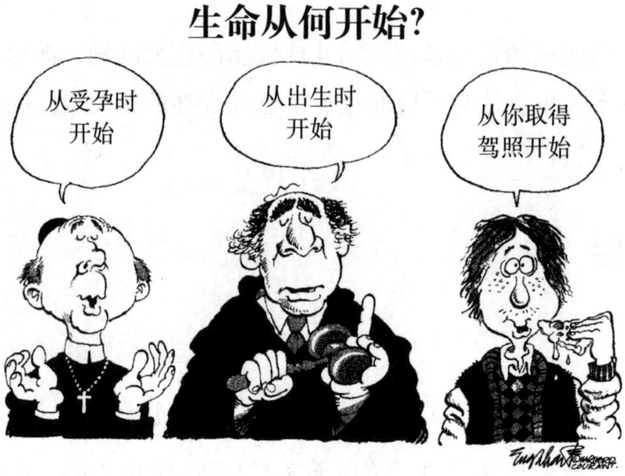

生命从何开始？

图 13.1　生命的起源？（© Bob Engleheart, 经许可转载）

决定胚胎道德地位的四种重要观点

作为人类有机体的身份

按照这种观点，没有充分的理由为人类在发展的不同阶段赋予不同的道德地位。如果杀害孩子是错误的，那么在孩子存在的任何阶段杀害孩子都是错误的。根据这种观点，根本原因是胚胎与其发育成的孩子是同一个实体——它具有相同的身份。因为是同一个存在，所以应该有相同的道德地位。

该立场的大多数支持者将胚胎达到完全道德地位的时刻视为受孕。有人认为，只有当孪生的可能性消失并且神经条纹开始发育时，个体才可以被称作存在。（这是因为在此之前，胚胎可能会变成两个不同的人，并且这是神经系统发育的最早期阶段。如果一个胚胎发育成两个不同的人，那么后来的任何一个都不可能与那个早期胚胎"相同"。）

根据这种观点，案例 13.2 中母亲的行为同另一个案例一样恶劣，在那个案例中，一位祖母提供了用来杀死她 10 岁孙子的药物。

成为一个人的潜力

这个观点认为，如果你在任何一个阶段杀死胚胎或胎儿，你所做的行为意味着这个孩子未来生存的潜力将不复存在。你杀死的实际上是一个在未来可能存在的孩子。这一论点与前一个论点的不同之处在于，它并不根据胎儿和胚胎的本来面目来赋予它们道德地位，而是根据它们将来有可能成为的状态来赋予它们道德地位。

与之相关的一个论点是"未来价值"论。唐·马奎斯（Don Marquis）认为，终止一个胚胎的生命是错误的，因为它拥有和我们一样的未来（Marquis，1989；Savulescu，2002a）。杀人的错误在于缩短了他人宝贵的未来。马奎斯认为，胚胎也具有同样的未来价值。

同样，根据这一观点，案例 13.2 中的母亲共谋杀害了一个可能存在的人。

人格认同

认为胚胎从受孕开始就与儿童具有同等道德地位的观点有时被称为生命权或反堕胎（支持生命）的立场。另一种观点认为胚胎的道德地位取决于其属性，而不是其身份或潜力。这种观点通常表述如下：杀人（在大多数情况下）是非常错误的，但正在孕育过程中的胚胎不是人。"人"是具有某些特征的。重要的道德问题是：决定了人类有机体成长为人的发展阶段有哪些？

对于这个问题，人们给出了许多不同的答案。大多数支持这种方法的人认为，作为一个人，必须拥有某种程度的意识。我们作为人，既需要有意识的身体，也需要有意识的头脑。人们认为，有意识的阶段，或者至少是对疼痛的感知，是在妊娠 24 周左右开始的（Anand and Hickey，1987）。因此，诸如此类的观点认为，发育时间少于 24 周的胎儿不具备道德地位。

于是，拥有能感受疼痛的意识似乎是成为一个人的最基本条件。即使是意识发育处于非常原始的动物也会感到疼痛，但在杀戮的道德性方面，我们并没有赋予它们与人类相同的地位。人类与动物的区别在哪里？人类拥有不可侵犯的生命权，那动物就没有吗？染色体数量等（生理）特征似乎无关紧要。

一些哲学家将拥有自我意识（*self-consciousness*）视为人的标志（Singer，1993；Tooley，1972）。这些哲学家认为，杀死一个有自我意识的生物，错误之处在于挫败了该生物对自身未来的渴望：对未来的计划和目标。要成为一个人，其他的心智能力也很重要，例如理性（推理能力）和建立关系的能力。

一些宗教传统为人格的开始提供了不同的基础，它们在灵魂进入身体（赋予灵魂，ensoulment）时赋予人道德地位。人类从受孕到出生的不同时间，都被认为是赋予灵魂的时刻。

他人赋予人类有机体的价值至关重要（被动赋予道德地位）

一些人认为，道德地位不必仅基于实体的内在属性，还可以由他人赋予（Strong，1997）。本恩（Benn）和范伯格（Feinberg）认为，从对他人的影响以及培养对他人的关心、温暖和同情的角度来看，在婴儿出生时赋予他（她）道德地位是合理的（Benn，1984；Feinberg，1984）。范伯格认为，正是因为婴儿与人如此相似，所以我们应该以象征性的方式赋予他们（道德）地位。恩格尔哈特（Engelhardt）认为，婴儿出生时就承担了重要的社会角色，这证明赋予婴儿道德地位是合理的（Engelhardt，1973）。

根据这些密切相关的观点，严格禁止杀害婴儿是合理的，这既是因为与婴儿亲近之人非常关心婴儿，也因为如果没有这种严格的禁令，我们可能会放松对杀害婴儿和儿童的处罚。

然而，由于胎儿尚未被承认为社会成员，也未获得社会地位，案例13.2 中的终止妊娠是可以接受的。

以上四种观点存在的问题

上述四种观点都存在漏洞，这就是为什么解决堕胎问题仍然如此困难。第一种立场赋予单个或一些细胞道德地位。这意味着从道德角度来看，杀死该细胞（或早期胚胎）就等同于杀死一个 10 岁的孩子。当妇女想要进行人工流产的理由非常充分时（例如，她因强奸而怀孕），这种立场会面临一定的窘境。这种观点还意味着，性交后采取避孕措施（如事后避孕药）或使用宫内节育器的行为在道德上等同于谋杀成年人。

第二种立场面临与第一种立场相同的困境，此外也存在一些其他问题。这个论点很可能证明不了什么。即将被注射到卵子中的单个精子构成了一个潜在的人，但以卵子或精子构成潜在的人为由去反对处置它们似乎很荒谬。而且，每对夫妻都有繁衍出很多后代的可能性。避孕和禁欲都会阻止其中一些潜在的人出现。因此他们在道德上是错误的吗（Singer and Kuhse，1986）？克隆技术的发展给这一立场带来了进一步的问题，因为所有的人体细胞都（可视为）未出生的人。那些认为破坏体细胞是（严重的）错误的观点似乎是荒谬的。

如果说前两种立场似乎对早期胚胎给予了过多的道德保护，那么第三种立场对婴儿和有严重学习障碍的人的保护可能就太少了。婴儿可能没有自我意识；这是否意味着杀婴应该与堕胎一样被允许？（Giubilini and Minerva，2013）在证明用来表征一个人的特定特征或特征组的合理性的问题上，也面临着一些问题。

第四个立场有助于佐证我们对婴儿的道德重要性的一些看法。然而，对许多人来说，证明这些看法的初衷，似乎是出于错误的原因。这仿佛是说，我们不应该杀害一个婴儿，理由是比如婴儿的父母（和其他一些人）会非常难过。对许多人来说，这并不是我们不应该杀害新生儿的根本原因。如果婴儿是孤儿，或者他们的父母不希望他们活下去，那么结束他们的生命就合乎道德了吗？

直观上，对许多人有吸引力的一种观点是，胎儿的道德地位随着胎儿本身的发育而发展。根据这种观点，杀死孕早期胎儿虽然也可能是错误的，但错误程度比杀死孕晚期胎儿要小得多。此外，随着胎儿的发育，杀死胎儿的理由需要变得越来越"无懈可击"。根据这一观点，案例 13.2 中是否允许终止妊娠取决于当时胎儿的发展情况。

堕胎的道德问题

女性什么时候进行堕胎是错误的？国家应该什么时候禁止妇女堕胎？虽然这些问题具有相关性，但并不相同。在许多情况下，我们可能认为对朋友撒谎在道德上是错误的，但并不同意这种行为应该被认定为非法的。

针对第一个问题，答案通常是：以胚胎或胎儿获得道德地位为起始点。然而，对许多人来说，这只是情况的一部分，因为妇女想要进行人工流产的原因也至关重要（见专栏 13.1）。那些认为随着胎儿的发育，人工流产的理由必须越来越充分的人，不得不认同胚胎的道德地位在发育过程中不断提高（无论是逐步的还是连续的）。

◆◆◆ **专栏 13.1　可能影响堕胎伦理地位的一些情况和原因**

1. 怀孕是强奸行为所致。

2. 该女子年仅 16 岁。

3. 生孩子会影响妇女的教育或事业。

4. 预产期与计划的假期相冲突。

5. 孕妇是单身母亲，而且非常贫穷。

6. 这对夫妇已经有了三个孩子。这次怀孕是夫妻在避孕方面疏忽大意的结果。

7. 情况同 6，但怀孕时因为夫妻避孕失败所致。

8. 孕妇很沮丧，感觉无法胜任母亲的角色。

9. 产前检查显示，胎儿患有严重的身体残疾/疾病，并且极有可能夭折。

10. 产前检查显示胎儿有严重的学习障碍。

妇女权益

尽管前文讨论了关于堕胎的各种截然不同的观点，但它们都有同一个假设。也就是说，如果胎儿具有与正常成年人相同的道德地位，那么妇女进行人工流产（几乎总是）是错误的，而国家禁止妇女进行人工流产（几乎总是）是正确的。一些哲学家，例如朱迪思·贾维斯·汤姆森（Judith Jarvis Thomson），否认了这一假设（Thomson，1971）。

◆ **案例 13.3**

想象一下，有一天你早上醒来，发现自己的循环系统与另一个人 V 相连，而后发现他是一位著名的小提琴家。为了拯救 V 的生命，他的粉丝绑架了你，并把 V 的循环系统接入了你的循环系统。V 患有致命的肾脏疾病。然而，如果 V 与你的循环系统保持连接，他最终会得到治愈。你是唯一能拯救他生命的人。"但是",他们说,"好消息是,只需9个月,V就会完全康复,那时你就可以断开连接了。"

为了拯救小提琴家,你是否有道德义务在9个月的时间里保持与生命维持系统的连接?

本案例基于朱迪思·贾维斯·汤姆森(Judith Jarvis Thomson)提出的著名思想实验(Thomson,1971)。

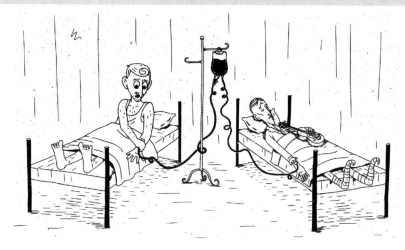

图 13.2 朱迪斯·贾维斯·汤姆森思想实验之小提琴家
(Reproduced with permission from SRF/Nino Christen)

汤姆森认为,如果你选择与小提琴家保持连接从而挽救他的生命,那将是非常值得称赞的,但从道德上讲,小提琴家没有利用你的身体来维持生命的权利。这个类比的关键点在于表明,即使我们赋予胎儿作为人的完全道德地位(小提琴家具有完全的道德地位),也并不一定意味着女性有义务继续怀孕。每个人都有权控制自己身体发生的情况。因此,关于堕胎的争论不应仅仅取决于胚胎的道德地位问题。

许多女性主义者认为,女性有权根据更普遍的原则选择堕胎。本斯霍夫(Benschof)认为,妇女的堕胎权建立在"隐私、自主和身体完整"的权利之上(Benshoof,1985)。沃伦(Warren)认为,将堕胎认定为非法是对妇女自由权、自决权和免受身体伤害的权利的不尊重,因为怀孕是一件艰苦而危险的事情(Warren,1991)。另见 Holmes and Purdy(1992)。

堕胎法

世界不同地区对堕胎的法律规定不尽相同。少数国家完全禁止妇女堕胎（例如尼加拉瓜、梵蒂冈）。大约 25% 的国家（在这个问题上）的相关法律极其严格（例如，只允许为了挽救妇女的生命而堕胎）。其他国家（约40%）可能出于多种原因允许妇女堕胎，包括专栏 13.1 中的大部分或全部原因。然而，大多数允许妇女堕胎的国家，对于堕胎的妊娠期是有限制的。

英格兰和威尔士有三部与妇女堕胎有关的主要法规：《侵害人身罪法案》《婴儿生命（保护）法案》和《堕胎法案》。前两项法案规定了与堕胎有关的刑事犯罪，而《堕胎法案》则规定了人工流产合法的例外情况。《堕胎法案》的适用范围还包括苏格兰。在北爱尔兰（撰写本书时），堕胎仍然是一种犯罪行为，除非是为了保全孕妇的生命（或避免继续妊娠对孕妇造成严重的长期伤害）。

1967 年《堕胎法案》，于 1990 年修订

《堕胎法案》旨在解决"非法堕胎"的问题，尽管非法，但这一现象仍时有发生。通常这类人工流产操作在医学上相当不安全，越来越多的妇女因此类人工流产引起的并发症而被送进医院。法案还想要明确地界定，允许医生出于母体的健康考量，进行人工流产手术的窗口期问题。（这是因为）出于患者利益而善意行事的医生可能面临刑事指控。

该法案赋予医生（"医疗工作者"）因提供人工流产的医疗服务而免予起诉的权利。一般而言，这并非将人工流产合法化。根据上议院在英国皇家护理学院诉英国卫生和社会事务部案中的裁决结果，法案也不为除医生以外的任何人提供保护 [Royal College of Nursing of UK v. DHSS（1981）]。

专栏 13.2 列出了专业指南中规定的修订法案的一些重要章节。有以下几点值得注意。怀孕 24 周之前，医生可以在征得孕妇同意的情况下，以各种理由进行人工流产（理由 C）。（这是因为怀孕几乎总会给女性的健康带来一些风险。）2017 年，英格兰和威尔士 98% 的人工流产都是以此为依据而进行的（Department of Health and Social Care，2018）。在妊娠 24 周后，堕胎只有在为了防止对母亲造成重大伤害，或者为了胎儿 / 孩子的利益而

进行才会被视为合法（见专栏 13.2）。实际上，大多数 24 周后发生的堕胎现象都是因胎儿受损而进行的（理由 E）——约占 2017 年堕胎总量的 2%。除紧急情况外，堕胎必须由两名医生同意，并以该法案规定的理由之一为依据。专栏 13.3 提供了法律上有关人工流产的一些补充观点。

◆•·专栏 13.2　终止妊娠的法定理由（ Royal College of Obstetricians and Gynecologists, 2011)

在英国，如果两名医生善意地决定，对于特定的怀孕情形，符合《堕胎法案》中规定的一个或多个理由，则人工流产是合法的，具体如下：

A. 继续妊娠对孕妇生命造成的风险比终止妊娠更大的：经修订的 1967 年《堕胎法案》，第 1(1)(c) 款。

B. 终止妊娠对于防止对孕妇的身体或精神健康造成严重永久性伤害是必要的：第 1(1)(b) 款。

C. 怀孕未超过 24 周，继续妊娠将带来比终止妊娠更大的风险，对孕妇的身心健康会造成伤害的：第 1(1)(a) 款。

D. 怀孕未超过 24 周，继续妊娠将带来比终止妊娠更大的风险，对孕妇家庭现有子女的身心健康会造成伤害的：第 1(1)(a) 条。

E. 如果胎儿的出生存在很大的风险，即出现身体或精神异常，从而造成严重残疾的：第 1(1)(d) 款。

该法案还允许在紧急情况下对孕妇实施人工流产，如果医生善意地认为有必要立即终止妊娠：

F. 为了挽救孕妇的生命：第 1(4) 条。

G. 为防止继续妊娠对孕妇的身体或精神健康造成严重的永久性伤害：第 1(4) 条。

母亲 - 胎儿关系

◆•案例 13.4

某孕妇 AP 有精神病史，在怀孕后期出现了精神异常症状。根据《精神健康法案》（见第八章），该患者被相关医疗机构收容。AP 此前曾进行过两次剖腹产手术。婴儿即将临产，但 AP 因精神疾病而被判定缺乏行为能力。医院认为剖腹产符合 AP 的最佳利益，因为进行阴道分娩会有子宫破裂的风险（风险发生的概率为 1%）。她的精神科医生还判断，如果她的孩子因子宫破裂的并发症而死亡，会对 AP 的心理健康构成潜在风险。

法院是否应该违背 AP 的意愿允许医生实施剖腹产（包括必要时实施约束措施）？

本案例基于 Re AA 案（2012）。另请参见本书第八章中的案例 8.2。

◆••专栏 13.3　关于堕胎的法律补充要点

1. 医生可以出于良心拒绝实施人工流产（《堕胎法案》第 4 条）。医生有责任证明自己确实是出于良心而拒绝（执行人工流产）。然而，如果实施人工流产"对于挽救生命或防止对孕妇的身心健康造成严重永久性伤害是必要的"，那么出于良心拒绝人工流产就不能作为辩护理由。

2. 《堕胎法案》没有赋予妇女要求进行人工流产的权利。然而，根据第 1 条 1b 和 1c 款（除非出于良心而拒绝，见上文），如果医生没有（在适当情况下）告知妇女堕胎的可能性，或者在适当情况下没有实施堕胎，则可能被认定为存在过失。

3. 胎儿没有生命权。因此，其在法律中（胎儿）的地位在很大程度上受出生的影响。根据《儿童法案》（见第十章），胎儿不能成为法律规定的儿童保护的对象。

4. 胎儿可能没有被流掉的合法权利。换句话说，不能以这样的理由主张损害赔偿，即如果医生采取了不同的行动（例如建议堕胎），孩子就不会出生，对孩子来说不出生可能会更好。

5. 妇女有拒绝进行堕胎的合法权利。

6. 胎儿的父亲没有合法权利阻止妇女进行堕胎，也没有权利就此事进行咨询。根据《人权法案》第 8 条（见第四章），父亲可以主张有关进行堕胎的某些权利。然而，1980 年向欧盟委员会提出的这一要求遭到拒绝。

● 子宫内避孕器和紧急避孕药

R（on the Application of A and B）v. Secretary of State for Health 和 2000 年

《处方药物（人用）修正法令》带来了以下影响：

1. 药剂师在没有医生处方的情况下配发紧急避孕药是合法的。

2. 旨在防止受精卵着床的避孕方法，如子宫内避孕器和紧急避孕药，被归类为避孕技术。因此，此类方式不受 1967 年《堕胎法案》的制约。

◆◆ ◆ ◆ ·· ◆◆ ◆◆

法院已经审理了许多关于对不愿意接受剖腹产的妇女强制进行剖腹产手术的合法性问题。英国皇家妇产科学院制定的指导方针指出：在照顾孕妇时，产科医生必须尊重孕妇的自主权和拒绝任何建议措施的合法权利……除非满足严格的标准，应避免利用司法权力实施治疗方案，以侵犯孕妇自主权的方式去保护胎儿（Royal College of Obstetricians and Gynecologists，2006）。

在过去的案件中，上诉法院法官表示：一个有能力作出决定的妇女可以出于宗教原因、其他原因、理性或非理性原因或根本没有原因，选择不接受医疗干预，即使这种选择会导致胎儿死亡或严重残疾，或者她自己的死亡。在这种情况下，法院无权宣布医疗干预合法，并且客观上不存在关涉她自身最佳利益的问题……［见 Re MB（An Adult: Medical Treatment）（1997）］。

法院表示，即使胎儿的生命面临严重危险，有行为能力的妇女也有权拒绝治疗。法院不会考虑未出生的胎儿的利益。

然而，法官经常（在审理到庭案件时）判定妇女缺乏作出决定的行为能力——也许是为了证明挽救胎儿的行为是正当的，也许认为妇女事后会为法院做出这样的决定而感到高兴。例如，在 MB 案中，专业人士认为，严重的恐针症影响了她拒绝剖腹产的决定。在 AP 的案件（案例 13.4）中，法官授权医生选择性剖腹产，必要时可采取约束措施。

那么孕妇采取的其他可能影响胎儿的行为呢？

◆ · 案例 13.5
一名有酗酒和药物滥用史的妇女在怀孕期间饮酒（每天喝半瓶伏特加和八罐高度啤酒）。她的孩子 CP 随后被诊断出患有胎儿酒精综合症导致的发育障碍。

照顾 CP 的地方当局向刑事伤害赔偿局（Criminal Injuries Compensation Authority，CICA）寻求赔偿，他们声称这实际上是一种杀人未遂行为。

本案例基于 CP 案（2014）。

根据 1976 年《先天性残疾（民事责任）法案》[Congenital Disabilities（Civil Liability）Act]，受伤儿童可以向造成或促成儿童残疾的过失被告（例如医生）提出索赔并获得损害赔偿。该法案明确排除了因母亲的行为造成损害的情况（疏忽驾驶的情况除外）。在 CP 案中，法院裁定孩子没有资格从其母亲或赔偿机构获得赔偿。

但这在道德上正确吗？如果孕妇做出的选择会对未来的孩子造成重大伤害，那么孕妇是否应该承担后果，或者必须避免伤害？辩论角专栏 13.1 总结了一些支持和反对此类干预措施的伦理论点。

◆··辩论角　专栏 13.1　是否应该为了胎儿（或未来的孩子）而限制孕妇的行为？

● 反对

1. 自主权——这种限制侵犯了妇女的自主权。可以用汤姆森在妇女堕胎方面的类似论点（见案例 13.3）来补充这一论点。

2. 隐私——妇女有在未经同意的情况下不让自己的身体被侵犯甚至触摸的权利。许多限制妇女的行为都涉及此类伤害（例如，强制剖腹产）。

3. 胎儿地位——根据英国法律，胎儿在出生之前不具有自然人的地位。一个人（妇女）的权利不应让位于非自然人（如果有的话）。

4. 公共政策——让胎儿的利益影响到约束人们行为的法律规定，可能会产生不良后果。在自由的社会里，如果可以容忍男性或未孕女性的某些行为，那么怀孕的女性就不应因同样的行为受到监禁或者经济上的惩罚。

5. 对堕胎法的影响——承认未出生胎儿的利益可能会对堕胎法律产生限制。

6. 道德与法律——即使孕妇的行为（伤及胎儿或未来的孩子）在道德上是错误的，也并不意味着这种行为应该受到法律限制。

● 赞成

1. 一致性——禁止使用镇静剂沙利度胺（thalidomide）是国家（保持）合理克制的一个典型案例。这种镇静剂对母亲没有明显不良影响。然而，如果孕妇在妊娠期间服用，则会影响胎儿的肢体发育。出于保护胎儿未来的利益，国家合理地禁止孕妇使用这种镇静剂，而不是告知孕妇此类药物的影响并让她们自行选择是否服用。

2. 根据时间中立性原则（principle of temporal neutrality），伤害发生的时机或时间在道德上无关紧要。给幼儿大量饮酒或服用毒药对他们的大脑造成损害是错误的。在孩子出生之前造成同样程度的脑损伤也是错误的。正如我们有理由防止虐待儿童一样，我们也有理由制止人们采取那些将来会对儿童产生有害影响的行为（Wilkinson et al.，2016）。

3. 堕胎不同于对未出世的孩子造成伤害——堕胎不会导致未来的孩子受到伤害，但那些非致命却具有破坏性的行为却可能会令未来存在的某个孩子受到伤害。穆勒提出的伤害原则允许国家使用权力来防止这种伤害。

辅助生殖

辅助生殖（技术）已经发展得较为成熟。2018 年，世界首位"试管"婴儿路易丝·布朗（Louise Brown）年满 40 岁。自从路易斯·布朗通过体外受精（IVF）出生，为人类生殖技术的发展开启了新纪元。最初，关于是否应该提供辅助生殖存在激烈的伦理争论（主要担心会破坏胚胎的道德地位）。然而，体外受精已经获得了广泛的伦理认可。当前的讨论更多地集中在诸如体外授精的资金来源（是否应该获得公共资金资助）、谁有资格接受治疗以及是否应该允许不同形式的胚胎选择等问题（正如案例 13.1 中所强调的）。

哪些人应该接受辅助生殖?

◆·**案例 13.6**

一名 57 岁的退休教师 ST 希望怀孕,但患有与年龄相关的不孕症。她没有资格接受公共资助的体外受精(NICE 指南规定,为 42 岁以下的女性提供辅助生殖技术),而且大多数英国私人生育诊所不提供针对 50 岁以后的治疗。ST 最终在海外寻求治疗,并利用捐赠的卵子和丈夫的精子成功受孕。

体外受精技术是否有年龄限制?

本案例基于 Sue Tollefsen 案(Anon,2010)。

人们寻求生育治疗有多种原因。在决定是否以及何时拒绝此类请求,或在决定治疗优先级时,(应考量)三个方面的潜在利益:(未出生的)儿童的利益、潜在父母的利益以及更广泛的国家利益。

(未出生的)儿童的利益

大多数讨论和法律都认为通过辅助生殖出生的儿童的利益至关重要。然而,这些利益并不像最初想象的那么一目了然。

有一种看法认为,这个问题与收养问题大致相似。核心观点是:在所有愿意收养孤儿的夫妇中,哪一对夫妇可能成为这个孩子最好的父母?有些人可能认为年长的母亲(如案例 13.6)不是最佳选择。与收养的类比主要有两个方面的问题。第一个问题是判断的性质及其所依据的证据。有什么证据表明,由单亲母亲或年长母亲抚养长大的孩子,比由一对夫妇或年轻母亲抚养长大的孩子更不快乐(或存在其他问题)?生育诊所是否有权决定哪对夫妇或个人能成为最好的父母?第二个问题更为深刻。这就否认了收养模式是最合适的模式。收养和生育治疗之间存在着较大区别。对于收养,无论我们选择哪对夫妇作为父母,孩子都是同一个;在生育治疗的情境中,每种情况都对应着不同的婴儿。这就是前文提到的非同一性问题。

就 ST 案而言,未出生的孩子有哪些利益?如果我们拒绝提供帮助,孩子就不会出生。如果我们提供帮助,这个孩子将会有一位 57 岁的母亲。

哪一个最能代表这位潜在的儿童的最佳利益？尽管如果有选择的话，让孩子有一个年轻的母亲可能会更好，但这种选择是不存在的。根据这一分析，在大多数有关生育治疗的讨论中，未出生的孩子的最佳利益这一标准被置于核心位置，但价值不大。仅在某些相当极端的情况下才会拒绝辅助生殖，例如，当未出生的孩子可能患有非常严重的遗传性疾病，或养育方式非常糟糕，导致孩子的出生可能比他不出生更糟糕的情形。

潜在父母的利益

生育诊所经常面临这样的情况：一对夫妇想要进行体外受精，但医生有理由认为这不符合他们的最佳利益——例如，如果怀孕会增加妻子的风险，或者成功的概率非常低（例如因为女性年龄较大）。从专业人士的角度来看，鉴于成功的概率非常低，不值得尝试体外受精。

医生应该怎么办？如果我们只考虑夫妻双方的利益，这种情况类似于临床实践中经常遇到的情况：医生认为患者做出的决定不符合他或她的最佳利益（见第五章）。针对这种情况，医生可以向这对夫妇提供相关信息并解释自己的专业性建议。然而，如果夫妻双方经过深思熟虑后仍想继续进行生育治疗，并愿意支付费用，那么拒绝他们的治疗请求就属于家长式作风。

国家利益

即使这对夫妇自己承担生育治疗的全部费用，国家对即将出生的婴儿也有利益（上的关切）。例如，如果孩子有严重的缺陷，需要提供大量福利，这就不是件小事。但国家的利益远不止于此。在什么情况下，出于社会（整体的）利益，不应帮助特定夫妇或个人进行辅助生殖？如果全部费用由夫妻或个人承担，是否应该允许单身母亲、同性伴侣或 60 岁的女性接受生育治疗？

自由主义认为国家需要有充分的理由来干涉个人自由。也许有人会说，允许单身女性、同性伴侣或老年女性接受生育治疗，会对社会整体造成伤害。不仅需要说明为什么这样的选择是错误的，还需要说明为什么这种错误是国家干预的正当理由。

辅助生殖与法律

1990年《人类受精与胚胎学法案》

1990年《人类受精和胚胎学法案》（Human Fertilisation and Embryology Act，HFEA）除了规定了该领域的大部分关键内容，还设立了人类受精与胚胎学管理局。该机构负责规范大部分辅助生殖服务（见专栏13.4）。

◆ **案例 13.7**

某女士S与一对想要孩子的同性恋伴侣达成了非正式协议。她同意代为孕育这个孩子（用其中一名男子的精子和捐赠的卵子受孕），并计划由这对伴侣照顾这个孩子。但后来，S改变了主意，不愿让出孩子的抚养权。

请问，我们应该允许代孕吗？（代孕协议是否应该强制执行？那么商业代孕呢？是否允许向代孕者支付报酬？）

◆◆·**专栏 13.4　1990 年《人类受精和胚胎学法案》（HFEA）**

● 该法案涵盖的领域

1. 涉及使用捐赠的遗传物质（卵子、精子或胚胎）、储存的遗传物质或在体外产生胚胎的治疗（例如通过IVF）。此类治疗必须获得许可。

2. 人类卵子、精子和胚胎的储存。

3. 人类胚胎的研究。

● 人类受精与胚胎学管理局

该管理局由议会根据该法案设立。它的部分资金来自获得许可提供生育治疗的机构，部分来自税收。该管理局有19名成员，由卫生大臣任命。该管理局的职能包括以下内容：

1. 该法案所涵盖领域内的检查和许可（见上文）。

2. 对捐赠者、患者和治疗的相关信息进行保密登记。

3. 发布实践守则。

4. 为寻求生育治疗的人提供信息和建议。

5. 对整个生殖领域进行监管。

- 人体胚胎研究

1. 对超过 14 天（即从原纹出现开始）的人类胚胎进行研究是非法的。

2. 通过基因替换产生相同个体的研究是非法的。

3. 尝试将人类和动物的配子结合来产生胚胎是违法的。

- HFEA 指导

HFEA 实践守则根据该法案为 IVF 诊所提供了详细的指导。

例如，HFEA 第 13(5) 款规定："除非已考虑到由于治疗而可能出生的任何孩子的福祉（包括孩子对父亲的需求）以及可能受到出生影响的任何其他孩子，否则不得为女性提供治疗服务。"

实践守则对于医疗机构何时应拒绝治疗提供了更详细的指导，即有可能出生的孩子或家庭中现有的孩子，是否有面临重大伤害或被忽视的风险。实践守则明确指出，患者不应因性别、种族、残疾、性取向、宗教信仰或年龄而受到歧视。

1985 年《代孕协议法案》

代孕行为受 1985 年《代孕协议法案》（Surrogacy Arrangements Act，SAA）的规制。依据该法案，任何商业代孕行为都构成刑事犯罪。因此，协助商业代孕以及为此类协议（关系）做广告的行为均属非法。然而，该法案明确赋予实际当事人本身豁免权。《人类受精和胚胎学法案》对《代孕协议法案》进行了修正，指出："任何代孕安排均不能由立约人执行或针对立约人强制执行……"因此，如果代理孕母愿意，她（无论遗传关系如何）将仍然是孩子的母亲。

《代孕协议法案》早该进行改革了。主要有三个方面的问题：首先，禁止以商业目的洽谈代孕安排未能阻止获利行为（金额最高可达到 5 万英镑）。其次，对母亲和父亲的定义没有充分涵盖代孕安排。最后，与法定亲子关系转移相关的规定较为复杂，且成本高昂。虽然政府已经承认了改革该法案的必要性，但迄今为止尚未出台新的立法。

复习思考题

1. 在英格兰，怀孕 24 周之前是允许孕妇进行人工流产的，几乎没有任何限制。为什么选择这个时间点？这在道德上合理吗？

2. 关于妇女堕胎的伦理争论通常集中在胎儿的"道德地位"问题上。这意味着什么？即使胎儿具有完全的道德地位，堕胎也可以获得允许吗？

3. 妇女堕胎前需要征得胎儿父亲的同意吗？您是否同意现行法律对此的规定？

4. 如果一名变性人希望进行体外受精，应该为他／她提供此项治疗吗？

5. 生育治疗的年龄限制是否合理？

6. 在做出生育治疗决定时应如何考量"（未出生的）儿童的利益"？

◆·**扩展案例 13.8**

A. 一名年轻女子来到生育诊所请求进行输卵管结扎术。她很清楚自己不想要孩子，也从来没有想要过孩子，也相信自己不会改变主意。她有行为能力并且充分了解输卵管结扎复通可能是困难的、复杂的并且不一定成功。

外科医生拒绝对她实施输卵管结扎术。这是合理的吗？

B. 一名年轻女子向生育诊所提出冷冻卵子的请求。她目前没有长期伴侣。她相信，将来有一天她可能会想要孩子，但未来 10 年她打算专注于自己的事业。她希望最大限度地增加未来的选择，并最大限度地减少未来需要生育治疗的机会。

生育诊所告诉她，她可以私下付费冷冻卵子，但卵子只能保存 10 年，然后就会被销毁。

公共卫生系统或保险公司是否应该补贴或支付卵子冷冻费用？卵子储存的时间限制是否合理？

（参见 Benn and Lupton，2005；Ehman and Costescu，2018；Savulescu，2002a；Jackson，2016。）

·◆ 参考文献 ◆·

Agar, N., 2004, *Liberal Eugenics: In Defence of Human Enhancement*, Maldon, MA; Oxford: Blackwell.

Anand, K. J. and Hickey, P. R., 1987, "Pain and Its Effects in the Human Neonate and Fetus", *The New England Journal of Medicine*, Vol.317, No.21, pp.1321-1329.

Anon, 2010, "Risks Are too Great to Have Another IVF Child, Says Mother, 59", *Evening Standard*, 17 May 2010, https://www.standard.co.uk/news/risks-are-too-great-to-have-another-ivf-child-says-mother-59-6470249.html.

Benn, P. and Lupton, M., 2005, "Sterilisation of Young, Competent, and Childless Adults", *BMJ* (Clinical Research Ed.) Vol.330, No.7503, pp.1323-1325.

Benn, S., 1984, "Abortion, Infanticide, and Respect for Persons", In *The Problem of Abortion,* Edited by J. Feinberg, Belmont: Wadsworth, pp.135-144.

Benshoof, J., 1985, "Reasserting Women's Rights", *Family Planning Perspectives*, Vol.17, No.4, pp.160-1604.

Carroll, R., 2018, "Northern Irish Woman to Challenge Abortion Prosecution", *The Guardian*, 5 Nov 2018, https://www.theguardian.com/uk-news/2018/nov/05/northern-irish-woman-abortion-pills-fights-prosecution.

CP (A Child) [2014] EWCA Civ 1554.

Department of Health and Social Care, 2018, "Abortion Statistics, England and Wales: 2017", https://assets.publishing.service.gov.uk/government/uploads/system/uploads/attachment_data/file/714183/2017_Abortion_Statistics_Commentary.pdf.

Dworkin, R., 1993, *Life's Dominion: An Argument about Abortion and Euthanasia*, London: Harper Collins.

Ehman, D. and Costescu, D., 2018, "Tubal Sterilization in Women Under 30: Case Series and Ethical Implications", *Journal of Obstetrics and*

Gynaecology Canada, Vol.40, No.1, pp.36-40.

Engelhardt, H. T. Jr., 1973, "Viability, Abortion, and the Difference Between A Fetus and An Infant", *American Journal of Obstetrics and Gynecology*, Vol.116, No.3, pp.429-434.

Feinberg, J., 1984, "Potentiality, Development and Rights", In *The Problem of Abortion*, Edited by J. Feinberg, Belmont: Wadsworth, pp.145-150.

Giubilini, A. and Minerva, F., 2013, "After-birth Abortion: Why Should the Baby Live?", *Journal of Medical Ethics*, Vol.39, No.5, pp.261-263.

Harris, J., 1997, "'Goodbye Dolly?' The Ethics of Human Cloning", *Journal of Medical Ethics*, Vol.23, No.6, pp.353-360.

Harris, J., 1998, "Rights and Reproductive Choice", In *The Future of Human Reproduction: Ethics, Choice and Regulation*, Edited by J. Harris and S. Holm, Oxford: Clarendon Press.

Hinsliff, G. and McKie, R., 2008, "This Couple Want A Deaf Child. Should We Try to Stop Them?", *The Observer*, 9 March 2008, https://www.theguardian.com/science/2008/mar/09/genetics.medicalresearch.

Holmes, H. B. and Purdy, L. M., 1992, *Feminist Perspectives in Medical Ethics*, Bloomington: Indiana University Press.

Jackson, E., 2016, "'Social' Egg Freezing and the UK's Statutory Storage Time Limits", *Journal of Medical Ethics*, Vol.42, pp.738-741.

Marquis, D., 1989, "Why Abortion is Immoral", *The Journal of Philosophy*, Vol.86, pp.183-202.

R (on the application of Smeaton) v. Secretary of State for Health [2002] All ER (D) 115 (Apr).

Re AA [2012] EWHC 4378 (COP).

Re MB (Caesarean Section) [1997] EWCA Civ 1361.

Royal College of Nursing of UK v. DHSS [1981] AC 800.

Royal College of Obstetricians and Gynecologists, 2006, "Law and Ethics in Relation to Court-authorised Obstetric Intervention. Ethics Committee Guideline No. 1", http://www.aogm.org.mo/assets/Uploads/aogm/Guidelines/

RCOG—UK/No-1-RCOG-Law-and-Ethics-in-Relation-to-Court-Authorised-Obsetric-Intervention.pdf.

Royal College of Obstetricians and Gynecologists, 2011, "The Care of Women Requesting Induced Abortion (Evidence-based Clinical Guideline No. 7)", https://www.rcog.org.uk/en/guidelines-research-services/guidelines/the-care-of-women-requesting-induced-abortion/.

Savulescu, J., 2001, "Procreative Beneficence: Why We Should Select the Best Children", *Bioethics*, Vol.15, No.5-6, pp.413-426.

Savulescu, J., 2002a, "Abortion, Embryo Destruction and the Future of Value Argument", *Journal of Medical Ethics*, Vol.28, pp.133-135.

Savulescu, J., 2002b, "Deaf Lesbians, 'Designer Disability', and the Future of Medicine", *BMJ*, Vol.325, p.771.

Savulescu, J. and Kahane, G., 2017, "Understanding Procreative Beneficence: The Nature and Extent of the Moral Obligationo Have the Best Child", In *The Oxford Handbook of Reproductive Ethics*, Edited by L. Francis, Oxford: Oxford University Press.

Singer, P., 1993, *Practical ethics*, Cambridge: Cambridge University Press.

Singer, P. and Kuhse, H., 1986, "The Ethics of Embryo Research", *Law, Medicine and Health Care*, Vol.14, No.3-4, pp.133-138.

Strong, C., 1997, *Ethics in Reproductive and Perinatal Medicine: A New Framework*, New Haven; London: Yale University Press.

Thomson, J. J., 1971, "A Defense of Abortion", *Philosophy and Public Affairs*, Vol.1, No.1, pp.47-66.

Tooley, M., 1972, "Abortion and Infanticide", *Philosophy and Public Affairs*, Vol.2, No.1, pp.37-65.

Warren, M. A., 1991, "Abortion", in *A Companion to Ethics*, Edited by P. Singer, Oxford: Blackwell, pp.303-314.

Wilkinson, D., Skene, L., De Crespigny, L. and Savulescu, J., 2016, "Protecting Future Childrenrom In-utero Harm", *Bioethics*, Vol.30, No.6, pp.425-432.

◆第十四章◆
生命的尽头

终结生命与法律

    主动安乐死（仁慈杀人）是非法的（谋杀）

    出于患者的最佳利益，采取可能致死的手段缓解痛苦，通常是合法的

    不予治疗与撤除治疗不一定违法

    有心智能力的患者有权拒绝治疗

    缺乏心智能力的患者应该得到符合其最佳利益的治疗

    "不尝试心肺复苏"（DNACPR）的决定应与患者/家属讨论

    若患者长期处于无意识障碍状态可停止治疗

    英国法律中的伦理原则

与临终决定相关的三个道德原则

    生命神圣原则

    预见和意图之间的道德差异：双重效应原则

    作为和不作为之间的道德差异

安乐死的伦理问题

医治无效、"不施行心肺复苏"的指令和其他治疗限制

复习思考题

参考文献

◆ **案例 14.1**

LB 女士年事已高，因严重的类风湿性关节炎入院治疗。她面容消瘦，身体不适，寿命所剩无几。尽管服用了非常高剂量的止痛药物，LB 仍然感到剧烈疼痛。她拒绝了所有延长生命的治疗，并要求 C 医生（多年来一直在治疗她的关节炎）结束她的生命。她的家人支持她的请求。

对于 C 医生来说，结束 LB 的生命是否合乎伦理或是否合法？

本案例基于 Lillian Boyes and Dr Nigel Cox 案（R v. Cox [1992]）。

终结生命与法律

专栏 14.1 总结了临床上与临终决定相关的英国法律规定。我们将在接下来的内容中更详细地讨论相关议题。

◆◆ **专栏 14.1 英国有关临终医疗决定的法律条款**

● 主动安乐死（仁慈杀人）是非法的

主动采取行动，意图缩短患者的生命，就是谋杀。即使患者要求他人杀死自己也是如此。主动实施安乐死，无论患者自愿与否，都是非法的。

● 被动安乐死不一定违法

如果继续治疗不符合患者的最佳利益，或者有行为能力的患者不同意继续治疗，医生不予治疗或撤除治疗（例如撤离呼吸机）通常并不违法。

● 通常情况下，采取可能致死的手段缓解患者的痛苦是合法的

采取积极措施减轻患者的痛苦，但预见到可能会出现缩短患者生命的结果，这通常是合法的。

● 协助自杀属于刑事犯罪

自杀和企图自杀不属于刑事犯罪。然而，任何人（不仅仅是医生）"协助或鼓励"他人自杀都是犯罪行为。因此，如果医生把药片留在床边，患者企图通过过量服用达到自杀的目的，那么医生可能会被判犯有协助自杀罪。

有些患者到国外寻求协助自杀。如果不符合公共利益，协助患者寻求

安乐死的家庭成员不一定会受到起诉。检察署检察长提供了指导意见，对可能起诉的各种情形进行了说明。指导意见指出，向患者提供建议或其他帮助（包括寻求协助自杀所需的、出行方面的支持）的医疗专业人员可能会受到起诉（Director of Public Prosecutions，2014）。

● 有行为能力的患者拒绝挽救生命的治疗不是自杀

有行为能力的患者可以拒绝任何治疗，甚至是挽救生命的治疗。如患者拒绝，医生继续进行治疗将构成殴击罪。

● 1998 年《人权法案》的影响

在涉及 1998 年《人权法案》和《欧洲人权公约》（European Convention on Human Rights，ECHR）的几起备受关注的案件中，关于安乐死和协助自杀的法律规定受到了挑战。总而言之，这表明：

a. 根据《欧洲人权公约》第 2 条规定，人人享有生命权，国家必须采取合理措施防止人们在未经其同意的情况下被剥夺生命。

b. 欧洲人权法院认为，根据第 8 条的规定，国家必须平衡第（1）款规定的权利（即保护个人决定死亡方式和死亡时间的权利，这是作为尊重其私人生命权的一部分）与第（2）款规定的弱势群体的利益，这些人可能在未经其完全同意的情况下被杀害或自杀。欧洲人权法院裁定，现行法律（允许自杀，但不起诉所有协助自杀的行为）达成了上述平衡。

c. 在 R (Nicklinson) v. Ministry of Justice 一案中，最高法院确认，尽管欧洲法院认为现行法律实现了可接受的平衡，但这并不妨碍英国法院就该平衡的正确与否问题进行检视。由于议会正在对此问题进行辩论，最高法院决定推迟就该问题作出最终裁决。这些争论并没有导致法律的改变，因此诉讼目前仍在进行，以确定根据英国法律是否达到了正确的平衡。这个问题必然会返回最高法院，但从 Nicklinson 案中可以清楚地看出，最高法院在这个问题上存在分歧。

d. 英国医学总会的指南规定，医生在撤除治疗或不予治疗（例如人工补液和营养）方面的妥善做法，并不与《欧洲人权公约》第 3 条的规定（不得对任何人施以酷刑或者是使其受到非人道的或者是侮辱的待遇或者是惩罚）相冲突[Burke v. UK（2006）]。例如，为了患者的最佳利益（比如让他舒服、有尊严地死亡）而撤除治疗或不予治疗可以是合法的，并且不违反第 3 条的规定。

◆ ◆ ·· ◆ ◆

主动安乐死（仁慈杀人）是非法的（谋杀）

若 C 医生以结束 LB 的生命为目的采取行动，则属非法行为。在英国，出现了唯——起此类案件，奈杰尔·考克斯（Nigel Cox）医生因对患者莉莲·博伊斯（Lillian Boyes）实施自愿积极安乐死，被判谋杀未遂罪。考克斯向博伊斯注射了致死量的氯化钾，让她的心脏停止跳动。法官在引导陪审团时指出：“就连控方都承认，他（考克斯博士）……对莉莲·博伊斯的病情深感痛苦；认定她已经完全没有救治的可能，并对她所遭受的剧烈痛苦怀有强烈的同情心。尽管如此……如果给她注射氯化钾，主要目的是杀死她或加速她的死亡，那么医生就犯有（谋杀未遂）……无论是患者的明确意愿，还是深爱她的家人的明确意愿，都不影响这一行为的性质。”（考克斯医生最终被判处缓刑，后来在监督下返回临床工作。）

出于患者的最佳利益，采取可能致死的手段缓解痛苦，通常是合法的

如果考克斯医生使用了更高剂量的止痛药而不是氯化钾，情况会怎么样？在考克斯一案中，法官明确区分了意图致死（intending death）和预见死亡（foreseeing death）。前者可能是谋杀，而后者可能是好的做法。纽伯格勋爵（Lord Neuberger）在 R（Nicklinson）v. Ministry of Justice（2014）一案中证实，“如果治疗的目的是减轻患者的疼痛和痛苦，那么医生以加速死亡的方式治疗患者，就不是在犯罪”。摘自所谓的双重效应学说（有关此问题的更多讨论，请参见下文）。

不予治疗与撤除治疗不一定违法

如果 LB 的生命可以通过医疗手段延长，那么 C 医生停止（撤除）延长 LB 生命的治疗（例如使用抗生素），或者不开始（拒绝）可能延长生命的治疗（例如心肺复苏），都是合法的。

在布兰特（Bland）一案（案例 14.3）中，乔夫（Goff）勋爵认为：“……

法律对两种情况进行了重要区分：一种是医生决定不提供或继续为患者提供可能延长生命的治疗或护理，另一种是医生决定主动结束患者的生命（例如通过使用致命药物）……前者可能是合法的……"（但后者不合法）。在不予治疗和撤除治疗的情况下，问题是治疗是否符合患者的最佳利益，无关乎医生的意图。（有关不予治疗和撤除治疗的更多信息，请参阅下文。）

有心智能力的患者有权拒绝治疗

有行为能力的患者可以拒绝任何治疗，无论后果如何。如果他们在需要治疗时有作出决定的行为能力，或者通过（有效的）预先指示（见第七章），他们就可以拒绝治疗。在第七章里，我们提到了一位有行为能力的患者的案例，她曾试图自杀，且不希望接受任何挽救生命的治疗。医生认为他们有义务尊重患者的意愿，死因调查也支持了他们的决定。

在另一个案例中，一名瘫痪病人不想再活下去了。她希望医生能帮助她死亡，但她的医生不愿意实现她的愿望。法院认定她有行为能力作出决定，确认她有权要求停止治疗。医生要么遵从她的意愿，要么将她的护理转交给愿意遵从她意愿的医生［Re B（2002）］。

缺乏心智能力的患者应该得到符合其最佳利益的治疗

如果 LB 不再有行为能力表达她的意愿怎么办？对于缺乏行为能力的患者，医生的注意义务表现为以患者的最佳利益为出发点进行治疗。法院如何处理这种情况？

有一种主张延长生命的假设——有时称为"生命神圣原则"。然而，法院承认医疗专业人员没有义务在所有情况下都必须延长患者的生命；延长生命并不总是符合患者的最佳利益。

对于 16 岁及以上年龄的人，最佳利益的解释现在受 2005 年《心智能力法案》第 4 条的规范（除非适用有效的预先指标，参见第七章）。患者的最佳利益可理解为包括"医疗、情感和所有其他福祉问题"［Portsmouth NHS Trust v. Wyatt（2004）］。这就包括考虑患者的意愿、生活方式和价值观，并给予"极大的重视"［Briggs v. Briggs（2016）］（家庭成员的观点也可能被纳入考量范畴）。例如，一个案例指出，患者在一生中非常看重自己的个人外表和"魅力"，因此她觉得维持生命的侵入性治疗有失尊严。这也是判定提供这类医疗服务并不符合患者最佳利益的一个因素［Kings College NHS Foundation Trust v. C（2015）］。相比之下，法庭可能会相信，一个有着强烈宗教信仰、支持生命神圣论的患者会希望活下去，除非治疗显然无效。在这种情况下，《心智能力法案》第4(5)条值得注意，其中规定"当（最佳利益）的判断涉及维持生命的治疗时，（决策者）在考虑治疗是否符合当事人的最佳利益时，不得受希望当事人死亡的动机驱使"。本质上，这部分内容体现的是双重效应学说（见后文）。

对于未满16岁且不受《心智能力法案》保护的人群，父母和医生之间的一系列医疗纠纷案件清楚地表明，临终决定取决于对最佳利益的权衡，需要对比支持治疗（延长生命）的原因（或考虑因素）和反对治疗的原因。法院经常会提到"平衡表"这个说法，有时会要求医生提供治疗利弊的书面对比材料。如果父母和医生之间就延长生命的治疗存在争议，法院将致力于确定对儿童最佳利益的"客观"看法。父母的意见会被纳入考量，但最终法院对什么样的做法最符合孩子的最佳利益会形成自己的看法。在最近的一个案件（以及其他一些分歧案件）中，法院不顾父母的反对，授权医生撤除对儿童的治疗［Great Ormond St Hospital v. Yates（2017）］（另见第十一章）。

"不尝试心肺复苏"（DNACPR）的决定应与患者/家属讨论

◆·**案例14.2**

28岁男子卡尔·温斯皮尔（Carl Winspear）一直患有严重脑瘫、癫痫和脊柱后侧凸，此次因肺炎入院。他没有行为能力就自己的健康作出决定。有天半夜，某主治医生对卡尔进行了复查，他的结论是，如果卡尔的病情进一步恶化，那么进行心肺复苏就不符合他的最佳利益。他认为这是痛苦且徒劳的。医生在病历中记录建议患者不应该接受心肺复苏，并且应该在第二天早上与卡尔的母亲讨论这一点。

医生可以单方面决定停止维持生命的治疗吗（例如心搏骤停时的心肺复苏）？

本案例基于Winspear v. City Hospitals［2015］。

过去，医生倾向于将"不尝试心肺复苏"（DNACPR）的指令视为"医疗"决定，并不一定需要讨论或征得家人或患者的同意。最近的两个案例表明了法律在这方面的立场（Butler-Coles，2018）。

1. 医生可以做出有关心肺复苏（CPR）的决定。他们没有义务提供他们认为徒劳的治疗 [R（Burke) v. General Medical Council（2005）]，也没有义务提供他们认为是违背患者最佳利益的治疗。

2. 然而，DNACPR 决定（通常）必须予以披露并进行讨论。此类决定必须与患者讨论（如果患者有行为能力并且这样做不会造成身体或心理伤害）或与护理人员讨论 [如果患者没有行为能力并且（操作本身）实际且适当] [R（Tracey）v. Cambridgeshire（2014）; Winspear（2015）]。在卡尔·温斯皮尔的案例中，法院发现，主治医生是可以在半夜联系到患者的母亲的，如果他没有这样做，则违反了《心智能力法案》规定的医生职责以及《欧洲人权公约》第 8 条的规定。如果医生已经决定不进行心肺复苏，为什么还需要讨论 DNACPR？首先，法院认为患者有权知道（医生）已经作出了这样的决定。其次，如果基于患者最佳利益而停止实施心肺复苏，那么将患者的意愿纳入评估中就很重要。最后，这样一来，患者（或家属）就可以选择寻求第二意见。如果家庭成员不同意某项决定，医生必须解释这样决定的原因以及其他选择（例如第二意见或法庭参与）[Re M（2017）]。

即使没有 DNACPR 的指令，如果医生认为这样做不符合患者的最佳利益，也没有义务提供心肺复苏。（在卡尔·温斯皮尔的案例中，第二天早上他的母亲在咨询后，拒绝了 DNACPR 决定。当天晚些时候，患者转移到了重症监护室，但当晚去世。）

若患者长期处于无意识障碍状态可停止治疗

◆·**案例 14.3**

21 岁的某男子 AB 在足球场因过度拥挤而被踩踏压伤，伤势严重。虽然 AB 得以苏醒，但他已失去知觉，且没有任何恢复意识的希望（即处于持续性植物人状态）。由于无法吞咽，他需要人工喂养和补充水分。这种医疗手段让 AB 活了下来（他不依赖其他强化生命延长治疗措施）。在处于这种状态大约 3 年后，AB 仍然没有任何好转的迹象，医院信托基金向法院申请裁决，中断 AB 的生命支持（人工补水和营养），这必然导致他的死亡，这是否合法？

对严重脑损伤患者停止体外营养治疗是否符合伦理或法律规定？

本案例基于 Anthony Bland 案（Airedale NHS Trust v. Bland [1993]）。

患有严重疾病或脑部受伤后，患者可能会处于意识下降或意识丧失的状态。严重程度各不相同，包括昏迷（失去觉醒和意识）、持续性植物状态（PVS；觉醒，但意识丧失）和最低意识状态（MCS；觉醒，微弱意识）（Royal College of Physicians，2015）。处于这种状态的患者通常需要辅助手段才能维持生命。此类辅助手段至少包括人工营养和补水措施，还可能包括呼吸支持和其他生命支持措施。

问题在于，撤去生命支持措施，让患者死亡是否合法。患者可能不会因为继续活下去而遭受痛苦，但也不会获得任何积极的好处。托尼·布兰德（Tony Bland）案就是这种情况。布兰德案件提交到上议院，上议院裁定可以停止生命支持，允许布兰德死亡，理由是继续治疗不符合他的最佳利益（因为他没有获得任何利益）。

布兰德案的判决至少在四个方面对医事法具有重大意义：

1. 五名法官中的三名表示，如果医生撤除治疗，他们的意图就是结束托尼·布兰德的生命。

2. 然而，法官们认为，停止治疗是一种"疏忽"，而不是一种积极行为。除非医生有义务采取行动，否则疏忽不会导致被判处谋杀罪（即使是故意杀人）。

3. 由于托尼·布兰德一直处于昏迷状态，继续接受治疗对他没有好处——医生也没有义务提供此类治疗。

4. 人工营养和补水，即所谓的基本护理，是"医疗"的一部分，可以撤除。

苏格兰 Law Hospital NHS Trust v. Lord Advocate（1996）案遵循了布兰德案这一先例。

直到最近，人们还是认为医生在撤除对处于持续性植物状态的患者的治疗之前，必须获得保护法庭的许可。人们还认为延长生命的治疗符合处于最低意识状态患者的最佳利益。保护法庭近来处理的案件支持（相反）的观点，即延长生命的治疗不一定符合处于最低意识状态患者的最佳利益（患者不会想要这种治疗），并且治疗可能会被撤除（Re M；Briggs）。如果临床团队和患者家属都同意这符合患者的最佳利益（在不确定或有争议的情况下，明智的做法是向法院提起申请）（Royal College of Physicians, 2017）[An NHS trust and others v. Y（2018）]。这意味着，继续或撤除人工营养和补水的决定，可以与停止其他延长生命的治疗（例如呼吸支持）的决定在相同的基础上做出。

英国法律中的伦理原则

英国法律主要从医生对患者的注意义务的角度看待临终问题。该注意义务主要是为了患者的最佳利益行事。然而，法律在一定程度上采用的三项伦理原则却存在争议，并引起了大量的伦理辩论：生命神圣原则、双重效应原则，以及作为和不作为之间的道德差异。

与临终决定相关的三个道德原则

生命神圣原则

关于生命神圣原则（或学说）有不同的解释。虽然这个术语经常与宗教观点联系在一起，但它并不是一个传统的宗教学概念（Jones, 2016）。最极端的版本有时称为**生机说**（*vitalism*）。按照生机说，人类的生命具有绝对的价值，甚至是无限的价值。剥夺人的生命总是错误的，只要有可能，就应该维持人的生命（Gormally, 1985）。这种观点似乎要求我们致力于维持每一位患者的生命，无论对患者而言是一种什么样的负担。这也意味着要投入巨大的资源去维系人类生活的方方面面。

生命神圣原则有一个不太极端的诠释，认为生命本质上有价值但不是绝对的善。否认生命是绝对好的，这意味着保护生命并不一定比所有其他考量因素更重要。断言生命具有内在价值，意味着生命的价值不能完全用一个人的经历和信仰（即工具性地）来解释。因此，一个人活着就有价值，无论他处于什么状态，甚至，例如，如果他或她处于永久无意识的状态。

生命神圣原则的其他表达方式，支持对生命的尊重或崇敬态度（而不是价值的表达）。这些观点常常认为某些行为（特别是故意结束无辜生命）总是错误的，因为这意味着对生命缺乏尊重（Jones，2016）。

◆·**案例 14.4**

一对两个月大的连体双胞胎朱迪（Jodie）和玛丽（Mary）共用一个循环系统。朱迪相对健康，而玛丽的身体则有许多异常，包括心脏和肺部功能非常差。如果双胞胎继续在一起，朱迪很可能会出现心力衰竭，两个人都会死亡。如果双胞胎选择性分离，预计朱迪会活下来；然而，玛丽的死亡似乎是不可避免的。实施一项必然会导致玛丽死亡的手术，在道德上是否正确？

本案例基于 Re A 案［2000］。

预见和意图之间的道德差异：双重效应原则

双重效应原则是在中世纪天主教神学中发展起来的。该学说的核心可以概括为两个道德主张（Glover，1990）。首先，为了带来好的结果而做坏事总是错误的：目的无法证明手段是正当的。其次，执行预计会导致不良后果的良好行为，在有些情况下可能是正确的。为了使这两种主张保持一致，必须在意图结果和预见结果之间做出道德区分。

那些持有结果主义道德观的人（见第二章）可能会主张将连体双胞胎分开，因为这样会产生更好的结果（双胞胎中的一个可以幸存而不是双双死亡）。许多非结果主义伦理理论（见第二章）要求对行为进行独立于结果的评估。根据此类理论，即使某些行为总体上会带来更好的结果，但从道德上来说它们仍然是错误的。从这个意义上来说，一种被普遍认为错误的行为就是杀人行为。认定杀害孩子是错误的道德理论，仍然可以为双胞胎分离的例子辩护吗？双重效应原则可以用来提供这样的辩护。

根据这一学说，玛丽的死亡尽管是不可避免的结果，但当且仅当满足四个条件时，将双胞胎分离可能是正确的：

1.这种行为本身是好的，或者至少是被允许的。（通常会允许分离连体双胞胎。）

2.其目的完全是为了产生良好的效果（即目的是拯救朱迪，而不是杀害玛丽）。

3.好的效果并不是通过坏的效果来实现的（即拯救朱迪并不是通过杀害玛丽直接实现的；玛丽的死是为拯救双胞胎而采取的行动的"副作用"。毕竟，即使玛丽能活下来，医生也会希望将这对双胞胎分开）。

4.有足够的理由允许不良后果发生（即拯救朱迪的好处提供了充分的理由来合理化不良后果——玛丽的死）。一个善意的行为，如果产生了无法预期的不良后果，而且超出了它带来的好处，那么双重效应原则就无法为其提供辩护。

双重效应原则的核心，是认为预见某种结果和意图达到某种结果之间存在道德区别。因此，从道德角度讲，可以禁止造成不好的结果，如果这种结果是有意为之（即使是作为实现更好的整体结果的手段）；但如果结果是可预见的，并非有意为之，那么相同的结果就不会受到禁止。

对双重效应原则有两种主要的伦理批评。一是混乱，论点含糊不清；二是虽然逻辑清楚，但是在道德上是错误的。此外，还有基于经验的批评，认为在许多情况下，姑息治疗是不必要的。

双重效应原则混淆或含糊的论点

在莉莲·博伊斯（Lillian Boyce）（案例14.1）的案例中，考克斯（Cox）医生的意图很明确。然而，在许多情况下，个人的意图可能是模糊不清的。如果医生将双胞胎分离，他们是故意要杀害玛丽，还是只是预见到了她的死亡？同样，如果医生提供临终镇静用药（致垂死患者失去知觉直至死亡），他们是打算杀害患者，还是仅仅减轻他们的痛苦？（Jansen，2010）对意图的关注可能会导致医疗专业人员改变自己的意图（以社会认可的方式描述或记录自己的行为，但与实际意图相左）。有些人可能会担心，通过这种方式，双重效应原则就会支持采取道德上不允许的行为。这就引发了一个问题：这一原则在法律上是否有帮助，因为法律需要清晰的准则，而且这些规则要能够在法庭上得到证明（Foster et al., 2011）。应该明确的是，目前的法律确实允许连体双胞胎（以导致其中一方死亡的方式）分离和使用临终镇静药物。

双重效应原则在道德上存在错误

双重效应原则这种道德理论，认为某些行为如果是故意的，无论后果如何，都是错误的。杀人的行为就是一个典型例子。然而，对于很多人来说，面对生命尽头的极大痛苦，这样的理论似乎是有问题的，就像莉莲·博伊斯这样的患者，或者"被困的卡车司机"这样的反例。（一名司机被困在一辆燃烧的卡车内。没有任何方法可以拯救他。他很快就会被烧死。司机的一位朋友站在卡车旁边。这位朋友有枪，而且枪法很好。司机要求这位朋友开枪打死他。对他来说，被活活烧死要比被枪打死更为痛苦。这位朋友应该开枪打死司机吗？）

令人担忧的是，双重效应原则排除了道德上允许的行为。在这些案例中，该原则似乎优先考虑旁观者意图的纯粹性，而无视卡车司机的痛苦；或者优先考虑医生的意图纯粹性，而无视垂死妇女的痛苦。许多人可能倾向于这样的观点：即使杀人通常是错误的，并且有充分的理由对杀人制定严格的道德约束，但规则本身可能存在例外情况。

双重效应原则（通常）没有应用的必要

双重效应原则的一个常见例子，是对垂死的患者使用阿片类药物（例如吗啡或二吗啡）。考克斯博士的案例中引用了这一点（尽管这并不相关，因为他使用的是氯化钾而不是吗啡！）。医生有时担心阿片类药物会加速患者死亡，也确信这一点可以根据双重效应原则得到辩护。然而，姑息治疗研究表明，接受阿片类药物（或较高剂量阿片类药物）治疗的患者并不一定比不接受阿片类药物治疗的患者死得更快。事实上，有证据表明，良好的疼痛控制可以延长绝症患者的生命（Fohr, 1998）。一方面，尽管阿片类药物会抑制呼吸，但患者很快就会产生耐受性，而疼痛本身就会刺激呼吸。另一方面，对于少数在临终阶段出现剧烈疼痛或呼吸困难的患者来说，呼吸抑制的可能性是真实存在的；这种风险需要与症状控制的益处进行权衡（Quill，1998；Quill，Dresser，and Brock，1997）。（对于一些患者，或许是很多患者而言，在不可避免的死亡面前，症状控制不充分的风险是更为严重的伤害。）

在连体双胞胎的案例中，大多数法官并不认为双重效应原则会有什么帮助。然而，他们最终还是允许了双胞胎分离（认为玛丽的死不是外科医生故意而为，因此不属于谋杀）。朱迪活了下来，而玛丽则在三个月后去世。

作为和不作为之间的道德差异

根据作为与不作为的区别，"在某些情境下，不实施某种行为可能会导致一些可预见的不良后果，但相较于实施另一种具有同样的可预见不良后果的行为，前者的道德危害性要小于后者。杀死一个人，比见死不救更为恶劣"（Glover，1990）。

英国法律中存在这种区别（见上文）。它符合常识直觉。杀害患者的行为，即使理由充分，也可能看起来是错误的，而不采取行动，例如停止挽救生命的治疗，则可能是正确的做法。主动安乐死和被动安乐死相比，道德上的差异主要取决于作为和不作为之间的区别。

下面有两个案例，其中一个（罗宾逊和戴维斯）为区分作为和不作为提供了直观的支持。而另一个案例（史密斯和琼斯）却反驳了这种差别（的合理性）。

◆ **案例 14.5**

● 罗宾逊和戴维斯的案例

该案例基于福特（Foot，1967）的一篇文章，并在格罗夫的一篇文章中进行了讨论（Glover，1977）。

罗宾逊（Robinson）没有向帮助贫穷国家解决饥荒问题的慈善机构捐赠 100 英镑。结果一个人饿死了。如果罗宾逊寄了钱，他本可以活下去。

而戴维斯（Davies）寄出了 100 英镑，但也寄送了一份有毒的食品包裹，供分发食品捐赠的慈善机构使用。总体上，预期的结果是，一个人因有毒食品而死亡，而另一个人的生命因 100 英镑的捐款而得以挽救。

罗宾逊和戴维斯的行为之间存在道德差异吗？如果有的话，这是否因为戴维斯的行为是为了杀人，而罗宾逊只是未采取行动？

● 史密斯和琼斯的案例

如果史密斯（Smith）6 岁的表弟去世，那么他将获得一大笔遗产。他偷偷溜进表弟的浴室把他淹死了，并把死亡现场布置得看起来像是一场意外。

琼斯（Jones）的表弟去世后，他也会从中获得类似的巨额遗产。和史密斯一样，琼斯偷偷溜进浴室，企图淹死他的表弟。事实上，表弟却被琼斯的突然到来吓了一跳，不小心滑倒，撞到了头并掉进了水中。琼斯本可以轻松救下他的表弟，但他却站在一旁，等他的表弟淹死后才叫救护车。

史密斯和琼斯的做法有道德上的差异吗？如果有的话，这是否因为史密斯的行为以杀人为目的，而琼斯只是未采取行动？

史密斯和琼斯的案例提供了一个"受控实验"：一切都保持不变，只是史密斯采取了行动，而琼斯未采取行动。在这两起案件中，作为与不作为之间的区别，似乎在道德上无关紧要。许多结果论者认为，不作为的责任与作为的责任一样。基本上，当面临问题时，我们可以选择两种或多种解决途径。如果我们选择（其中）一条路径，无论是采取行动还是不采取行动，都是"主动"选择，而且都具有同等的道德分量。有时候，如果我们不采取行动，就不太确定会发生什么。然而，当结果确定（且相同）时，不采取行动与采取行动一样糟糕（或一样好）。

在实践中，某件事属于作为还是不作为，概念上并不十分清楚。关闭呼吸机或拔除呼吸管是作为还是不作为？乍一看这似乎是一种作为，但假设（在某种情形下），需要关闭呼吸机几秒钟来纠正某些电气故障。如果责任人故意不重新打开（不作为），与关闭（作为）区分开来是否有意义？

然而，如果我们不在作为与不作为之间进行区别，在道德上会受到很多指责。我们所有人（都存在道德瑕疵），都未能尽自己所能去行善。例如，我们可以通过定期向慈善机构捐款来挽救许多生命。如果作为和不作为之间不存在道德差异，那么从罗宾逊和戴维斯的两起案例来看，我们要么对自己未能做到的所有善行深感愧疚，要么对那些作恶、伤害他人的人不要过分苛责。（有关作为与不作为区别的详细分析和批评，参见Glover，1990。）

一些人（尤其是非结果论者）发现了史密斯和琼斯案例之间存在差异。可以对作为和不作为之间的区别给出概念上清晰（尽管复杂）的解释（Stauch，2000）。法律对这一区别进行了规定，实践中，将给患者注射致命药剂的医生（见案例14.1）归类为谋杀并不困难，而将撤除维持生命的治疗的医生（出于正当理由）归类为未提供加重（患者）负担的治疗的合法行为。

作为与不作为的区别，可能是医生、患者和家属对停止（撤除）维持生命的治疗比对拒绝相同治疗更反感的原因之一。事实上，如前文所述，法律将撤除治疗和不予治疗都视为"不作为"。（我们很快会再回到撤除/不予治疗的问题上。）

安乐死的伦理问题

关于安乐死的争论，由于术语不够明确而陷入混乱（见专栏14.2）。尽管议会进行了多次辩论，但自愿安乐死在英国仍然是非法的。在其他国家，可以在一定条件下合法实施安乐死（见专栏14.3）。关于安乐死是否应该在英国合法化的争论不太可能会淡去。医生在此类辩论中能发挥重要作用。正如专栏14.1中提到的，最高法院可能会在不久的将来考虑这个问题。辩论角专栏14.1总结了支持和反对主动安乐死的一些主要论点。

◆··专栏14.2　与安乐死和自杀相关的一些术语

谋杀（*killing*）：故意造成某人死亡。

安乐死（*euthanasia*）：为了某人的利益而故意导致或允许某人死亡。

被动安乐死（*passive euthanasia*）：不给予或停止可以延长某人生命的治疗。（其他术语：任由死亡、允许死亡。）例如，停止生命支持。

主动安乐死（*active euthanasia*）：采取积极措施，意图造成某人死亡。（其他术语：故意结束生命、仁慈杀害。）比如注射致死针剂。

自愿安乐死（*voluntary euthanasia*）：按照意识清醒且有行为能力的患者要求实施安乐死（子类型：自愿主动安乐死、自愿被动安乐死）。

非自愿安乐死（*non-voluntary euthanasia*）：对失去意识或缺乏行为能力的患者实施的安乐死。

不自愿安乐死（*involuntary euthanasia*）：尽管患者要求继续活下去，但仍然对有意识且有行为能力的患者实施了安乐死。（许多人不会将其归类为"安乐死"，而是非法杀人的一种形式。）

自杀（*suicide*）：故意造成自己的死亡。

协助自杀（*assisted suicide*）：帮助某人结束自己的生命。

医生协助自杀（*physician-assisted suicide*）：医生为患者提供结束生命的医疗帮助（例如，开出患者自行服用的药物）。（其他术语：医疗辅助死亡。）

自愿停止饮食（*voluntary stopping eating and drinking*）：一名意识清醒的患者决定停止喝水和进食，加速自己的死亡。

姑息性（或临终）镇静治疗（*palliative or terminal sedation*）：一名患者身患绝症，症状严重且难以治愈。医生为患者提供镇静剂直至失去知觉，目的是缓解患者症状直至死亡。这可能伴随着人工营养和补水的停止。

◆◆·专栏14.3　其他司法管辖区的临终法律规范

荷兰：自2002年以来，荷兰法律允许自愿主动安乐死和协助自杀，但医生有义务向地区审查委员会报告所有病例。如果医生遵循应有的护理标准，他们就可以免于刑事起诉。患者必须得是承受着难以忍受的痛苦，而且没有好转的希望。患者必须年满12岁。患者可以通过预先指示请求安乐死。非自愿安乐死是不合法的，尽管指导原则支持在有限的情况下对新生儿实施安乐死（Verhagen and Sauer，2005）。

瑞士：瑞士禁止主动安乐死，但允许医生协助自杀（包括外国患者）。患者必须有行为能力，但对于不治之症或绝症没有任何限制。由非营利组织检查患者是否有行为能力、是否抑郁且没有受到胁迫。

加拿大：在两名患有严重不治之症的女性患者提出抗议后，最高法院于 2015 年做出裁决，认定加拿大禁止协助自杀的法律违反了《加拿大权利和自由宪章》第 7 条关于"生命、自由和安全"的规定。随后加拿大议会于 2016 年通过了一项法律，允许患有"严重且无法治愈的疾病的"患者进行协助自杀。患者的死亡必须具有"合理的可预见性"。该法律允许医生在患者无法自杀的情况下，进行协助自杀以及主动安乐死。

以色列： 以色列法律禁止主动安乐死和协助自杀。某些形式的被动安乐死是可以接受的（停止治疗）。一般不允许撤除延长生命的治疗（例如呼吸支持）（Doron et al.，2014）。有时可以通过在呼吸机上安装计时器来避免这种情况，这样医生就可以不需要重置呼吸机（Ravitsky，2005）。

◆◆ ◆ **辩论角 专栏 14.1 患者自愿主动安乐死是否合法？**

● 赞成

一致性

自杀是可接受的（行为），不再违法。 有些自杀行为是理性选择的结果。然而，严重残疾的人往往无法在没有帮助的情况下自杀。一个人越是因疾病而残疾，她就越需要别人的帮助才能死去。剥夺这些人结束生命的权利是一种歧视。

"自杀旅游"（*suicide tourism*）是允许的。 患有绝症的患者可以合法地在海外寻求协助自杀，例如在瑞士。每年都有许多人前往国外寻求协助自杀（Gauthier et al.，2015）。英国向其他国家输出寻求安乐死的人是不合理的。对于无法出行的患者来说，被剥夺选择结束生命的权利是不公平的。

从被动安乐死到主动安乐死。 撤除和不给予延长生命的治疗（被动安乐死）已经得到了广泛接受和实践。医生已经在做一些会导致患者死亡的决定（基于患者的要求或他们的最大利益）。然而，停止治疗后的缓慢死亡过程可能比快速死亡给患者带来更多痛苦。因此，主动安乐死往往是更好的选择。

从镇静剂到注射致死针剂。 人们普遍认为，即使预见到生命可能因此而缩短，也可以采取行动。例如，尽管接受姑息治疗，但为遭受严重痛苦的垂死患者提供终末镇静是符合道德的。如果我们拒绝双重效应原则（见正文），那么这种做法就为（在此类情况下允许）使用纯粹缩短生命周期的药物提供了理由。

诉诸原则

安乐死可以通过诉诸两个原则来证明其正当性：

仁慈／善行。安乐死通常被描述为"人道地终止生命"。某些疾病带来的痛苦过大，超过了继续生存所带来的好处。如果主动安乐死可以减少痛苦，那么在这些情况下最好是实施被动安乐死。即使采用现代疼痛控制和其他姑息治疗措施，患者在临终时仍可能遭受痛苦（例如持续性呼吸困难或心理痛苦）。姑息治疗可能需要一些时间才能缓解症状，或者可能只会让患者感到困顿、神志不清或处于半昏迷状态。如果患者决心求死，但医生拒绝提供帮助，他们往往会尝试使用给自己带来痛苦或给家人带来巨大痛苦的方式来结束自己的生命。

自主权。医生有义务尊重患者的自主权，因为个人自由具有至高无上的价值。是否继续活下去，可以说是一个人能够做出的最重要的决定。医生必须尊重有行为能力的患者拒绝治疗的意愿，即使治疗方法简单、无副作用，并且肯定能挽救患者的生命。那么，为什么医生要拒绝在痛苦中挣扎的患者结束生命的请求呢？尊重患者的自主权，应包括尊重他们希望进行主动安乐死的意愿，至少患者更倾向于死亡，而不是继续以这种方式痛苦地活着。

● 反对

姑息治疗使安乐死变得不必要

安乐死的主要论据之一是减轻患者的痛苦。姑息治疗已经取得了巨大进步，许多人认为安乐死已经没有必要性（House of Lords Select Committee on Medical Ethics，1994）。请求临终协助的患者往往害怕疼痛，但姑息治疗能够减轻几乎所有重症或绝症患者的痛苦（Quill，1998）。如果患者在接受姑息治疗后仍出现持续疼痛，则可以选择深度镇静直至失去知觉（临终镇静）。通过了协助死亡法律的国家，可能没有提供高质量的姑息治疗的动力，因为从经济学角度而言，帮助患者死亡更便捷或成本更低。

被他人操纵或剥削，对残疾人的影响

那些患有严重残疾和疾病的人很容易受到剥削。患者（尤其是老年人或残疾人）可能会受到胁迫或压力而要求安乐死。即使没有人直接向患者施加压力要求他们选择安乐死，他们也可能会决定去死，以减轻家人照顾他们的负担。对于在这种情况下实施安乐死，是非常不可取的还是值得称赞的对自主权的尊重，存在不同的看法。

此外，如果允许患有严重疾病或残疾的患者进行辅助死亡，这强化了社会上的一种观点，即宁死不重残。许多残疾人已经觉得社会贬低了他们的价值。他们担心，不寻死的残疾人会发现自己的选择受到批评，或者他们的生命会被贴上无价值的污名化标签。

反对意见的滑坡谬误

如果主动安乐死合法化，这可能是滑坡的第一步，最终会出现对严重残疾的人执行非自愿安乐死。从公共政策的角度来看，我们需要禁止安乐死的法律来保护弱势的无辜个体。这个论证有合乎逻辑和合乎经验的地方（见第二章）。合乎逻辑是指，允许和不允许的安乐死形式之间没有明确的界限；不可能安全或一致地进行区分。合乎经验是指，作为一个心理上存在的现实状况，当我们放松对杀戮的限制时，医生会倾向于在其他情况下结束患者的生命。一旦允许某些形式的安乐死，社会将更倾向于也允许在其他情况下实施安乐死。

与医学的目的相悖

医学的目标包含促进健康与保护生命。这些目标对于医学实践以及社会对医疗专业人员的态度至关重要。允许主动安乐死会违背医学的核心价值，结果是，患者会失去对医生的信任。

医治无效、"不施行心肺复苏"的指令和其他治疗限制

DNACPR指令是治疗限制的一个具体例子。DNACPR是一种书面指令，表达患者在心搏骤停时拒绝心肺复苏的意愿。在前文中，我们提到了有关此类指令的法律。

DNACPR指令有时会单独进行考虑。此类指令本身并不意味着应停止其他医疗干预措施。然而，在更广泛的语境和临终关怀计划中考虑有关

心肺复苏术的决定是有充分理由的。(Fritz, Slowther, and Perkins, 2017)。有证据表明，做出 DNACPR 指令的患者接受其他医疗干预措施（例如血培养、监测、重症监护）的可能性较小，尽管 DNACPR 文件中没有针对这些干预措施的具体说明。更广泛的预先护理计划（例如《建议的紧急护理和治疗简要计划》，Recommended Summary Plan for Emergency Care and Treatment, ReSPECT）可以记录患者的价值偏好和优先考虑事项，并明确指出应提供哪些、不给予哪些干预措施（Fritz, Slowther, and Perkins, 2017）。

不给予患者延长生命的治疗措施，在伦理上可以出于四种不同的原因考虑：

1. 自主权。治疗不符合有行为能力患者的意愿［或对于无行为能力的患者，不符合有效的预先指示（见第七章）］。

2. 治疗无效。治疗无法成功延长患者的生命。

3. 最佳利益。治疗可能成功延长生命，但从生命的质量而言，意味着提供治疗不符合患者的最佳利益。

4. 分配正义。由于资源稀缺而无法提供治疗的情形（见第十章）。

不予治疗和撤除治疗之间有伦理上的差异吗？医生发现，有时候停止治疗的决定，比不开始治疗的决定更为困难（Wilkinson，Savulescu，2012）。然而，如果医生更不愿意停止治疗，而不是不开始治疗，则会给患者带来严重后果（例如，因为医生担心治疗无法停止，就不会提供试验性治疗）。医生不愿停止治疗可能是一种认知偏见（Wilkinson, Butcherine, and Savulescu, 2019）。医疗专业指南（British Medical Association, 2007）指出，撤除治疗和停止治疗之间不存在道德差异。专栏 14.4 为医生提供了一套实用策略，用于评估和解决不愿撤除治疗的情况。

◆·· 专栏 14.4 解决医生不愿撤除治疗的实用策略（Wilkinson, Butcherine, and Savulescu, 2019）

1. **对等性测试**。如果患者 A 目前正在接受治疗，假设另一位患者（B）明天将出现与 A 相同的特征（相同的偏好、疾病、预后等）。您准备拒绝对 B 进行治疗吗？如果是这样，那么基于道德一致性，您今天就应该准备撤除对 A 的治疗。

2. "如果我早点知道就好了"测试。如果患者 A 目前正在接受治疗，请回忆一下开始之前的情况。假设您当时就知道患者的各种信息（对治疗的反应、预后等）。那么您会不给予（患者）治疗吗？如果是这样，您现在应该准备好撤除对 A 的治疗。

3. 同行评审测试。在您不准备撤除治疗（但会不予治疗）的情况下，请考虑您的专业同行（例如其他专家）是否会撤除对与当前患者特征相似的患者的治疗。如果是这样，您应该考虑自己的价值观是否影响了您的道德评估。您应该提供"撤除治疗"这种选择，或者转诊给另一位医生（Wilkinson，Truog，2013）。

4. 有条件提供治疗。开始治疗时，确定治疗目标以及停止治疗的潜在原因（触发因素）。提供治疗的条件，是在一定期限内能够观察到朝着既定目标取得可衡量的进展。超过规定时间，如果不满足条件，则撤除治疗。

5. 明确的治疗期限。在明确期限内提供治疗。在此期限结束时，会默认撤除治疗。需要主动作出决定，是重新选择治疗方案还是继续进一步的治疗。

◆ ◆ ● ◆ ◆

医生发现，很难与患者和家属谈论心肺复苏和临终关怀的问题。然而，患者自主权的重要性是此类对话的关键点之一——可以防止患者在生命终末阶段受到他们不希望接受的治疗。

然而，患者自主权并不意味着患者可以对治疗提出要求。人们普遍认为，如果医生认为治疗没有效果，就没有义务提供治疗（即使患者强烈需要）。在实践中，"无效"（futility）是医生限制治疗的一个常见理由。然而，无效的概念存在几个问题（Wilkinson，2017）。一是很难确定某种治疗（例如心肺复苏）是否没有效果。对过去案例的研究可能与你面前的患者相关性不大（因为患者具有不同的特征，或者因为医疗技术已经取得了进展）。他们也可能受到自证预言的影响。例如，在过去的病例中，可能因为无效而停止或不予治疗——但你无法判断如果提供治疗会发生什么（Wilkinson，2009）。

"无效"的另一个问题是这个词常常包含价值判断。例如，什么样的结果才算心肺复苏成功？是患者自主循环的恢复、短期生存（例如几小时或几天）、出院生存还是具有特定生活质量的生存？成功率有多低，以至于心肺复苏徒劳无益——5%、1%、0.1%？有些患者可能希望抓住心肺复苏成功的机会，无论这个机会有多小。尽管医生可能会使用"无效"这个术语，但更常见的情形是，治疗有一定成功的机会，但获益的可能性或程度过低，导致医疗团队认为提供这种治疗"可能不合适"。

出于两个方面的原因，延长生命的治疗可能并不符合患者的最佳利益（见表 14.1）。心肺复苏可能只是推迟了不可避免的死亡的到来时间。或者，虽然可能会使患者的自主循环恢复，但会导致延长之后的生命质量恶化，甚至不被接受。然而，由于对患者利益的任何评估都涉及价值判断，因此最终的决定应考虑患者的优先处理事宜和意愿，并与患者和/或家人进行讨论。

最后，在某些情况下，由于医疗资源稀缺，可能需要限制患者所期望的、可能符合其最佳利益的治疗。在某些情况下，心肺复苏可能会导致专业医疗团队无法顾及其他需要紧急护理的患者。更令人担忧的是，心肺复苏成功的患者可能需要住进重症监护病房（ICU）。然而，如果收治一名预计会在短时间内无论如何都会死亡或预后生活质量极差的患者，则可能不被视为合理使用有限的 ICU 床位。（参见第十章以及 Wilkinson and Savulescu，2018）

表 14.1　限制延长生命的治疗可能符合患者最佳利益的情况（Larcher et al.，2015）

有限的生命	
脑死亡	患者不可逆转地丧失了意识和呼吸能力，符合神经系统死亡标准
濒临死亡	患者的生理状况正在恶化，预计将在几分钟或几小时内死亡（例如，尽管进行了最大限度的治疗，但仍出现多器官衰竭）
不可避免的死亡	尽管接受治疗，患者预计仍会死亡（例如在几天或几周内）
生活质量有限	
治疗负担	生命只能以难以承受的疼痛或痛苦为代价（例如，令人难受的化疗或侵入式生命维持）
疾病或潜在疾病的负担	潜在疾病的严重程度或影响会导致疼痛和痛苦，这会超过维持生命所带来的好处
缺乏获益能力	患者潜在疾病的性质或严重程度，使其难以或不可能享受生命持续带来的好处（例如严重痴呆、最低意识状态）

复习思考题

1. 一名身患绝症的患者感到剧烈疼痛并请求缓解疼痛。他的医生担心，如果开具阿片类药物，可能会加速患者的死亡，而且这种行为是非法的。医生的担心有道理吗？

2. 终末期肺气肿患者因严重心脏传导阻滞而安装了心脏起搏器。他要求停用起搏器。这样做合法吗？

3. 一名患有多种疾病和痴呆症的体弱老年患者，因肾功能衰竭被送入内科病房。护理人员要求您填写 DNACPR 指令。尚未联系到其家庭成员。您应该填写 DNACPR 表格吗？

4. 一名年轻人在车祸后昏迷不醒，被送往医院。他患有严重贫血，需要紧急输血；然而，他戴着一个手环，表明他是耶和华见证会的教徒（不认可输血治疗）。医生应该对他进行输血吗？

◆ **扩展案例 14.6**

患者 T 患有长期运动神经元疾病，不想再活下去，但又无力结束自己的生命。他希望在自己的家中死去，并决定不再出国寻求协助自杀。

T 决定停止进食和饮水，预计这会导致他的死亡。然而，他不希望经历痛苦（例如饥饿／口渴）。他请求医生为他提供姑息治疗，包括在他的痛苦变得难以忍受时使用镇静剂，直至失去知觉。

这是自杀的一种形式吗？

如有必要，是否应将 T 送入医院并强制灌食？

T 的医生执行他的意愿是否合乎伦理或合乎法律？

（有关此问题的进一步讨论，参见 White, Willmott, and Savulescu, 2014; Quill, Ganzini, and Truog, 2018。）

·◆ 参考文献 ◆·

Airedale NHS Trust v. Bland [1993] AC 789.

An NHS Trust and Others (Respondents) v. Y (By His Litigation Friend, The Official Solicitor) and Another (Appellants) [2018] UKSC 46.

Briggs v. Briggs [2016] EWCOP 53.

British Medical Association, 2007, *Withholding and Withdrawing Life-Prolonging Medical Treatment: Guidance For Decision Making*, 3rd ed., Malden, Mass. Oxford: Blackwell.

Butler-Coles, V., 2018, "DNACPR and the law", *Medium*.

Director of Public Prosecutions, 2014, "Policy for Prosecutors in Respect of Encouraging or Assisting Suicide", https://www.cps.gov.uk/legal-guidance/policy-prosecutors-respect-cases-encouraging-or-assisting-suicide.

Doron, D., Wexler, I. D., Shabtai, E. and Corn, B. W., 2014, "Israeli Dying Patient Act: Physician Knowledge and Attitudes", *American Journal of Clinical Oncology*, Vol.37, No.6, pp.597-602.

Fohr, S. A., 1998, "The Double Effect of Pain Medication: Separating Myth From Reality", *Journal of Palliative Medicine*, Vol.1, No.4, pp.315-328.

Foster, C., Herring, J., Melham, K. and Hope, T., 2011, "The Double Effect Effect", *Cambridge Quarterly of Healthcare Ethics*, Vol.20, No.1, pp.56-72.

Fritz, Z., Slowther, A. M. and Perkins, G. D., 2017, "Resuscitation Policy Should Focus on the Patient, Not the Decision", *BMJ*, Vol.356, pp.813.

Gauthier, S., Mausbach, J., Reisch, T. and Bartsch, C., 2015, "Suicide Tourism: A Pilot Study on the Swiss Phenomenon", *Journal of Medical Ethics*, Vol.41, No.8, pp.611-617.

Glover, J., 1990, *Causing Death and Saving Lives*, Harmondsworth: Penguin.

Gormally, L., 1985, "Against Voluntary Euthanasia", In *The Principles of*

Health Care Ethics, Edited by R. Gillon and A. Lloyd, Chichester: John Wiley, pp.761-774.

Great Ormond Street Hospital v. Yates & Ors [2017] EWHC 972 (Fam) (11 April 2017).

House of Lords Select Committee on Medical Ethics, 1994, "Report of the Select Committee on Medical Ethics", https://api.parliament.uk/historic-hansard/ lords/1994/may/09/medical-ethics-select-committee-report.

Jansen, L. A., 2010, "Disambiguating Clinical Intentions: The Ethics of Palliative Sedation", *Journal of Medicine and Philosophy*, Vol.35, No.1, pp.19-31.

Jones, D. A., 2016, "An Unholy Mess: Why 'The Sanctity of Life Principle' Should be Jettisoned", *The New Bioethics*, Vol.22, No.3, pp.185-201.

Kings College Hospital NHS Foundation Trust v. C and Another [2015] EWCOP 80.

Larcher, V., Craig, F., Bhogal, K., Wilkinson, D. and Brierley, J., 2015, "Making Decisions to Limit Treatment in Life-limiting and Life-threatening Conditions in Children: A Framework for Practice", *Archives of Disease in Childhood*, Vol.100, No.l. 2, pp.s1-23.

Law Hospital NHS Trust v. Lord Advocate [1996] 2 FLR 407.

Quill, T. E., 1998, "Principle of Double Effect and End-of-life Pain Management: Additional Myths and A Limited Role", *Journal of Palliative Medicine*, Vol.1, No.4, pp.333-336.

Quill, T. E., Dresser, R. and Brock, D. W., 1997, "The Rule of Double Effect-a Critique of Its Role in End-of-life Decision Making", The *New England Journal of Medicine*, Vol.337, No.24, 1768-1771.

Quill, T., Ganzini, L. and Truog, R. D., 2018, "Voluntarily Stopping Eating and Drinking Among Patients with Serious Advanced Illness-Clinical, Ethical, and Legal Aspects", *JAMA: The Journal of the American Medical Association*, Vol.178, No.1, pp.123-127.

R v. Cox [1992] 12 BMLR 38.

R (Burke) v. General Medical Council [2005] EWCA Civ 1003.

R (Nicklinson) v. Ministry of Justice [2014] UKSC 48.

R (Tracey) v. Cambridgeshire Hospital [2014] EWCA 822.

Ravitsky, V., 2005, "Timers on Ventilators", *BMJ*, Vol.330, No.7488, pp.415-417.

Re A (conjoined twins) [2000] EWCA Civ 254.

Re B [2002] EWHC 429 (Adult: refusal of medical treatment).

Re M [2017] EWCOP 17.

Royal College of Physicians, 2015, "Prolonged Disorders of Consciousness: National Clinical Guidelines", https://www.rcplondon.ac.uk/guidelines-policy/ prolonged-disorders-consciousness-national-clinical-guidelines.

Royal College of Physicians, 2017, "Interim Guidance on Clinically Assisted Nutrition and Hydration", https://www.rcplondon.ac.uk/guidelines-policy/prolonged-disorders-consciousness-national-clinical-guidelines-interimguidance.

Stauch, M., 2000, "Causal Authorship and the Equality Principle: A Defence of the Acts/Omissions Distinction in Euthanasia", *Journal of Medical Ethics*, Vol.26, No.4, pp.237-241.

Verhagen, E. and Sauer, P. J., 2005, "The Groningen Protocol – Euthanasia in Severely Ill Newborns", *The New England Journal of Medicine*, Vol.352, No.10, pp.959-962.

White, B., Willmott, L. and Savulescu, J., 2014, "Voluntary Palliated Starvation: A Lawful and Ethical Way to Die?", *Journal of Law and Medicine*, Vol.22, No.2, pp.376-386.

Wilkinson, D., 2009, "The Self-fulfilling Prophecy in Intensive Care", *Theoretical Medicine and Bioethics*, Vol.30, No.6, pp.401-410.

Wilkinson, D. J. C., 2017, "Medical Futility", In *The International Encyclopedia of Ethics*.

Wilkinson, D., Butcherine, E. and Savulescu, J., 2019, "Withdrawal Aversion and the Equivalence Test", *American Journal of Bioethics*

Forthcoming.

Wilkinson, D. and Savulescu, J., 2018, *Ethics, Conflict and Medical Treatment for Children: From Disagreement to Dissensus*, Elsevier.

Wilkinson, D. J. and Truog, R. D., 2013, "The Luck of the Draw: Physician-Related Variability in End-of-life Decision-making in Intensive Care", *Intensive Care Medicine*, Vol.39, No.6, pp.1128-1132.

Wilkinson, D. and Savulescu, J., 2012, "A Costly Separation between Withdrawing and Withholding Treatment in Intensive Care", *Bioethics*, Vol.26, No.1, pp.32-48.

Winspear v. City Hospitals Sunderland NHS Foundation Trust [2015] EWHC 3250 (QB).

·第十五章·
器官移植与死亡的定义

◆ 案例 15.1

M是一位71岁的已婚女士，在家中因严重头痛而跌倒。救护车到达时，她已经昏迷不醒，被紧急送往医院。在急诊室，CT扫描显示蛛网膜下腔大面积出血。M女士处于昏迷状态，瞳孔散大固定，但有间断性呼吸。神经外科医生在评估后与她的家人讨论了M女士的预后。可以做手术，但医生认为预后会非常不好。根据M女士的意愿，家人和神经外科医生决定不进行手术，并停止治疗。

M女士的钱包里有一张器官捐献卡，但她的家人不同意器官捐献。

面对家人的反对，M女士的器官捐献是否应该继续？

捐献统计数据

截至2017年3月，英国的器官移植等待名单上有6388人。2016年有2456人捐献器官（NHS Blood and Transplant，2017a）。器官移植数量共计4025个；肾脏是最常见的器官移植（3348次移植），还有985次肝移植、376次心脏或肺移植以及224次胰腺移植。

然而，器官供应仍然满足不了器官需求。肾脏移植的平均（中位数）等待时间是864天。2016年，英国器官移植等待名单上有超过450名患者去世，875名患者在接受移植前从等待名单上移除——通常是因为健康状况恶化。其他可能受益于移植手术的患者则因为等待时间过长而无法接受移植手术。

还有许多患者可以捐献器官，但没有这样做。2016—2017年，在英国的医院里去世的患者中，有5681人是潜在的合格捐献者，但只有1413人实际捐献了器官（NHS Blood and Transplant，2017a）。在英国，有2360万人通过在英国国家卫生服务体系器官捐献登记处注册表明愿意捐献器官（选择加入或"同意加入"）。有20万人登记表示不愿意捐献器官（选择退出），其中包括威尔士约6%的人口和英国其他地区约1%的人口（威尔士的比例较高，这可能反映了有关同意的法律有所不同。见下文）。

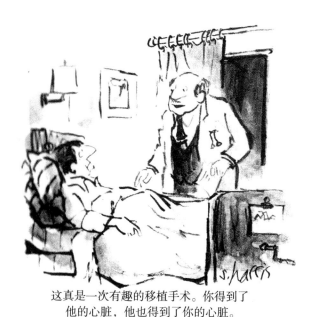

这真是一次有趣的移植手术。你得到了
他的心脏，他也得到了你的心脏。

图 15.1　移植趣事（© Sidney Harris，经 ScienceCartoonsPlus.com 许可转载）

捐献种类

实体器官捐献有不同类型（见专栏 15.1）。在 2016 年捐献器官的英国人中，大约有一半是已故捐献者，另一半是活体捐献者。活体捐献者可以捐献肾脏或部分肝脏。公民逝世后可以捐献心脏、肺脏、肝脏、肾脏、胰腺、肠或器官组合。脑死亡捐献（Donation after Brain Death，DBD)（见专栏 15.1）的器官数通常比循环死亡捐献 (Donation after Circulatory Death，DCD) 的 器 官 数 要 多（平均：3.8 比 2.8）（NHS Blood and Transplant，2017a）。其他类型的非实体器官捐献包括血液、骨髓或组织捐献（例如，角膜、心脏瓣膜）。本章主要关注实体器官的捐献。

◆◆‧专栏 15.1　实体器官捐献的类型

活体捐献：活体患者同意捐献单个非关键器官（或器官的一部分）。

活体亲属——捐献给家庭成员。

活体非亲属——捐献给非家庭成员；有时作为配对交换或捐献链的一部分进行（Reese，Boudville，and Garg，2015）。

已故者器官捐献： 死后捐献（通常是多个器官）。

- 脑死亡捐献（DBD，也称心跳器官捐献）——根据神经学标准诊断的死亡。
- 循环死亡捐献（DCD，也称为无心跳器官捐献）——根据循环系统标准诊断的死亡，最常见于呼吸支持系统撤除后。

◆ ◆ ●●●●●●●●●●●●●●●●●●●●●●●●●●●●●●●●●●●●●● ◆ ◆

如果 M 女士被诊断为脑死亡（见下文），并且器官捐献正在进行，通常医生会继续维持生命支持，直到她可以被转移到手术室进行器官摘取。（注意，在案例 15.1 的时间点，M 女士不满足脑死亡标准，因为她仍有间歇性呼吸。）

如果 M 女士要在循环性死亡后捐献器官，首先会撤除重症监护设备。在她脉搏停止数分钟后，医生将宣布她的死亡，器官摘取需要立即进行。因此，对于潜在的循环性死亡捐献者，有时会在手术室附近撤除生命支持。

法律框架

在英国，器官捐献受《2004 年人体组织法案》（Human Tissue Act 2004）和《2019 年器官捐献（推定同意）法案》[Organ Donation Deemed (Consent) Act 2009]（适用于英格兰和北爱尔兰）、《2006 年苏格兰人体组织法案》[Human Tissue (Scotland) Act 2006] 和《2013 年威尔士人体器官移植法案》[Human Transplantation (Wales) Act 2013] 管辖。

已故者捐献

英格兰 / 北爱尔兰 / 苏格兰

《人体组织法案》是在 20 世纪 90 年代末和 21 世纪初出现有争议的案例后通过的，案例涉及未经死去儿童的父母知情或许可而保留其身体部位和器官。法案为活体组织的储存和使用以及已故者的组织和器官的移除、储存和使用设立了法律框架。同时还设立了一个机构——人体组织管理局（Human Tissue Authority，HTA），就该法案的遵守情况提供咨询意见并进行监督。

法案将同意作为遗体捐献和研究的基本原则。对于已故捐献者，需要提前征得其同意，但在《2019 年器官捐献（推定同意）法案》通过之后，除非"符合条件的关系人"（例如，近亲属）"提供的信息足以让人得出合理结论，即当事人不会同意（捐献）"，否则将推定其同意。亲属按照等级排列，以配偶或伴侣为首；然后是父母或子女（年龄不限）；兄弟姐妹；祖父母或孙子女；侄子或侄女；继父或继母；同父异母兄弟或姐妹；或长期的朋友［第 27（4）条］。未成年人如果具备吉利克能力（见第十一章），可以同意死后器官捐献；否则，父母可以替逝世的孩子同意。

一方面，如果已故者在生前不同意捐献，捐献就不能进行。另一方面，如果已故者被视为同意捐献器官，但也并没有执行器官摘取的义务。家庭成员没有法律权利否决捐献，因此像 M 女士这种情况，进行器官捐献是合法的。然而，在实践中，通常还是会询问家庭成员的意见，如果他们反对捐献，通常会尊重他们的意愿（Shaw et al.，2017）。

威尔士

威尔士议会在 2013 年通过了立法，开始实施新的器官捐献制度——"默认同意制"。如果患者生前没有选择退出，则推定他们支持器官捐献。然而，仍然会询问家属是否同意捐献，所以如果 M 女士在威尔士，捐献可能就不会进行。（关于器官捐献同意的讨论见下文。）

在英国，没有立法对死亡进行定义。专业指南根据神经学给出了诊断死亡的标准（即"脑死亡"）。在 Re A（1992）案例中接受了脑死亡的概念，作为死亡的法律定义。在英国，家庭成员不能坚持为诊断为脑死亡的患者继续治疗（尽管在其他地方情况可能不同，参见案例 15.3）。2015 年，英国高等法院审理了一起案件，一个家庭因宗教原因不同意对 19 个月大的婴儿做出脑死亡诊断［Re A, a Child（2015）］。法院接受了医生的诊断，并授权撤除呼吸支持设备。另见下文"死亡的定义"。

活体捐献

◆·**案例 15.2**

Y 小姐 25 岁，但患有脑积水和严重学习障碍，住在疗养院。她能说

几个词并用手语表达。她 36 岁的姐姐患有骨髓增生异常综合征，需要紧
急进行骨髓移植（3 个月内发展为急性髓系白血病的风险很高）。Y 小姐是
唯一一位可能适合捐献的家庭成员。（在骨髓登记的记录中搜索，也没有
找到适合的捐献者。）尽管 Y 小姐没有能力表示同意，但她的姐姐希望得
到法院的认可，对 Y 小姐进行血液检测，确认骨髓提取捐献资格，达到治
疗疾病的目的。

缺乏行为能力的患者进行活体捐献是否合乎伦理或合法？

本案例基于 Re Y 案 [1996]。

活体捐献主要受《2004 年人体组织法案》第 33 条的管辖，但也受普
通法的约束。

有两个重要的法律适用原则。原则一，同意进行会导致捐献者死亡或
严重伤害的手术是不合法的。例如，父母向孩子捐献自己的心脏，或外科
医生进行此类手术是非法的。对于外科医生来说，即使患者同意，摘除双
肾脏用于移植也是不合法的，虽然捐献者可以通过透析维持生命。然而，
伤害或风险较小的情形，例如捐献一个肾脏，是合法的。原则二，必须获
得有效的法律同意（见第六章）。在这种情况下，这意味着捐献者必须完
全理解相关过程。

对于缺乏行为能力的成年人或儿童进行活体捐献，是否合法最终取决
于这一行为是否符合捐献者的最佳利益（由 2005 年《心智能力法案》定义；
见第七章）。《2004 年人体组织法案》指出，此类群体的捐献还需要获得人
体组织管理局至少三名成员的批准。除最不寻常的情况，缺乏行为能力的
成年人的捐献需要得到法院的批准。

在 Y 小姐的案例中，法官表示，除非符合 Y 小姐的最佳利益，否则
这样的检测（以及随后的移植）将是非法的；Y 小姐的姐姐的利益不在法
院的考量之内。事实上，法官认为，进行检测符合 Y 小姐的最佳利益，因
为有理由认为，如果她的姐姐活着，Y 小姐会得到更好的照顾（例，她
的母亲会定期来疗养院看望 Y 小姐）。

关于 18 岁以下儿童和青少年进行活体器官捐献的情形尚无判例。因

此，将儿童作为活体捐献者的合法性仍有待确定。然而，从儿童身上移除实体器官之前，无论这位儿童是否有行为能力，似乎都应该获得法院的批准。理论上，一个具有吉利克能力的青少年可以同意器官捐献，尽管在实践中，这样的手术非常罕见（与皮肤或血液捐献相比，后者更常见）。

报　酬

《2004 年人体组织法案》第 32 条明确禁止人体器官移植用于商业交易。在英国，因捐献器官或其他人体组织而提供（或收取）报酬属非法行为。法案中"受管制物质"的定义可能包括血液或血液产品的捐献。

伦理框架

死亡的定义

◆ **案例 15.3**

美国加利福尼亚州的一名十几岁的女孩 JM 在扁桃体切除术后出现并发症，发生心搏骤停。她遭受了严重的缺氧性脑损伤，随后被诊断为脑死亡。然而，她的父母无法接受她已经死亡，认为 JM 的心脏仍在跳动，他们认为这是她仍然活着的证据。他们希望为 JM 进行气管切开术，并继续进行呼吸支持治疗。

患者真的死亡了吗？应该允许患者或家属采用不同的死亡标准吗？

本案例基于 Jahi McMath 案（Luce，2015；du Toit and Miller，2016）。

直到 20 世纪 60 年代，医生基本上只用一种方式诊断患者死亡：确认患者无脉搏、无呼吸、瞳孔固定且无心跳声。这是传统心肺标准下的死亡诊断。

然而，现代强化生命支持技术的出现从两个方面引发了对传统心肺定义死亡的担忧。首先，高科技形式的器官支持意味着，尽管患者有严重的脑损伤，他们永远也不会恢复意识或能够在没有生命支持的情况下生存，但仍然可以在很长的时间里维持患者的心肺活动。其次，在重症监护中心即将死亡的患者可能会希望捐献器官。然而，等待患者的心跳停止可能会导致器官缺血损伤，意味着无法再进行移植（或移植的成功率较低）。

这些担忧导致医学界采用了一种新的、独立的死亡诊断方式。1968年，哈佛大学医学院的一个临时委员会提出了一组标准，最初称为"不可逆昏迷"，后来改称"脑死亡"（Wijdicks，2003）。许多国家的医学专业团体也采用了类似的标准，包括英国。来自英国皇家医学学院（Academy of Medical Royal Colleges）的最新实践守则（2008年）将死亡与意识的不可逆丧失以及呼吸能力的不可逆丧失等同起来。守则提出了一组基于脑干功能不可逆丧失的征象来诊断死亡的标准（见专栏15.2）。

◆∴ 专栏15.2　根据神经学标准的死亡诊断（Academy of Medical Royal Colleges，2008）

- 患者有已知的不可逆脑损伤。
- 潜在可逆原因已被排除（例如中枢神经系统抑制药物、肌肉松弛剂、体温过低、代谢紊乱）。
- 临床测试必须检出脑干反射缺失：
  - 瞳孔对光反射（瞳孔固定和散大）；
  - 角膜反射（触摸角膜时没有眨眼反应）；
  - 眼前庭反射（将冰水注入耳道后无眼球运动）；
  - 脑神经分布对疼痛刺激（如眶上压）的运动反应；
  - 咽反射（对用压舌板刺激后咽部没有反应）；
  - 咳嗽反射（对气管抽吸没有反应）；
  - 呼吸暂停测试（对高碳酸血症没有呼吸反应）。
- 测试必须由两名具有相关经验的医生（其中一名必须是顾问医生）进行两次。
- 脑干功能不可逆转的丧失并不总是与其他大脑功能的完全丧失同时发生。不需要再进行其他的测试（例如脑电图、血管造影或脑血流扫描），但如果脑干反射的临床测试困难，（其他测试）可能会有所帮助。
- 对于儿童和婴儿，死亡的诊断可基于同样的标准。

国际上对脑死亡的定义存在一些差异（Smith，2012；Wijdicks，2002）。例如，大多数国家（例如美国）使用"全脑"定义，即脑死亡被视为等同于整个大脑（包括脑干）功能的丧失。在这些国家，有一定脑电活动或一定颅内血流的患者不会被视为脑死亡（尽管在英国等采用"脑干"标准的国家可能会被视为脑死亡）。然而，对于使用全脑或脑干标准的国家，脑死亡的临床检测非常相似（Smith，2012）。

尽管脑死亡得到了广泛的专业认可，但也有一些伦理批评（见辩论角专栏 15.1）。其中一些人认为，符合神经学标准的患者并不是"死亡"，但器官捐献仍然是允许的（例如，Truog and Robinson，2003）。［因此，他们拒绝承认所谓的"死亡捐献定律（Dead Donor Rule）"——在器官捐献之前，患者应已经死亡。］有一些批评的意见认为，符合神经学标准的患者虽然活着，但属于严重残疾，目前许多器官捐献行为并不符合伦理要求（Symons and Chua，2018；Verheijde and Rady，2011）。

◆·◆·辩论角　专栏 15.1　符合神经学死亡标准的患者真的死亡了吗？

● 赞成

符合神经学死亡标准的患者已永久丧失意识和独立呼吸的能力。在根据官方专业指南严格诊断出脑死亡的患者中，目前还没有出现意识恢复的可信案例。如果没有强力的医疗和生命支持，脑死亡患者的病情将不可避免地恶化并达到心肺死亡标准。大脑功能（与其他器官的功能不同）对于人体的工作是必需的。如果一个人失去了接收来自世界的信号、对其做出反应以及进行自我保护（例如通过呼吸）的能力，那么该有机体就不再被视为活体。

● 反对

符合脑死亡标准的患者可以通过各种器官支持（包括人工通气）维持数月或数年的生存。尽管大脑的许多功能可能会丧失，但符合神经学标准的患者可以保留一些大脑活动，例如，下丘脑功能。被诊断为脑死亡的患者可以在几个月的时间里表现出身体生长、月经甚至怀孕。这表明生物体的"重要工作"在脑死亡后仍可继续。如果没有强力的医疗支持，这些患者的病情虽然会不可避免地恶化，但对于许多其他患有严重慢性疾病但未被视为死亡的患者来说也是如此。从神经学标准（判断死亡）的患者身上撤除维持生命的治疗支持可能是合乎道德的，而且他们捐献器官也可能是合乎道德的；然而，这是因为他们失去了意识和人格，而不是因为他们死了。

◆◆ ·· ◆◆

大多数宗教派系支持通过神经学标准来诊断死亡。然而，有一些宗教人士（例如部分犹太教正统派、部分罗马天主教徒、部分福音派新教徒、部分伊斯兰教学者和部分美洲原住民）更倾向于传统的心肺死亡定义（Olick, Braun, and Potash, 2009）。这引发了一个问题，即社会是否应该包容那些对脑死亡诊断持不同意见的家庭。在贾希·麦克马思（Jahi McMath）的案例中，她的家人安排她转移到新泽西州接受治疗（该州有一项法律条款允许对脑死亡持有宗教异议的家庭改为应用心肺复苏标准）。在这场法律纠纷持续期间，相关生命维持措施也进行了 4 年多。最终，患者在肝衰竭后内出血，生命维持措施最终停止（并申请了第二份死亡证明）。

根据循环性死亡标准定义的死亡也引起了伦理争论。例如，存在医生在患者心搏停止后应等待多长时间才能宣布死亡的问题。较短的时间（例如 1—2 分钟）可能会增加器官移植的可行性，但存在血液循环停止是否已不可逆的问题。心脏移植后，器官捐献者的心脏在另一位患者体内重新跳动，这就带来了类似的问题；如果这颗心脏在另一位患者体内重新跳动，那么捐献者的血液循环就不能算是"不可逆"的停止。有人提出了一些干预措施来提高捐献成功率，包括在器官捐献者停止生命支持前插入导管，或者使用肝素。这又引发了这些干预措施是否符合捐献者最佳利益的问题。

死者器官捐献同意书

近年来，在英国发生的关于器官捐献的伦理辩论，主要集中在是否应该采取选择加入（opt-in）还是选择退出（opt-out）的同意方式。在选择加入制度中，患者通过生前的主动决定成为器官捐献者（或由家人在本人死后作出决定）。在选择退出制度中，如果患者有资格捐献，除非他们在生前主动拒绝捐献器官，否则他们将被列入器官捐献名单。辩论角专栏 15.2 总结了关于选择加入和选择退出这两种捐献制度的相关伦理论据。

◆•·辩论角 专栏 15.2 是否应推定同意器官捐献（选择退出）？

● 赞成

在英国等国家，大多数民众支持器官捐献。例如，2017 年的一项调查显示，81% 的受访者原则上支持器官捐献。然而，只有 36% 的受访者选择登记。当与家人沟通后，只有 63% 的患者家属同意器官捐献（NHS Blood and Transplant，2017a）。这意味着一些本来想捐献器官的人最终没有捐献。有选择退出捐献制度的国家平均器官捐献率更高（Shepherd, O'Carroll, and Ferguson, 2014）。在极其悲伤的时刻向家属提出器官捐献的请求会给他们增加额外的情感负担。选择退出制度有不同的形式——例如，在"软性"选择退出制度（例如威尔士）中，仍然会询问家属器官捐献的意愿。

● 反对

有些患者不愿意捐献自己的器官。然而，他们可能没有机会拒绝。这意味着一些本来不想捐献器官的人最终在选择退出制度中捐献了器官。这在少数族裔患者或英语不是母语的患者中可能更为常见。

没有明确的证据表明选择退出制度本身会提高捐献率。实行选择退出制度的国家通常会采取其他措施来增加器官捐献的数量，因此尚不清楚哪个因素会导致捐献的增加（Rithalia et al.，2009）。也有一些实行选择退出制度的国家的捐献率较低（如瑞典）。改用选择退出制度可能会遭致强烈反对，从而自相矛盾地降低了捐献同意率。如果无论如何都会询问患者家属有关捐献的问题，选择退出的方式可能没有任何优势。如果不询问患者家属是否同意器官捐献，这可能会使他们在不得不面对亲人离世的事实时，还要承受额外的巨大痛苦。

即使在选择加入制度中，器官捐献的同意通常比患者生前手术的同意要宽松得多（见第六章）。例如，一个人可以通过在网站上注册或在驾驶执照申请表上进行勾选成为器官捐献者。但通常不会将这两种方式视为支持进行器官摘取手术的充分证据。

放宽器官捐献同意要求可能有三个方面的理由。第一，与已故者生前进行的手术不同，死后捐献器官没有任何副作用，不会伤害捐献者。第二，更严格的同意规则可能会减少捐献者的数量，并损害那些需要器官的人的利益。第三，在大多数情况下，患者必须在很久以前就做出关于器官捐献的决定，而实际捐献的机会非常小。潜在捐献的情况中，患者几乎总是处于失能状态（并且可能已经去世），因此需要从代理人（例如家属）那里获得同意。这可能意味着生前的同意仅表明死者的一般偏好，而知情同意需要从家庭（成员）那里获得。

捐献器官的分配

可供移植的器官无法满足器官移植等待名单上所有人的需要。因此，必须决定谁应该优先获得可用的捐献器官。英国国家卫生服务体系中的血液与移植中心（NHS Blood and Transplant）制定了一些指导方针，以帮助指导患者选择（进入器官移植等待名单）和器官分配（在等待名单上的患者中）（Transplant Policy Review Committee，2015）。一方面，如果进入等待名单不受限制，对器官的需求会增加，那么许多列入名单的患者将无法接受器官；另一方面，更严格的移植筛选（机制）会增加难度，即如何定义哪些患者有资格接受移植手术。这些都属于道德决策，而非纯粹的医疗决策。英国选择了对器官等待名单加强限制的方法，因为这种方法更容易被患者接受。

移植等待名单上的患者选定通常由移植中心的多学科团队决定。不同器官的选择标准不同。其中包括与移植手术的积极结果相关的条件。临床标准也会用来确定紧急程度（例如，"紧急"或"超级紧急"类别）。与移植后不良结果相关的并发症也会被纳入考量，包括各种疾病（例如恶性肿瘤、其他器官衰竭），但也包括（更有争议的）会导致不良结果的其他因素（包括社会因素、不遵守治疗规定、精神疾病或心智能力）（NHS Blood and Transplant，2017b）。酒精性肝病本身并不是列入名单的禁忌症，因为该政策指出，经过选定的患者（例如没有持续酗酒的患者）的治疗效果可能与患有其他疾病的患者一样好。

分配器官时考虑的因素包括：紧急性（如不接受移植手术，很有可能在短期内死亡的患者可优先考虑）；移植成功的可能性（例如，对供体和受体之间的匹配程度预测）；受者的年龄（18 岁以下者优先，但不仅仅根据患者的年龄决定优先顺序）；供体和受体之间的年龄／体型差异（部分原因是为了最有效地使用器官）；以及捐献中心和进行移植中心之间的距离。

其他伦理问题和未来的发展

◆··专栏15.3　器官捐献中出现的其他伦理问题及未来发展

● 捐献者失能

法律标准仅在捐献者做出同意的意思表示或捐献符合捐献者最佳利益的情况下才允许器官捐献。不考虑捐献接受一方的利益是否正当。

● 器官交易市场

《2004 年人体组织法案》（与之前的立法一样）禁止任何类型的人体器官商业交易，但"捐献者产生的费用和收入损失"除外。然而，人们可以自由地从事一系列有风险的活动，以换取补偿或报酬。器官交易市场一定是不道德的吗？请参阅（Richards，2012）了解支持器官销售的案例。（该著作是论述医学伦理学方法最好的书籍之一。）

● 稀缺的器官该如何分配？

英国有一个复杂的器官分配过程。分配方法是否正当？例如，18 岁以下的人是否应该优先于 18 岁以上的人接受器官移植？如果他们应该这样做，那么给予 22 岁的人比 40 岁的人更高的优先级难道不是一样的道理吗？

● 是否应该允许一个人拒绝同意在死后捐献自己的器官？

一个器官可以挽救一个人的生命。在某人死亡后摘除器官对他们没有任何伤害。即使一个人不希望在死后捐献其器官，也可以说这不应妨碍器官的使用。根据这种观点，拯救某人的生命应该优先于一个人死后如何处置其身体的权益吗？

● 逝者亲属是否拥有器官捐献否决权？

根据《2004 年人体组织法案》，亲属无权否决死者的意愿。他们应该有这样的权利吗？

- 是否应该允许捐献者进行有条件捐献?

假设捐献者说:您可以使用我的一个肾脏(在活体捐献的情况下),或者您可以在我死后使用我的两个肾脏,但前提是受者得是犹太人、女性、白人等。应该允许这种有条件的捐献吗?

- 注册成为器官捐献者是否应获得优先权?

即使患者在不同情况下不准备捐献器官,也有资格接受器官移植。这似乎很虚伪。已经登记在册的人是否应该优先获得器官?

- 选择性通气

为某些患者(例如本章开头讨论的 M 女士)提供维持生命的治疗(例如入住 ICU)可能有助于器官捐献;例如,争取额外的生存时间可能有助于了解患者的意愿,帮助患者家属考虑捐献的选择或者让颅内压升高的病人进展到脑死亡。决定开始或继续治疗不是为了患者的医疗利益,而是为了实现器官捐献,这样做是否符合伦理?(Coggon, 2012)

- 异种器官移植

曾有过动物(例如猪)器官移植到人体上的案例。突飞猛进的医学发展可能会克服异种移植的医学难题。例如,使用 CRISPR 对猪进行基因编辑可能会降低传播逆转录病毒的可能性。还可以通过基因工程来减轻免疫排斥的问题。这可能意味着培育人体器官的嵌合体动物。以器官移植为目的对动物进行基因改造是否符合伦理?

- 人造器官

可能会出现器官移植的替代方案。这包括当前机械设备(例如心室辅助设备,可以替代衰竭心脏的功能)或新型生物合成器官(例如 3D 打印器官或在人造支架上生长的合成器官)方面的进步。然而,至少在短期内,此类器官可能非常昂贵。利用有限的公共卫生资源,花费大量资金购买人造器官是否可以接受?如果人造器官可以私下获得,那么富裕的患者能够绕过器官移植等候名单是否可以接受?

复习思考题

1. 儿童在死后可以捐献器官吗？

2. 在威尔士的一个重症监护室中，一名患者被诊断为脑死亡。他不在器官捐献登记的记录中。他的器官可以捐献吗？

3. 一名成年人被诊断为脑死亡，但他的家人因宗教原因不认可脑死亡的诊断标准。他们可以反对器官捐献吗？如果他们希望继续对患者进行重症监护怎么办？

4. 一名有行为能力的成年人希望向陌生人捐献一颗肾脏。应该允许这样做吗？［如果他想捐献两颗肾脏，并且明白他需要透析（才能继续存活）的后果，又应该怎么办？］

◆·**扩展案例 15.4**

在一些允许自愿主动安乐死的国家，患者可以请求进行自愿安乐死并随后进行器官捐献。作为这个过程的一部分，首先，医生会按照患者的意愿执行安乐死，然后在患者满足循环性死亡标准后进行器官捐献（Bollen et al., 2016）。

这种行为应该被允许吗？将器官捐献和自愿安乐死结合在一起是否符合伦理？

设想以下情况：

D 教授是一位哲学教授，居住在一个允许自愿安乐死的国家，也允许患者在将来失能的情况下使用预先指示请求协助死亡。如果有机会的话，D 教授非常希望能够捐献自己的器官。他填写了一份预先指示，在这份文件中要求在他陷入重症监护无自主意识时撤销治疗，执行主动安乐死并捐献器官。他特别要求在实施安乐死之前，于全身麻醉的情况下进行器官捐献，捐献任何可用的器官（包括心、肺、肝、肾）。安乐死将通过器官捐献程序，在夹闭主动脉时进行。

应该允许关于器官捐献执行安乐死的预先指示吗？

有关此问题的进一步讨论，请参阅 Wilkinson and Savulescu, 2012。

·◆ **参考文献** ◆·

Academy of Medical Royal Colleges, 2008, "A Code of Practice for the Diagnosis and Confirmation of Death", http://www.aomrc.org.uk/publications/reports-guidance/doc_download/42-a-code-of-practice-for-the-diagnosis-and-confirmation-of-death.html.

Anon, 1968, "A Definition of Irreversible Coma. Report of the Ad Hoc Committee of the Harvard Medical School to Examine the Definition of Brain Death", *JAMA: The Journal of the American Medical Association*, Vol.205, No.6, pp.337-340.

Bollen, J., de Jongh, W., Hagenaars, J., van Dijk, G., Ten Hoopen, R., Ysebaert, D., Ijzermans, J., van Heurn, E. and van Mook, W., 2016, "Organ Donation After Euthanasia: A Dutch Practical manual", *American Journal of Transplantation*, Vol.16, No.7, pp.1967-1972.

Coggon, J., 2012, "Elective Ventilation for Organ Donation: Law, Policy and Public Ethics", *Journal of Medical Ethics*, Vol.39, pp.130-134.

Du Toit, J. and Miller, F., 2016, "The Ethics of Continued Life-sustaining Treatment for Those Diagnosed as Brain-dead", *Bioethics*, Vol.30, No.3, pp.151-158.

Luce, J. M., 2015, "The Uncommon Case of Jahi McMath", *Chest*, Vol.147, No.4, pp.1144-1151.

NHS Blood and Transplant, 2017a, "Organ Donation and Transplantation: Activity Report", NHSBT, https://nhsbtdbe.blob.core.windows.net/umbraco-assets-corp/4657/activity_report_2016_17.pdf.

NHS Blood and Transplant, 2017b, "Policy POL229/5.1 Heart Transplantation: Selection Criteria and Recipient Registration", https://nhsbtdbe.blob.core.windows.net/umbraco-assets-corp/6536/pol229-heart-selection.pdf.

Olick, R. S., Braun, E. A. and Potash, J., 2009, "Accommodating Religious and Moral Objections to Neurological Death", *The Journal of Clinical Ethics*, Vol.20, No.2, pp.183-191.

Re, A. [1992] 3 Med LR 303.

Re, Y. (mental incapacity) [1996] 2 FLR 787.

Re, A. (A Child) [2015] EWHC 443 (Fam).

Reese, P. P., Boudville, N. and Garg, A. X., 2015, "Living Kidney Donation: Outcomes, Ethics, and Uncertainty", *Lancet*, Vol.385, No.9981, pp.2003-2013.

Richards, J. R., 2012, *The Ethics of Transplants: Why Careless Thought Costs Lives*, Oxford: Oxford University Press.

Rithalia, A., McDaid, C., Suekarran, S., Myers, L. and Sowden, A., 2009, "Impact of Presumed Consent for Organ Donation on Donation Rates: A Systematic Review", *BMJ*, Vol.338, pp.3162.

Shaw, D., Georgieva, D., Haase, B., Gardiner, D., Lewis, P., Jansen, N., Wind, T., Samuel, U., McDonald, M., Ploeg, R. and Elpat Working Group on Deceased Donation, 2017, "Family Over Rules? An Ethical Analysis of Allowing Families to Overrule Donation Intentions", *Transplantation*, Vol.101, No.3, pp.482-487.

Shepherd, L., O'Carroll, R. E. and Ferguson, E., 2014, "An International Comparison of Deceased and Living Organ Donation/Transplant Rates in Opt-in and Opt-out Systems: A Panel Study", *BMC Medicine*, Vol.12, p.131.

Smith, M., 2012, "Brain Death: Time for an International Consensus", *British Journal of Anaesthesia*, Vol.108, No.1, pp.6-9.

Symons, X. and Chua, R. M., 2018, "Organismal Death, the Dead-donor Rule and the Ethics of Vital Organ Procurement", *Journal of Medical Ethics*, Vol.44, pp.868-871.

Transplant Policy Review Committee, 2015, "Policy POL200/3 Introduction to Patient Selection and Organ Allocation Policies", http://odt.nhs.uk/pdf/introduction_to_selection_and_allocation_policies.pdf.

Truog, R. and Robinson, W., 2003, "Role of Brain Death and the Dead-Donor Rule in the Ethics of Organ Transplantation", *Critical Care Medicine*,

Vol.31, No.9, pp.2391-2396.

Verheijde, J. L. and Rady, M. Y., 2011, "Justifying Physician-Assisted Death in Organ Donation", *The American Journal of Bioethics*, Vol.11, No.8, pp.52-54.

Wijdicks, E. F., 2002, "Brain Death Worldwide: Accepted Fact But No Global Consensus in Diagnostic Criteria", *Neurology*, Vol.58, No.1, pp.20-25.

Wijdicks, E. F., 2003, "The Neurologist and Harvard Criteria for Brain Death", *Neurology*, Vol.61, No.7, pp.970-976.

Wilkinson, D. and Savulescu, J., 2012, "Should We Allow Organ Donation Euthanasia? Alternatives For Maximizing the Number and Quality of Organs For Transplantation", *Bioethics*, Vol.26, No.1, pp.32-48.

第十六章
医学研究

◆·**案例 16.1**

（研究人员）计划进行一项试验，尝试采用新的策略对人类免疫缺陷病毒（HIV）患者进行治疗。作为试验的一部分，先前被诊断为 HIV 阳性，并且在治疗期间维持状况稳定的参与者将在试验期间停止药物治疗。参与这项研究，受试者可能会再次进入发病期阶段。他们将艾滋病病毒传染给性伴侣的风险可能会增加。这种治疗是试验性的，预计不会使参与者受益。

进行这样的试验会让参与者面临一些个人风险，这是否符合伦理？如果患者参与的话，他们的行为会不会不理智？即使参与者同意，伦理委员会是否应该阻止试验继续进行？

（有关艾滋病救治的伦理研究，参见 Eyal, 2017。）

法律与监管框架

与其他任何伦理领域的研究相比，医学研究受到更复杂、更详细的监管和指引。监管的重点是保护参与研究的个人。核心问题是确保社会利益或研究人员的积极性不会凌驾于个人利益之上。

在大多数情况下，关于研究的道德监管是在专业标准或指南中进行规定的，而不是通过立法。有一些国际准则知名度很高且极具影响力。专栏16.1 总结了这些指南共有的一般性原则。

◆··**专栏 16.1　关于研究伦理的国际性和国家性的指南摘要**

1. 研究参与者因参与研究而面临的伤害风险不应超过规定的最低限度。指南建议，应在一定的伤害风险与其他考虑因素（如研究的潜在价值以及是否可以在不造成参与者伤害的情况下开展研究）之间取得平衡。然而，即使这项研究可能会给其他人带来巨大的利益，对参与者的风险也应该很小。某些治疗研究可能存在例外。

2. 潜在的研究参与者应充分了解研究的目的以及内容，包括对该研究风险和收益的如实说明。

3. 某些研究很难甚至不可能获得个人同意，例如某些研究（需要）

使用病例记录或临床数据库中的个人信息。伦理委员会需要确信，该研究具有充分的价值，足以证明侵犯自主权（保密性）的行为是合理的，并且不存在任何其他令人满意的替代方案。

4. 不得胁迫他人参与研究。必须确保潜在参与者不会感到自己有参与的义务。必须向参与者明确说明，如果他们拒绝参加研究，他们的临床护理（研究之外的治疗）不会受到影响。

5. 向参与者支付的报酬只能用于抵消合理的开销，且金额不得大到足以诱使患者参与研究。

6. 没有行为能力同意参与研究的患者，也可能获得参与研究的资格。伦理委员会需要确信：

➢ 造成伤害的风险度较低，可能低于有行为能力的参与者可以接受的程度；

➢ 研究目的无法通过其他方式实现；

➢ 该研究具有相当大的价值；

➢ 相关人员（通常是参与者的近亲属）给予有效同意。

◆·—···—·◆◆

世界上第一部规范人体实验研究的国际准则［《纽伦堡法典》（1949年）］，是对某些纳粹医生进行的骇人听闻的实验的直接回应。它规定了人体实验的十个基本原则，这些原则被医学界纳入到了《赫尔辛基宣言》，该宣言由世界医学协会于1964年首次发布，最近一次修订是在2013年（World Medical Association，2013）。例如，该宣言第23条规定，研究开始前，研究方案必须提交给透明、独立且有资质的研究伦理委员会，供其考量、评估、指导和批准，只有符合国家和国际标准的研究才能得以开展。

在英国，以下文件规定了与研究相关的良好实践原则：

英国卫生和社会关怀研究政策框架（UK Polioy Frame-work for Health and Solial Care Research）——规定了适用于英国各地医学研究的高级原则和责任（Health Research Authority，2018）。

研究伦理委员会的治理安排——描述了研究伦理委员会（Research Ethics Committees，RECs）的角色、组成、职能和管理，以及需要由其进行审查的情形（Health Research Authority，2012）。

良好临床实践指南（Guidance for Good Clinical Practice，GCP）——国际标准，规定了进行临床试验（特别是药物试验）的伦理原则（European Medicines Agency，2017）。该指南纳入了《赫尔辛基宣言》的相关规定，旨在确保与研究相关的国际伦理准则的一致性。在英国参与临床研究的医疗专业人员需要接受 GCP 的培训。英国药品和保健产品监管署（Medical and Healthcare Products Regulatory Agency，MHRA）有责任确保研究地点符合 GCP 的标准。

英国伦敦皇家内科医学院（Royal College of Physicians of Lonolon，2007）和医学研究委员会（Medical Research Council，2018）还提供了其他一些指南。另外，还有一些适用于医学研究的法规，其中包括：

2004 年《药物使用（临床试验）条例》[*Medicines for Use（Clinical Trials）Regulations*]。如果研究涉及有人类参与者的"研究用药品的临床试验"（所谓的"CTIMP"），研究人员则必须遵守这些规定的要求。该条例繁杂且详细，目的是规范整个欧盟的医学研究监管，包括研究方案的伦理审查。有几项关键规定涵盖了研究伦理委员会在批准临床试验之前必须考虑的因素。例如，其中包括试验及其设计的预期风险和收益、获得同意的程序以及方案的适用性。最重要的是，该条例引入了新的刑事制裁措施。还确定了十六项良好实践原则（其中大部分与各种国际准则和指南中所包含的原则重合）。

《欧盟临床试验法规》（*European Clinical Trials Regulation*）（Clinical Trial Regulation EU No. 536/2014）。该法规于 2019 年正式生效，并取代之前的欧洲指令［该指令在英国是通过《药物使用（临床试验）条例》得以实施］。该法规适用于 CTIMP，目的是实现欧洲临床试验监管的通用方法。（目前尚不清楚英国脱欧后该法规会如何适用。）

1998 年《人权法案》、《2004 年人体组织法案》和 2005 年《心智能力法案》等法规也适用于医学研究。正如我们将在后文中看到的，适用于治疗同意的一般原则也适用于医学研究。因此，为了使同意具有法律效力，患者必须是自愿的，即在没有胁迫或不当影响的情况下表示同意，而且是知情的，即在进行充分和详细的信息披露后表示同意。

英国卫生研究管理局（Health Reasearch Authority，2018）明确指出，研究伦理委员会和审查员均不负责提供法律建议。违反法律的责任由研究人员以及卫生和社会关怀机构承担。

与医学研究相关的伦理价值观

适用于医学研究的伦理价值观主要有三种。表 16.1 对这几种价值观进行了比较，在现有指南中它们都占有一定权重。

表 16.1 三种伦理研究方法的对比

	参与者在知情的情况下将自己置于高风险的重要研究	低风险研究，未经同意进行；参与者不知道他们正在承担风险	参与者充分知情的低风险研究	质量低劣的研究，价值不大，但参与者充分知情
自由主义（基于权利）	可以	不可以	可以	可以
家长式（基于职责）	不可以	可以	可以	不可以
功利主义（结果主义）	可以	可以	可以	不可以

研究参与者的自主权

与其他领域的研究一样，医学研究的一个重要价值理念是尊重参与者是否参与的自由。一种特别重视对参与者自主权的尊重的伦理研究方法被归类为"自由主义立场"（见表 16.1）。根据这一立场，只要潜在的研究参与者充分知情、有行为能力且不受胁迫，研究就是合乎道德的。这就允许参与者参与非常危险的研究——只要他们知情并接受风险。例如，会允许患者参加艾滋病病毒治疗试验。为了捍卫这一立场，自由主义者可能会指出，我们允许人们冒相当大的风险，例如从事危险的运动。如果患者愿意，他们有权选择停止服用常规艾滋病治疗药物，因此在研究背景下阻止他们这样做似乎很奇怪（研究过程中可能会有更严格的保障和监测措施）。

对研究参与者造成伤害的风险

另一种不同的伦理价值观则强调研究人员有责任确保潜在参与者不会

因参与研究而面临受伤害的风险。过度关注这种风险的话，就是所谓的家长式立场。即使潜在参与者给予了充分的知情同意，家长式作风也可能认为艾滋病病毒治疗试验是不道德的。此外，家长式作风的人可能并不关心那些没有造成伤害风险但未经参与者同意的研究，例如，涉及从患者病历中收集匿名信息的研究。

对社会的影响

对结果主义研究方法（见第二章）而言，重要的是要考虑对参与者和未来的利弊。根据结果主义观点，研究参与者（可能会进入 HIV 发病期）受到伤害的风险可能是合理的，因为未来有大量患者将从这场试验中获益。一些结果主义观点会把研究参与者的利益与未来可能通过该研究获益的人的利益同等看待。《赫尔辛基宣言》和国家指导方针并不认可这种立场。研究参与者的利益比人们未来的利益更加重要。

更复杂的结果主义观点会认识到有害研究对社会信任和试验参与者能力的影响。例如，如果参与者出现严重并发症，可能引发媒体的强烈关注，演变成丑闻。这可能会导致限制性的研究政策，也可能只是意味着未来的患者不愿同意参加试验。

研究伦理准则的一般假设是，参与研究可能会受到伤害，或至少是存在负担的。然而，至少对于某些治疗研究，参与者可能只会从研究中受益，例如，受资助的研究项目中的临床护理标准通常更高（Chalmers and Lindley，2001）。

关键的伦理问题

这是研究吗？

◆·**案例 16.2**

某位外科医生希望知道某种特定的技术是否与改善患者的预后相关。她收集了在一系列患者身上使用该技术的信息，还收集了使用不同手术技术的患者的信息。她比较了两组患者，并在外科会议上展示了研究成果。
这位外科医生的行为是否需要研究伦理委员会的批准？

　　如果收集患者相关信息的行为算作研究，那么这位外科医生就需要向
当地的研究伦理委员会申请。她可能需要填写一份冗长、详细且复杂的表
格，也可能需要很长时间才能获得批准。这位外科医生可能需要获得具体
的同意才能让患者参与研究（见后文）。然而，如果以上行为不算作研究
（例如，将它视为"审计"），那么这位外科医生可能根本不需要获得批准，
或者可能只需要完成拟议项目的大纲，便可更简单、更快速地获得批准。
这位外科医生可能不需要获得具体同意（当然，她需要获得手术标准的知
情同意，请参阅第六章）。

　　收集实践信息、审查结果并修改治疗方案以造福患者，这是医学伦理
中重要的组成部分。然而，也有人担心，如果将这类行为视为研究，获得
批准所需的时间和精力可能会一定程度上阻碍医疗专业人员参与对护理的
严格评估考核。另外，一些真正需要道德审查的项目也可能被重新贴上"审
计"的标签，以避免获得批准的麻烦。

　　决定一项研究是否被归类为研究或是否需要伦理批准的规则很复
杂，还可能因机构而异。英国卫生研究管理局提供了一个有用的决策工具
（http://www.hra-decisiontools.org.uk/ethics/）（但在开始研究之前，与同事和
/或当地研究伦理委员会的协调员讨论才是明智之举）。表 16.2 总结了不同
类型的调查的一些特征。后文将讨论区分研究的三个关键要素。

表 16.2　　　　　　　　　　　不同类型的调查

	目的	技术
研究	生成可推广或可转移的知识； 提出或检验假设，或描述	通常会收集常规以外的数据； 可能涉及常规治疗之外的干预措施（如检查、手术、药物等）； 可能存在随机化分配
服务评价	评估医疗服务的标准	有时涉及额外数据（例如调查问卷）； 仅涉及标准治疗中提供的干预措施； 无随机化分配

续表

	目的	技术
临床审计	将护理工作与既定标准进行比较	通常只收集现有数据； 仅涉及标准治疗中提供的干预措施； 无随机化分配
常规做法 / 监测（公共卫生）	确定健康问题及其原因	收集人口数据； 现有干预措施； 可使用统计方法

意　图

对于案例 16.2 中的这位外科医生来说，重要的问题是她是否打算创造对他人有用的知识。例如，如果她打算公布调查结果，以便其他人可以决定是否使用这种干预措施，那么这可能意味着该行为是一项研究。（由于在医学期刊上发表文章通常需要研究伦理委员会批准的证据，这也意味着如果她打算这样做，就需要去研究伦理委员会审批。）

干　预

如果这位外科医生希望分析的技术与常规护理不同，或者如果她希望进行额外的调查以评估该技术（例如，除了正常检查之外，还进行额外的扫描或血液测试），这可能意味着会被归类为研究。

分　配

如果这位外科医生希望将接受该技术的患者与未接受该技术的患者进行比较（例如，因为他们在介入该技术之前接受过治疗，或者因为他们的外科医生决定使用不同的技术），就不一定算作研究。然而，如果她希望随机决定哪些患者接受该技术，那就几乎肯定会被归类为研究。

如果一项调查被归类为研究，则可能会面对其他一些关键的道德问题（见专栏 16.2）。

◆◆·专栏16.2　评估研究方案伦理方面的一些关键问题

● 科学有效性

➤ 这些目标值得实现吗？

➢ 方法是否与目标契合？

● 安全

➢ 手术过程是否安全，是否采取了所有合理的预防措施？

➢ 参与者的风险程度是否可以接受？

➢ 同意程序。

● 知情

➢ 信息是否清晰、真实、充分且均衡？

● 自愿（无胁迫）

➢ 参与者是否清楚，即使拒绝参加试验也不会影响临床护理？

➢ 研究人员和参与者之间的关系是否存在胁迫的可能？

➢ 支付报酬是否是为了鼓励人们"违背自己的最佳判断"而参与试验？

➢ 研究人员在招募参与者时，是否承受了不当压力？

➢ 在当事者获得信息后是否有足够的时间来决定是否参加？

● 具备行为能力

➢ 潜在参与者是否有行为能力决定是否参加？

➢ 是否在相关情况下对潜在参与者进行了行为能力评估？

如果潜在参与者不具备行为能力，是否将他们排除在外，或者招募程序是否适当？

● 保密性

➢ 参与者是否同意研究过程中访问（自己的）机密数据？

➢ 是否有足够的保障措施防止那些未参与研究的人员获取参与者的机密信息？

研究是否科学有效？

《赫尔辛基宣言》（原则21）规定：

涉及人类受试者的医学研究必须符合普遍认可的科学原则，这应基于对科学文献、其他相关信息、足够的实验和适宜的动物研究信息的充分了解，实验动物的福祉应给予尊重。（World Medical Association，2013）

　　研究伦理委员会通常会安排具有该领域专业知识的人员对研究进行单独的科学评估。乍一看，这似乎超出了伦理委员会的业务范围。然而，科学性较差的研究可能因为家长式作风或结果主义的理由而不符合伦理道德，因为它不会使未来的人们受益，所以对参与者造成任何伤害的风险都不具有正当性，或者因为其结果具有误导性，可能会对未来的人们造成伤害（表16.1）。在进行研究之前未对现有证据进行系统性的审查，可能会浪费研究人员、伦理委员会、研究资助者和患者的有限时间（Glasziou and Chalmers，2015）。对参与者也可能产生致命的后果（Savulescu and Spriggs，2002）。

　　需要注意的是，研究伦理委员会通常不会坚持要求（或检查）公布结果。然而，也许他们应该这样做。重要的是，所有证据都是公开的。不公布负面结果会导致偏见，这是不道德的。道德上有必要将所有研究结果公开（Savulescu, Chalmers，and Blunt，1996）。

研究有风险吗？

《赫尔辛基宣言》规定：

　　只有在研究目的的重要性高于受试者的风险和负担时，才可以进行涉及人类受试者的医学研究。（World Medical Association，2013）

　　国际和国家指导方针所持核心道德立场是，必须保护研究参与者免受重大伤害风险，即使该研究对未来人们的益处是巨大的。

　　被视为可接受的风险水平，取决于研究是否"有疗效"以及参与者是否能够同意。如果研究干预（例如试验药物）有可能使参与者受益，则该研究将被视为有疗效的。接下来的问题是，与标准治疗相比，实验干预的风险有多大（参见后文的"是否存在平衡"），以及患者从治疗中受益的多少。如果参与研究不会给参与者带来直接利益，或者患者不同意，通常认为只有"最小风险"的研究是可以接受的。

　　关于"最小风险"一词的定义并不十分明确。英国伦敦皇家内科医学院（2007）认可了（这样一种）对"最小风险"的定义，即"最多只会对当事人的健康产生非常轻微和暂时的负面影响"（Royal College of Physicians of London，2007）。针对儿童，这意味着可以收集尿液，或作为治疗的一部分采集血液，但不允许进行静脉穿刺或注射等〔这被认为会带来"低"而非"最小"风险（Paediatrics and Committee，2000）〕。对最小风险的其他诠释，多指日常生活中遇到的风险水平。需要谨慎解读这一点，因为儿童和成人有时可能因为他们（所处）的社会环境从而在日常生活中面临高度风险，但这并不一定是对这些参与者强加较高研究负担的理由。（Binik，2014）。

在确定参与研究的风险是否合理时，有以下几个相关因素需要考量（Savulescu and Hope，2010）：

1.在开始研究之前，参与者是否面临已知的风险？其风险程度有多大？

2.在研究之前是否应该进行非人体研究、流行病学研究、系统概述或计算机建模，从而更好地估计参与者的风险或避免对人类参与者的需要？

3.是否可以通过其他方式降低风险？现在的风险已经尽可能地小了吗？

4.这项研究的潜在价值值得冒这个风险吗？

5.这项研究产生的知识，现在或将来是否可能对参与者或研究之外的其他人造成重大伤害？

是否存在平衡（不确定性）？

对于治疗性研究，特别是随机临床试验，有关风险的讨论常常被有关**平衡**的问题所取代。这意味着，研究者在双臂试验（译者注：即为两组试验，病例组和对照组，或者叫治疗组和安慰剂组）中处于平衡状态——他们不知道哪一组更胜一筹。相比之下，如果研究人员知道某个特定的研究干预措施更好，那么他们随机分配参与者接受次优干预措施是不道德的。但在临床实践中，通常会有一些证据表明试验的某一组会更可取。研究人员或临床医生通常对一种治疗方法或另一种治疗方法的优势抱有（有时强烈持有）信心。但这并不意味着随机（分配干预措施）是不道德的。相反，求证不同治疗措施的益处是否存在真正的**不确定性，**可能会有所帮助。研究伦理委员会可以关注专业人士之间是否存在对治疗方法的合理分歧（有关合理分歧在商议中的作用的进一步讨论，请参阅 Wilkinson and

Savulescu, 2018)。

针对同一种疾病的两种不同治疗方法之间的对比研究,治疗所涉及的
绝对风险可能大于最小风险;然而,接受其中一种治疗或另一种治疗的**相
对**风险应该是比较小的(Royal College of Physicians, 2007)。例如,有两
种不同的癌症化疗方案,接受化疗可能会带来很大的风险(与不接受化疗
相比)。这并不意味着可以不进行研究。然而,指南建议,不同疗法的相
对风险应该要小点。

有行为能力的成年人是否给予知情同意?

医学研究将知情同意视为至关重要的一环。为了使同意有效,个人必
须具有给予同意的法律能力,必须得到适当的情况告知,且未受强迫。

在研究环境中进行能力评估应该以与同意治疗相同的方式进行(参见
第七章)。

2004年《药物使用(临床试验)条例》规定了药物试验知情同意书
应提供的信息,包括"试验的性质、意义、影响和风险"。这与治疗同意
书通常所需的信息类型类似(见第六章)。然而,研究伦理审查委员会通
常要求提供比临床护理更为详细的书面信息(关于双重标准的讨论,请见
后文)。重要的是,如果未能提供足够的信息可能会导致刑事责任。此外,
参与者必须与研究人员进行面谈,交谈期间,参与者必须有机会了解试验
的目标、风险和(对生活的)负面影响以及进行试验的条件。通常,必须
在签名的书面同意表格上正式记录同意这一事项(图16.1)。当然,参与
者给予同意之后,也可以随时撤回。

参与者签署的同意书并不能保证他已理解有关研究的相关信息,也不
能保证参与者是自愿同意的。实践中还存在着各种挑战。参与者并不总是
了解研究性治疗和临床护理之间的区别;他们可能错误地认为实验性治疗
必然对他们有益(这就是所谓的"治疗误解")。矛盾之处在于,冗长而过
于详细的知情同意书内容可能意味着参与者能够理解和记住的部分很少。

为了避免胁迫,(研究者)应该向参与者明确表示,如果他们决定参
加试验,他们在(试验之外的)医疗不会受到影响。研究伦理审查委员
会会特别关注研究人员和参与者之间的关系。关键在于,潜在的参与者是

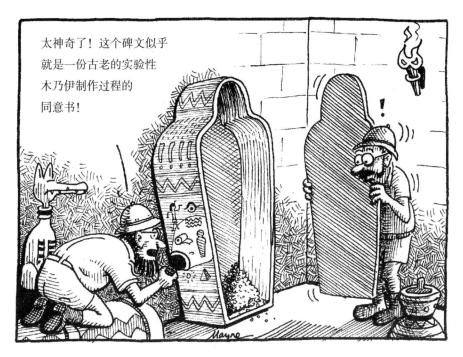

太神奇了！这个碑文似乎就是一份古老的实验性木乃伊制作过程的同意书！

图 16.1　知情同意书 (© Don Mayne，经许可转载)

否与研究人员存在特殊关系，因此很难拒绝参与研究。例如患者和医生之间、学生和老师之间的关系。

有双重标准吗?

一些研究人员认为，并没有充分的证据表明治疗性研究和临床实践应该使用不同的标准:

如果我对所有患者采取相同的治疗措施，没有人会阻止我，但是如果我决定只对其中一半的患者这样做，世界上似乎有很多人会告诉我为什么不应该这样做。(Chalmers and Lindley，2001)

在向患者或参与者提供的信息方面，双重标准似乎尤为明显。如果案例 16.2 中的外科医生正在试验不同的技术，她可能需要向患者非常详细地提供两种方法的相关信息，包括当前科学界对每种技术的理解以及参与试验的风险和益处。然而，如果她决定在所有患者中使用一种新的技术，她肯定会描述计划中的干预措施，但有关替代方案的信息就会比较少。

这种差异是否合理？辩论角专栏 16.1 总结了赞成和反对这种"双重标准"的一些论点。

◆◆◆ 辩论角 专栏 16.1 患者是否应该获得比临床治疗更详细的研究试验治疗信息？

● 赞成

1.研究试验和临床实践有很大不同，因为就试验而言，其核心目标是造福于未来（研究意图）。除了考虑患者的最佳利益外，医生和进行试验的人员还面临着做出有利于试验的决定的压力。就普通临床实践而言，医生不需要肩负双重职责。医生的职责只是为了患者的最佳利益。鉴于这种差异，就需要更严谨的同意程序。

2.一方面，如果患者没有被告知他们已经参加试验，并且他们的治疗方法是随机分配的结果，那他们可能会非常愤怒；另一方面，如果医生在正常的临床实践中"真心实意地"选择了他认为最合适的治疗方法，那么患者就不太可能会担心。

3.如果人们意识到试验是在自己没有获取完整信息的情况下进行的，那就可能会失去对医生的信任。如果患者意识到医生在治疗决定上的不同——只要决定是合理的——这种丧失信任的情况就似乎不太可能发生。

● 反对

赞成方给出的三个理由都存在问题：

1.认为医生在临床实践中以患者的最佳利益行事，而研究试验中医生所面临的情况又完全不同，这是一种天真的想法。在临床实践中，医生开具处方受到多种因素的影响。事实上，在随机对照试验中，对有关疗效的客观数据的审查要比临床实践中更为仔细。必须有保障措施，以确保当有充分理由认为一种药物的疗效优于另一种药物时，患者不再参加试验。但是，如果这些保障措施到位，就没有充分的理由在研究中要求高标准的同意。

2.赞成方的第 2 和第 3 个理由都是经验之谈，那就意味着可能正确也可能不正确。如果患者确实希望在试验中采用与正常临床实践不同的同意标准，那么这可能会被视为不合理。

何时针对无行为能力的成年人进行的研究才是合乎伦理的?

目前,缺乏行为能力的成年人在研究中的法律地位是 2004 年《药物使用(临床试验)条例》(针对 CTIMPs,即药物试验)和 2005 年《心智能力法案》(针对其他大多数研究)相关规定的复杂组合(见图 16.2)。

在一些试验中,例如案例 16.3 中描述的试验,不可能获得参与者的事先同意,因为患者缺乏行为能力,也没有时间了解代理决策者的意见。在紧急情况下,医生可以选择在未经患者同意的情况下进行试验或根本不进行试验。

《临床试验条例》(2008)的一项修正案明确允许在此类情况下进行研究——只要得到了研究伦理委员会的批准。稍后可能会联系患者或其代理人(例如家人)征求许可。这称为“延迟同意”(deferred consent)或“追溯同意”(retrospective consent)。然而,这种做法似乎有些不合适,因为不可能同意已经发生的事情。(显然,即使患者或代理人拒绝同意,也无法改变过去!)相反,更准确地说,这种情况会被视为对同意要求的豁免。

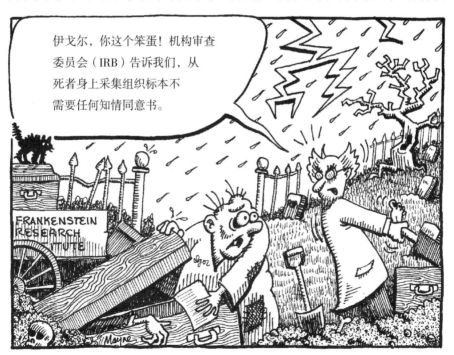

图 16.2　对无行为能力者的研究 (© Don Mayne,经许可转载)

可在稍后阶段申请许可，使用在研究初始阶段收集的信息，以及（可能）持续参与试验。

◆ **案例 16.3**

研究人员想知道肾上腺素是否会改善或恶化心脏骤停患者的预后。他们提出了一项随机对照试验，医护人员将向一半院外心脏骤停的患者注射肾上腺素，另一半则注射安慰剂。研究人员在招募患者参加研究之前不会征得其事先同意。会告知幸存患者的家属研究情况，他们有选择同意后续随访的权利。然而，（研究者）不会告知死亡患者的家属其参与了这项试验。

未经同意进行研究是否合乎道德？

本案例基于 PARAMEDIC 2 试验（Perkins et al., 2016；Wilkinson, 2014）。

在紧急程度较低的情况下，我们可以从代理人那里获得同意，代理人代表参与者的假定意愿。对于药物试验（CTIMPs，受《药物使用（临床试验）条例》管辖），代理人被称为"个人法定代表人"（如果他是愿意代表当事人行事的亲密朋友或亲属），能够同意或拒绝当事人参与试验。如果没有这样的人，代理人可以是"专业法定代表人"（例如当事人的医生）。代理人不能是与试验相关的任何人。如果患者之前（在他或她有行为能力的时候）明确表示拒绝参加试验，则不再允许其参与其中。对于非药物试验（受《心智能力法案》管辖），可以就参与者的意愿（应予以考虑）咨询代理人，但代理人不能正式表示同意。如果（缺乏行为能力的）参与者表示自己不想参加研究，则应考虑这一点；对于非治疗性研究，《心智能力法案》规定，如果患者表示不想参加研究，则应"立即终止"。

即使代理人可能同意，何时允许对缺乏行为能力的成年人进行研究也受到限制。此类限制措施是为了保护弱势群体，并防止对那些无法拒绝参与的人进行剥削。然而，将弱势患者排除在研究之外，可能会加剧他们的整体劣势，因为缓解他们病症的研究将无法开展，或者他们将接受未经充分测试的治疗。

各种法规之间也存在一些差异（Shepherd, 2016）。通常只有在有行为能力的患者无法参加研究的情况下，才允许在没有行为能力的患者身上进行研究。不同法规允许的风险水平不尽相同。

《临床试验条例》只允许对缺乏行为能力的患者进行治疗研究。参与者必须有获益的前景，或者没有风险。试验必须与参与者危及生命或致残的病症直接相关。

《心智能力法案》规定，研究内容必须与影响成年患者的"损害状况"相关。例如，如果参与者的行为能力因痴呆症而受损，那么试验的研究目的必须是帮助我们了解痴呆症。如果研究是非治疗性的，则风险必须（小到）可以忽略不计，而且不会严重干扰、过度侵入或限制参与者的自由或隐私。

《欧盟临床试验法规》（*European Clinical Trials Regulation*）指出，研究应当具有治疗作用（为参与者带来的直接利益大于风险和负担），或者，如果试验是非治疗性的，则对参与者的风险应最小化。同时为患有同样危及生命或使人衰弱的疾病的患者提供直接利益。

何时针对儿童的研究才是合乎伦理的？

目前，规范儿童和青少年研究的法律是普通法、成文法（1967年《家庭法案》、2005年《心智能力法案》）和条例 ［2004年《药物使用（临床试验）条例》］相关规定的复杂组合。

第十一章讨论的与儿童医疗决策有关的一般原则可以应用于儿童和青少年的研究，但有一些额外的限制。除非研究是治疗性的，否则风险应该达到最小化。

对于16岁或17岁的青少年，适用与成人类似的方法。如果他们有行为能力，他们就可能同意参与研究（或者明确拒绝）。如果缺乏行为能力，拥有父母责任的人可以提供代理同意。

对于16岁以下的儿童和青少年，同意要求取决于研究是药物试验（CTIMP）还是非药物试验。对于CTIMP研究，《临床试验条例》规定，即使青少年具有吉利克能力，也需要获得有父母责任的人的同意。如果研究不是临床试验，有吉利克能力的青少年可以自行决定是否参与试验（没有直接相关的判例法），但获得父母的同意通常是明智的选择。英国皇家儿科和儿童健康学院（Royal College of Paediatrics and Child Health）的指南举例说明了，在敏感情况下进行研究（例如，涉及性健康或避孕）时，应该"慎重考虑"父母的同意（Modi et al.，2014）。

在苏格兰，关于儿童参加医学试验的法律规定有所不同（见第十一章）。在医学研究领域，1991年《法定行为能力年龄（苏格兰）法案》可能允许16岁以下的"成熟"未成年人同意参与研究。

有关儿童实验治疗伦理学的进一步讨论，请参阅Wilkinson and Savulescu（2018）。

允许支付多少研究报酬？

指南指出，向研究人员或参与者支付的报酬必须向研究伦理审查委员会申报。

如果医生根据招募的人数获得研究报酬，研究伦理审查委员会可能会担心这会给患者带来不当压力，迫使他们参与研究。有证据表明，研究参与者希望了解经济利益上存在的各种冲突（Kirkby et al.，2012）。

参与者因参与研究而获得报酬是否符合伦理？人们担心大额报酬可能起到"不当诱惑"的作用，导致个人做出一些自己通常反对的事情（Health Research Authority，2014）。然而，不允许为风险较高的研究（例如Ⅰ期试验）支付报酬似乎是家长式作风（Jones and Liddell，2009）。在生活的其他领域，我们允许有行为能力的成年人自己决定是否愿意为了经济利益而冒险（Savulescu，2001）。鉴于研究伦理审查委员会通常只允许在"风险最小"的情况下进行非治疗性研究，目前尚不清楚为什么参与者可能无法获得合理的参与补偿。卫生研究管理局的指南指出，如果研究涉及的风险和负担足以让有行为能力的成年人即使在没有报酬的情况下也可以合理参与，那么提供经济或其他激励措施就不会构成不当诱因（Health Research Authority，2014）。

患者的保密信息可以用于研究吗？

大多数医学研究涉及收集本应保密的个人信息。研究人员将需要与潜在参与者沟通，告知他们这些保密信息的存储和使用方式。然后参与者可以同意（或不同意）使用他们的信息。

然而有时，研究需要在同意之前或未经同意的情况下使用参与者的详细信息。例如，研究可能基于医疗记录中现有信息的收集和分析。对于大型研究或涉及很久以前的记录的研究，征求每位参与者的同意并获取健康记录可能并不现实。在英格兰和威尔士，研究人员如需在未经同意的情况下使用参与者的机密信息，需要向卫生研究管理局的保密咨询小组提出申请。咨询小组将评估该项使用是否符合《国民卫生服务法案》(National Health Service Act) 第 251 条的规定。可能得到许可的情形包括：信息的使用以医疗为目的（包括医学研究）；符合公共利益或改善患者护理的利益；符合 1998 年《数据保护法案》的规定（参见第九章）。

使用安慰剂合乎伦理吗？

安慰剂广泛用于临床研究，帮助评估对特定治疗的反应是否是由于该干预的内在特性，而不是（例如）出于患者主观期望的影响。在研究之外，由于安慰剂涉及欺骗，通常会认为存在伦理问题。但在试验中，如果参与者同意接受安慰剂，就不存在欺骗的问题。

围绕安慰剂的主要伦理争论与平衡问题有关（如前文所述）。人们普遍认为，治疗性试验中的对照组应该接受标准治疗（即与未参加试验的人相比，参加试验的对照组不应处于不利地位）。问题可能在于，是否有足够的证据证明不向某些患者提供新疗法（而是给他们服用安慰剂）是不道德的。或者，公众担心的问题可能是存在已知有益的标准疗法，并且新疗法应与标准疗法而不是安慰剂进行比较。在发展中国家计划进行（或已经进行）的研究中有时会出现这一问题。

有学者指出，世界上任何地方的研究对象都应该受到一套不可简化的道德标准的保护（Angell, 1988）。然而，有时研究人员在第三世界设计的研究，在发达国家是不被允许的。

◆·**案例 16.4**

1994 年，美国和法国的研究有力地表明，齐多夫定（zidovudine）治疗方案（ACTG 076）可将人类免疫缺陷病毒（HIV）垂直传播（即母婴）的概率减少多达 2/3（从 25% 降到 8%）。治疗方案包括：妊娠期间，妇女口服药物、分娩时静脉注射药物以及新生儿进一步口服给药。然而，这种治疗方案太过昂贵，无法在第三世界普遍使用，因此人们想要确定一种更廉价的治疗方案（齐多夫定的短期口服疗程）是否能有效预防第三世界的婴儿感染 HIV。

在进行研究时，ACTG 076 方案成为了美国的治疗标准。

研究人员考虑了在第三世界国家可能进行的两种研究设计。第一种是将廉价的治疗方案与安慰剂进行比较。第二种是将廉价的治疗方案和昂贵的治疗方案（ACTG 076）进行比较。第一种设计要回答的问题是：廉价治疗比什么都不做（安慰剂）更好吗？第二种设计要回答的问题是：廉价的治疗方案和昂贵的治疗方案一样有效吗？

研究人员决定在泰国开展齐多夫定短期疗程的安慰剂对照试验。这些试验符合伦理要求吗（辩论角专栏 16.2）？1997 年《新英格兰医学杂志》发表社论后，此案例引发了激烈的争论。参见 Lurie and Wolfe（1997）。

◆◆◆ 辩论角 专栏 16.2 如果有得到验证的治疗方法，在发展中国家进行安慰剂对照试验是否不道德？

● 赞成

1. 在发起国（美国）进行齐多夫定试验是不道德的，因为这已成为标准治疗方法。研究伦理审查委员会不会允许进行这样的试验。第三世界国家的研究标准低于发起国的标准是不道德的：这是双重标准。

2. 如果我们允许这种双重标准，这是对第三世界人民的一种剥削——将他们当作"研究素材"。

3.《赫尔辛基宣言》指出，新的干预措施应与"经过验证的最佳干预措施"进行对照试验。只有在"令人信服且科学合理的方法论理由"证明干预措施有效的情况下，才能使用安慰剂。

4. 与接受昂贵疗法的对照组相比，这种安慰剂对照设计没有科学依据。研究可以使用标准疗法作为对比。

● 反对

1. 如果没有这次试验，第三世界国家无人有机会可以在试验中接受治疗。因此，没有人因进行试验而受到比不进行试验更糟糕的待遇（与在发起国进行试验的情况相反）。没有人因这次试验而受到伤害。

2. 虽然用昂贵的治疗方案作为对照会更好，但这会花费发起国（或制药公司或任何人）更多的费用。支持发展中国家的医疗保健对发达国家来说是件好事；然而，我们认为这不是制药公司（或研究机构）的责任。如果我们认为发起国或制药公司不应该被迫在任何试验之外提供昂贵的治疗，那么为什么他们要被迫在试验内提供这种治疗呢？

3. 剥削论点是错误的。那些在试验中接受（廉价）治疗的人比不参加试验的患者的情况要好。尽可能多地进行此类试验符合第三世界国家的整体利益。参加试验的人，有的人得到了好处，有的人（病情）既没有改善，也没有恶化。没有人受到剥削。

4. 安慰剂对照试验可以更快地回答这个问题——因为治疗效果（与安慰剂相比）可能更好，所需的样本量会更少。研究机构能够进行更多研究并更快地找出答案（转化为更好的治疗措施）。

5. 安慰剂对照试验能回答与发展中国家最相关的问题。假设短疗程齐多夫定方案的效果不如（更昂贵的）标准疗程的齐多夫定方案。这对发展中国家的民众没有帮助。因为他们需要知道的是短期疗程与不治疗相比是否有效，以及是否具有成本效益。

◆ ◆ ◆ ·· ◆ ◆

1998 年初，美国疾病控制与预防中心（CDC）在泰国发起的齐多夫定试验报告称，安慰剂对照试验表明在围产期 HIV 传播减少了 51%（Shaffer et al., 1999）。CDC 和泰国政府宣布，正在进行的研究中将不再使用安慰剂。

基因治疗研究合乎伦理吗？

◆ · **案例 16.5**

2018 年 11 月 27 日，中国深圳一名研究人员贺建奎对两个健康胚胎进行了基因编辑，产下当月出生的女婴露露和娜娜。婴儿的父亲是艾滋病患者，而她们的母亲是健康的。父母已经明确同意这项研究。这对双胞胎的一个基因经过修改使她们出生后即能天然抵抗艾滋病。试验表明，在这对双胞胎中的一个婴儿身上，两个目标基因的拷贝都发生了改变，另一个婴儿只有一个目标基因拷贝出现改变（仍然容易感染艾滋病病毒）（Marchione，2018）。

这项研究符合伦理吗？

我们将在第十八章更详细地讨论基因编辑的伦理问题。然而，上述案例中的主要伦理争议是与研究伦理相关的问题，而不是与特定遗传学或基因编辑相关的问题（Savulescu，2018；Schaefer，2018）。

科学界对贺建奎最大的批评与这项研究的风险有关。我们在前文进行了相关的讨论，即需要尽量减少参与者的风险（特别是对于那些无法做出同意表示的人，例如胚胎），并与（研究本身的）收益成正比。露露和娜娜面临着脱靶突变和患癌的巨大风险。（基因编辑技术存在对基因组其他区域造成损害的潜在风险。）

如果使用患有致命疾病的胚胎，预期的危害可能会更小。任何出生的孩子都将获得重大好处：挽救他们的生命。泰－萨克斯病（Tay-Sach's disease）是致命性疾病，新生儿患者的生命极少超过五年。另一个可以考虑进行基因编辑的候选病种可能是 Leigh 氏综合征。事实上，可能还存在更严重、更致命的单基因疾病，成为更好的候选病种（Savulescu，2018）。露露和娜娜的收益与风险并不成正比。她们没有获得直接利益：艾滋病可以通过多种方式预防，包括在性行为中采取保护措施。

在撰写本书时，研究的完整细节尚不清楚，还有包括研究的伦理监督、同意过程以及是否可能存在过度诱导参与的相关问题（Schaefer，2018）。

复习思考题

1. 何时对缺乏同意能力的患者进行研究符合伦理？

2. CTIMP 是什么？与英国其他形式的研究相比，此类研究的监管有何不同？

3. 在英国，儿童或青少年能否同意参与研究？

4. 缺乏平衡是什么意思？如果患者缺乏平衡，医生让患者参加研究是否符合伦理？

5. 对有行为能力的成年人进行研究是否应该设置一个"风险阈值"？请说明理由。

◆·**扩展案例16.6**

在南非开展的一项随机研究表明，外用凝胶［替诺福韦（tenofovir）］可将性活跃女性感染艾滋病病毒的风险降低50%。研究人员随后为参与试验的人安排了进一步的干预（作为试验后回访计划的一部分）。他们提供了替诺福韦，旨在收集更多数据。这项干预措施对妊娠的安全性尚不明确，并且参与者必须同意在研究期间使用屏障避孕措施并定期进行尿液妊娠试验。

在试验过程中，研究人员发现其中一名参与者已经怀孕几个月了。她希望继续服用研究药物，因为她认为自己面临感染艾滋病病毒的风险（她有一个虐待她的伴侣），并且无法通过其他方式获得药物。她替换了尿液样本，所以护士没有发现她怀孕了。

研究人员是否有道德义务在研究结束时向参与者提供已被证明有效的研究药物（试验后使用）？（如果有的话，他们能否对获取药物施加限制或时间限制？）

将孕妇排除在研究之外公平吗？

提供药物治疗是否属于"不当引诱"（undue inducement）？

［本案例基于Mngadi et al.（2017）］

◆◆ 参考文献 ◆◆

Angell, M., 1988, "Ethical Imperialism?", *The New England Journal of Medicine*, Vol.319, No.16, pp.1081-1083.

Binik, A., 2014, "On the Minimal Risk Threshold in Research with Children", *The American Journal of Bioethics*, Vol.14, No.9, pp.3-12.

Chalmers, I. and Lindley, R. I., 2001, "Double Standards on Informed Consent to Treatment", in *Informed Consent in Medical Research*, edited by L. Doyal and J. S. Tobias, London: BMJ Books, pp.266-276.

European Medicines Agency, 2017, "Guideline for Good Clinical Practice E6(R2)", EMA, http://www.ema.europa.eu/docs/en_GB/document_library/Scientific_guideline/2009/09/WC500002874.pdf.

Eyal, N., 2017, "The Benefit/Risk Ratio Challenge in Clinical Research, and the Case of HIV Cure: an introduction", *Journal of Medical Ethics*, Vol.43, No.2, pp.65-66.

Glasziou, P. and Chalmers, I., 2015, "How Systematic Reviews Can Reduce Waste in Research", BMJ.com, http://blogs.bmj.com/bmj/2015/10/29/how-systematic-reviews-can-reduce-waste-in-research/.

Health Research Authority, 2012, "Governance Arrangements for Research Ethics Committees", HRA, https://www.hra.nhs.uk/planning-and-improving-research/policies-standards-legislation/governance-arrangement-research-ethics-committees/.

Health Research Authority, 2014, "Payments and Incentives in Research", HRA, https://www.hra.nhs.uk/documents/274/hra-guidance-payments-incentives-research.pdf.

Health Research Authority, 2018, "UK Policy Framework for Health and Social Care Research", HRA, https://www.hra.nhs.uk/planning-and-improving-research/policies-standards-legislation/uk-policy-framework-health-social-care-research/.

Jones, E. and Liddell, K., 2009, "Should Healthy Volunteers in Clinical Trials be Paid According to Risk? Yes", *BMJ*, Vol.339, pp.4142.

Kirkby, H. M., Calvert, M., Draper, H., Keeley, T. and Wilson, S., 2012, "What Potential Research Participants Want to Know about Research: A Systematic Review", *BMJ*, Vol.2, No.3, p.509.

Lurie, P. and Wolfe, S. M., 1997, "Unethical Trials of Interventions to Reduce Perinatal Transmission of the Human Immunodeficiency Virus in Developing Countries", *The New England Journal of Medicine*, Vol.337, No.12, pp.853-856.

Marchione, M., 2018, "Chinese Researcher Claims First Gene-edited Babies", Associated Press, 26 November 2018, https://www.apnews.com/4997b b7aa36c45449b488e19ac83e86d.

Medical Research Council, 2018, "Policies and Guidance for Researchers", https://www.mrc.ac.uk/research/policies-and-guidance-for-researchers/.

Mngadi, K. T., Singh, J. A., Mansoor, L. E. and Wassenaar, D. R., 2017, "Undue Inducement: A Case Study in CAPRISA 008", *Journal of Medical Ethics*, Vol.43, No.12, pp.824-828.

Modi, N., Vohra, J., Preston, J., Elliott, C., Van't Hoff, W., Coad, J., Gibson, F., Partridge, L., Brierley, J., Larcher, V., Greenough, A. and Paediatrics Working Party of the Royal College of, and Health Child., 2014, "Guidance on Clinical Research Involving Infants, Children and Young People: An Update for Researchers and Research Ethics Committees", *Archives of Disease in Childhood*, Vol.99, No.10, pp.887-891.

Perkins, G. D., Quinn, T., Deakin, C. D., Nolan, J. P., Lall, R., Slowther, A. M., Cooke, M., Lamb, S. E., Petrou, S., Achana, F., Finn, J., Jacobs, I. G., Carson, A., Smyth, M., Han, K., Byers, S., Rees, N., Whitfield, R., Moore, F., Fothergill, R., Stallard, N., Long, J., Hennings, S., Horton, J., Kaye, C. and Gates, S., 2016, "Pre-hospital Assessment of the Role of Adrenaline: Measuring the Effectiveness of Drug Administration in Cardiac Arrest (PARAMEDIC-2): Trial Protocol", *Resuscitation*, Vol.108, pp.75-81.

Royal College of Paediatrics and Child Health: Ethics Advisory Committee, 2000, "Guidelines for the Ethical Conduct of Medical Research Involving Children", *Archives of Disease in Childhood*, Vol.82, pp.177-182.

Royal College of Physicians, 2007, *Guidelines on the Practice of Ethics Committees in Medical Research with Human Participants*, London: RCP.

Savulescu, J., 2001, "Harm, Ethics Committees and the Gene Therapy Death", *Journal of Medical Ethics*, Vol.27, No.3, pp.148-150.

Savulescu, J., 2018, "The Fundamental Ethical Flaw in Jiankui He's Alleged Gene Editing Experiment", Practical Ethics Blog, http://blog.practicalethics. ox.ac.uk/2018/11/the-fundamental-ethical-flaw-in-jiankui-hes-alleged-gene-editing-experiment/.

Savulescu, J., Chalmers, I. and Blunt, J., 1996, "Are Research Ethics Committees Behaving Unethically? Some Suggestions for Improving Performance and Accountability", *BMJ*, Vol.313, No.7069, pp.1390-1393.

Savulescu, J. and Hope, T., 2010, "Ethics of Research", In *The Routledge Companion to Ethics*, Edited by J. Skorupski, Abingdon: Routledge, pp.781-795.

Savulescu, J. and Spriggs, M., 2002, "The Hexamethonium Asthma Study and the Death of a Normal Volunteer in Research", *Journal of Medical Ethics*, Vol.28, No.1, pp.3-4.

Schaefer, G. O., 2018, "Rogue Science Strikes Again: The Case of the First Gene-edited Babies", *The Conversation*, 27 September 2018, https://theconversation.com/rogue-science-strikes-again-the-case-of-the-first-gene-edited-babies-107684.

Shaffer, N., Chuachoowong, R., Mock, P. A., Bhadrakom, C., Siriwasin, W., Young, N. L., Chotpitayasunondh, T., Chearskul, S., Roongpisuthipong, A., Chinayon, P., Karon, J., Mastro, T. D. and Simonds, R. J., 1999, "Short-course Zidovudine for Perinatal HIV-1 Transmission in Bangkok, Thailand: A Randomised Controlled Trial. Bangkok Collaborative Perinatal HIV Transmission Study Group", *Lancet*, Vol.353, No.9155, pp.773-780.

Shepherd, V., 2016, "Research Involving Adults Lacking Capacity to Consent: The Impact of Research Regulation on 'Evidence Biased' Medicine", *BMC Medical Ethics*, Vol.17, No.1, pp.55.

Wilkinson, D., 2014, "Please Randomise Me, But Don't Tell My Family That You Did", Practical Ethics Blog, http://blog.practicalethics.ox.ac. uk/2014/08/please-randomize-me-but-dont-tell-my-family-that-you-did/.

Wilkinson, D. and Savulescu, J., 2018, *Ethics, Conflict and Medical Treatment for Children: From Disagreement to Dissensus*, Elsevier.

World Medical Association, 2013, "Declaration of Helsinki: Ethical Principles for Medical Research Involving Human Subjects", https://www.wma.net/policies-post/wma-declaration-of-helsinki-ethical-principles-for-medical-research-involving-human-subjects/.

◆
◆ **第三部分**
◆ **扩 展**

第十七章
神经伦理学

神经伦理学是伦理学中一个相对较新的专业领域，它研究神经科学（包括更广泛的认知科学）进步的伦理影响。精神病学伦理也属于这个范畴。神经伦理学还涉及道德决策的神经科学（以及更广泛的认知科学）研究。这里的道德决策包含审慎决策，其涉及到风险和健康决策。我们将在本章概述神经伦理学领域近期的一些有趣话题。

成瘾与自由意志

◆ **案例 17.1**

琼斯是一位全科医生。他一直在研究最具成本效益的成瘾治疗方法。他发现付钱让吸毒者戒毒是一种有效的干预措施。他使用 NHS 资金鼓励成瘾者禁欲并进行定期检测。取得成功后，琼斯医生计划把这种方法用在减肥上，解决肥胖问题。

应该通过得到报酬的方式让成瘾者和肥胖患者选择更健康的生活方式吗？

本案例基于 Heyman (2009)。

案例 17.1 与我们在案例 10.5 中提出的一些问题有相似之处（肥胖患者和吸烟者是否必须改变生活方式才有资格接受择期手术）。在一定程度上，答案取决于功利主义的考虑：干预（向患者付费）是总体上有效的，还是最具成本效益的？然而，答案也部分取决于我们是否认为成瘾者、肥胖患者和其他采取不健康生活方式的人有行为自由，以及他们是否对自己的选择负有责任。

一方面，如果我们认为成瘾者可以自由地决定吸烟／吸毒，那么花钱让他们戒烟／戒毒似乎是不合理的，而要求他们在接受某些类型的治疗之前戒烟／戒毒就是公平的；另一方面，如果成瘾者（或肥胖患者）缺乏自由意志，那么也许他们不必为自己的状况负责。也许花钱让他们改变行为在道德上是可以接受的？

成瘾是什么？神经科学能如何帮助我们回答这个问题？目前存在

两种占主导地位的观念，各自对意志自由都有不同的认识（Foddy and Savulescu，2010）。

意志力观（the willpower view）

最古老的成瘾观点认为，成瘾者其实有戒酒的意愿，但他们的意志力不够强大，无法克服对诱惑的直接渴望。根据这种观点，成瘾者失去了对他们行为的"控制能力"。意志力观的大多数版本都将成瘾描述为成瘾者的一场战斗，在这场战斗中，成瘾者试图通过控制自己的行为来戒除成瘾。

意志力观的拥护者可能认为，花钱让人们提升自己的意志力在道德上是有问题的。迈克尔·桑德尔（Michael Sandel）认为，我们不应该通过支付报酬的方式来让人们采取健康的生活方式或保护公共物品（Sandel，2012）。

疾病观

与意志力观相反，最流行的观点认为成瘾是长期吸毒导致大脑发生某些生理变化的直接结果。疾病观指出，大脑中存在一些"正常"的激励机制，并且该机制因长期吸毒引起的脑损伤或适应性调整，以某种方式受到改变或扭曲。根据这种理论，成瘾者不再具有理性；他吸毒基本上是非自愿的结果，不承担（行为）责任。

艾伦·莱什纳（Alan Leshner）认为，成瘾者的行为是长期吸毒导致大脑适应的直接结果——他们的行为更像是反射而不是正常的理性行为（Leshner，1997，1999）。反对这种论点的意见认为，计划和想法皆为觅药过程的一部分。吸食海洛因的人需要找到并使用海洛因、针头、勺子、火源和止血带。正如佩林（Perring）指出的那样，受毒品影响最大的是大脑的"奖赏系统"，而不是计划和运动系统，因此说毒品适应实际上控制了毒品寻求的过程是没有意义的（Perring，2002）。事实上，成瘾者对毒品的价格（烟草税在减少消费方面最有效）和积极的奖励是有回应的（Heyman，2009）。

出于这个原因，有时也会出现一种更温和、更站得住脚的疾病观。例如，海曼（Hyman）认为，并不是慢性的大脑变化改变了激励过程，事实是药物直接刺激到了快感神经通路，从而"劫持"了正常的激励过程（Hyman，2005）。

按照疾病观的看法，向成瘾者支付报酬似乎是合理的，因为他们不用对自己的行为承担全部责任。

更广泛背景下的成瘾现象

成瘾行为不仅仅局限于海洛因和可卡因等毒品。正常的愉悦行为，例如吃甜食，也可以产生相同的快感、陶醉、习惯甚至成瘾模式。

当我们吃任何可口的食物时，大脑都会分泌内啡肽。这些内啡肽与大脑中阿片受体的结合，与海洛因与大脑中阿片受体的结合相同。就像海洛因一样，这个过程会在大脑的奖赏中心引起镇痛感和多巴胺的释放。糖使大脑中的阿片受体和多巴胺受体变得敏感，其作用方式与海洛因完全相同。我们的大脑适应糖的方式与适应海洛因的方式大致相同。一个人可以对糖上瘾，它甚至有自己的戒断综合征，这与海洛因戒断相同（Foddy and Savulescu，2010）。

糖和海洛因之间唯一的根本区别，是糖会引发内源性阿片化学物质的释放，而海洛因则直接与中枢神经系统的阿片受体结合，无需中间过程。有一些非药物物质也可以直接激活大脑的奖赏通路。β - 胡萝卜素（存在于胡萝卜中）、牛奶、暴饮暴食、性、赌博、购物和其他行为引起的生理反应和行为变化，与成瘾几乎完全相同（Earp et al.，2017；Foddy and Savulescu，2010）。

部分原因是由于成瘾有着更为广泛的背景，有人为成瘾提供了一种更简单的解释，称为"自由观"（Foddy and Savulescu，2010）。

自由观的基础是：成瘾是习惯的结果，这是学习和奖励系统的性质（和局限性）的结果。学习系统本身非常松散：它与对我们具有长远利益的行为没有紧密联系。它只会要求："不断重复"。根据这种观点，由于奖励系统的局限性，我们很容易养成坏习惯。成瘾是这种情况的结果，从某种意义上说也是"正常"的。

这些不同的、关于成瘾的观点相互重叠，代表的可能是看待同一问题的不同方式。所有观点都同意，成瘾者很难改变他们的行为，除非有重大的社会和个人的奖惩措施。所有这些都在质疑我们的自由程度。如果自由是存在的，我们就没有通常认为的那么自由。人们需要大量的支持才能获得自由并承担起责任。做到完全自主是很难的。

推动、激励和抑制（另见第二十章）基于这样一种观点：人们的选择受社会力量、个人偏见和心理障碍的支配。如果我们没有完全的自由，只要我们的自主能力得到充分保留，我们也可能是健康的（Savulescu，2018）。

意识障碍

检测意识

◆·**案例 17.2**

一名 23 岁的女子吉莉安（Gillian）在过马路时被汽车撞倒，脑部受伤严重。受伤五个月后，她仍然没有任何反应。尽管有清醒和昏睡现象，但她没有表现出任何有目的的动作或对刺激的反应。吉莉安符合持续性植物人状态的临床标准。

一位神经科学家对评估严重脑部疾病患者的意识很感兴趣，他使用功能磁共振成像（fMRI）来检测吉莉安接受刺激后的脑部皮层信号变化。他采用了一种可以识别不同大脑活动的实验流程（protocol）。当普通患者按照要求，想象在自己的房子周围走动时，大脑的一个区域会在 fMRI 上处于活动状态；而当要求他们想象打网球时，大脑的另一个区域则会亮起。

神经科学家让吉莉安想象自己在打网球，然后想象在房子里走来走去。大脑激活的模式与正常的参与者相同。

如何评估严重脑损伤患者的意识？

本案例基于 Owen et al.（2006）和 Highfi eld（2014）。

随着现代医疗干预措施的日益复杂，越来越多的患者在遭受过去常常致命的伤害后，能够在意识严重丧失的状态下（持续）生存。这类情形被称为意识障碍。其中包括昏迷、植物人状态（Vegetative State，VS）和最低意识状态（Minimally Conscious State，MCS）。尽管患者的意识得以保留，但与临床相关的一种状态被称为闭锁综合征（Locked-in Syndrome，

LIS）（例如某些脑干中风的患者就可能会发生这种情况）。

吉莉安的案例引发了我们的思考：一些看似处于植物人状态的患者实际上可能处于闭锁综合征的状态。对于患有严重脑部疾病的患者的家属来说，他们有一种强烈的感觉，即他们所爱的人比他们想象的要清醒得多，这并非前所未闻。医生有时将此类情形归于一厢情愿。但吉莉安的案例表明，也许这些家属的看法是对的。

当吉莉安的案例首次被报道时，围绕着对意识障碍患者的评估有何意义，引发了激烈的讨论。我们应该如何评估患者的意识？脑部扫描的结果真的代表患者有意识吗？一些人认为，吉莉安的反应可能更像是一种反射，一种残留的大脑反应模式，但实际上并不能证明她是有意识的。

在进一步的研究中，科学家对 54 名处于植物人状态或最低意识状态的患者进行了测试。有 5 名患者（占比约 10%）似乎能够服从指令，并在功能性磁共振成像（fMRI）上激活了大脑的不同区域。有一名患者甚至能够使用这项技术正确地回答问题（要求他对想象打网球表示"是"，想象在他的房子里走来走去表示"否"）。此类证据使许多人相信，可能存在一些（也许罕见）患者从外部观察并没有反应，而实际上是有意识的。但如果患者有意识的话，这在伦理上又意味着什么呢？

意识的伦理意义

◆·案例 17.3

43 岁的 M 女士本应去滑雪度假，但她的伴侣发现她昏昏欲睡且神志不清。M 女士被紧急送往医院，随后被诊断为病毒性脑炎。

M 女士被诊断出患有严重的意识障碍，处于持续性植物人状态。她的家人认为，M 女士不希望在这种情况下继续活着。他们寻求法院的许可，撤除维持 M 女士生命的人工营养和水分补充。

然而，在法院进一步调查的过程中，发现 M 女士实际上对基本指令仍有一些断断续续的反应。她被诊断为处于最低意识状态。

最低意识对于生死决定有何伦理意义？

本案例基于 W v. M [2011]。

在第 14 章中，我们讨论了像 M 女士这类案件的法律适用问题。在 M 女士的案件中，法官给出的结论是，尽管有明确证据表明 M 女士不希望在严重残疾的状态下继续活着，但延长生命的治疗应该继续。之后的其他判决更加强调患者先前的意愿，并允许撤除最低意识状态患者的人工营养（第 14 章）。

但 M 女士的案例提出了一个重要的普遍性问题：意识的价值何在？托尼·布兰德（Tony Bland）的案例（见案例 14.3）和类似的美国泰瑞·夏沃（Terri Schiavo）案例当时引起了激烈的争议，尽管这两人都被认为处于意识丧失状态。如果在这两个案例中有任何一方的证据显示托尼或泰瑞仍有意识，那可能会带来更多的不确定性（也可能会导致不同的司法判决出现）。

更高层次的意识显然是有价值的。自我意识、理性意识、道德意识等对于人生中最重要的事情而言至关重要。（因为）它们定义了人和人格。

较低的意识水平在伦理上也有相关性。在 M 女士的案件中，最重要的是对她能够体验快乐而似乎没有痛苦的评估。正如无自我意识的动物，如果积极的精神状态（如快乐、幸福、满足、关心、喜爱等）超过消极的精神状态（痛苦、磨难、遗弃、恐惧、迷失等），就可以过上有价值的生活，患有意识障碍的人也是如此。当意识存在时，如果积极心理状态超过了消极心理状态，那么生命就会有价值。这与曾有行为能力的人，对自己是否应该继续存活于那种状态的自主愿望是分开的（预先指示或生前遗嘱，见第 7 章）。

然而，意识的存在也可能意味着继续活下去对患者来说是一种伤害。探究意识水平较低的人的经历存在一个普遍的问题：他们无法如实地反馈自己的生活质量。虽然人们认为真正处于植物人状态的患者感觉不到疼痛，但有神经影像学证据表明，处于最低意识状态的患者仍会感到疼痛（Boly et al.，2008）。

神经影像可能表明，看似处于植物人状态中的患者实际上是完全清醒的，只不过是被"闭锁"（locked-in）了。有些人可能认为，在这种情况下，我们在道德上需要尽最大的努力去保护患者的生命。因为他们是有意识的，所以（我们）有延长生命的道德义务。然而，其他人可能会问，这样活着是不是比死了更糟糕（Kahane and Savulescu，2009）。来自闭锁综合征患者的证据表明，有些患者表达了不想继续活下去的愿望（Bruno et al.，

2011），有些人要求安乐死（Kompanje, de Beaufort, and Bakker, 2007）。此外，无论条件多么不利，人类适应环境的能力已经在其他情况下得到了充分的彰显。事实上，在一项针对闭锁综合征患者的调查中，自我评估的心理健康感知并不比年龄相匹配的正常参与者低（Laureys et al., 2005）。然而，针对能够沟通的患者的调查，可能与那些受到更严重影响、完全处于闭锁综合征且呈现出植物人状态的患者群体不相关。许多人也可能长期处于这种状态。他们的处境可以与监狱中最恶劣的单独监禁形式相提并论。

在延长意识障碍患者生命的治疗中，对分配正义的考量也是非常必要的。即使患者值得活下去，其生活质量也会降低，这引发了一些问题：这种治疗是否只是出于功利、成本效益或其他正义理由的考量（第十章）。

神经还原论和生物－心理－社会精神病学

◆·**案例 17.4**

简（Jane）是一名 30 多岁的女性，处于一段充满爱意和相互支持的长期关系中。她有两个年幼的孩子。简向她的全科医生吐露，自从她的第二个孩子出生后，她就出现了性欲减退现象。

简的医生诊断她患有性欲减退障碍（Hypoative Sexual Desire Disorder, HSDD），并向她介绍了一项他在广告中看到的研究。该研究涉及在观看一系列电视节目（普通电视或色情视频）时进行功能性神经影像学检查。研究人员说，没有被诊断为 HSDD 的女性在观看色情视频时岛叶皮质的活动会增加，而被诊断为 HSDD 的女性则没有。研究人员声称，这样的证据表明 HSDD 是一种神经生物学障碍，而非社会原因所导致。

我们应该将大脑活动的变化解释为病理学证据吗？

本案例基于 Savulescu and Earp 案 (2014)。

神经影像可以提供对人类大脑功能和功能障碍的深入了解。然而，有时神经科学证据会被曲解或过度解读。

案例 17.4 说明了我们所谓的"神经还原论"：为复杂的生物心理社会

现象寻求粗略的神经生物学解释的做法，以及高估神经生物学贡献的倾向（Roache and Savulescu，2017）。因为患有 HSDD 的女性对世界的体验不同，或者行为不同，所以她们的大脑活动与正常人相比肯定存在差异。没有任何证据表明这是病态的。这是唯物主义（或物理主义）关于大脑和心灵本质讨论的必然结果：心理活动的任何差异都必须以大脑活动的差异为基础。

与之形成鲜明对比的理论——二元论［以哲学家勒内·笛卡尔（Rene Descartes）为代表］——认为心智和大脑是相互独立、互不关联的实体。二元论受到了广泛的质疑，但学者（和医生）有时仍会被这样的想法所吸引，认为大脑扫描上的变化可以证明大脑有问题。在声称这项研究提供了HSDD 是一个"真正的身体问题"的证据时，研究人员将相关性和因果关系混为一谈了。

虽然我们在前文给出了 HSDD 的例子，但还有许多神经科学证据被用来推断病理的例子——包括一系列不同的性行为，还有成瘾、精神病、丧亲和政治倾向等问题。重要的一点是，大脑活动的差异并没有告诉我们究竟是什么导致如此，也没有告诉我们这些差异是病态的还是（某种）不良状态。

导致大脑活动或思维紊乱的原因有四种：

1. 生物的；

2. 心理的；

3. 社会的；

4. 自然状况。

生物 - 心理 - 社会精神病学理论试图强调前三个因素在因果关系和干预中的重要性。大脑是所有神经和精神疾病最终的共通路径。然而，病理性大脑活动的原因可以是这四种原因中的任何一种，也可以是它们之间的组合。

真实性和脑深部电刺激

◆ **案例 17.5**

　　62 岁的男性 DM 患有严重的帕金森病，致使其卧床不起，身体严重残疾，日常生活依赖他人并且情绪低落。药物治疗未能缓解他的症状。DM 同意进行脑深部电刺激（Deep Brain Stimubtion，DBS），这是一种将电极植入患者大脑特定区域，通过释放一定频率的脉冲电信号，对异常的大脑放电进行调控的非毁损性神经外科手术。

当刺激器打开时，DM 的帕金森症状显著减轻。然而，他的性格也发生了重大变化，变得狂躁不安，并欠下巨额债务，还惹上了警察。

是否应该关闭（他的）深部脑刺激器？

本案例基于 Kraemer（2013）。

脑深部电刺激（参见图 17.1）获得英国国家卫生与临床优化研究所（National Institute for Health and Clinical Excellence，NICE）的支持已超过 15 年。它越来越多地被认为是一种针对广泛的神经和精神疾病的实验性疗法，包括（除其他外）慢性疼痛、抑郁症、癫痫和神经性厌食症。在这些情况下，实验性使用 DBS 的初步证据表明，该疗法可能对难治性患者非常有益。此外，DBS 比现有的治疗方法更具优势，因为它是可逆的，并且可以根据个体患者的需要调整刺激水平，并根据患者的要求停止刺激。

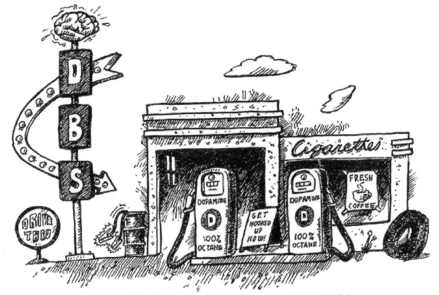

图 17.1 脑深部电刺激（© Marty Bee，经许可转载）

然而，DBS 的这些应用也引发了许多需要解决的新的伦理问题。案例

17.5 提出了直接刺激大脑可能改变一个人欲望本质的问题；这是否是自主性的障碍？如何在刺激期间评估患者的幸福感和生活质量？如果患者明显希望继续进行 DBS，但治疗似乎改变了患者的动机或造成其他严重伤害，该怎么办？这需要围绕真实性、自主性和幸福感的本质进行新的伦理思考；以及直接影响大脑的技术如何削弱或增强能动性（Maslen et al.，2018；Pugh，Maslen，and Savulescu，2017；Pugh et al.，2019）。

［在 DM 的真实案例中，患者（在刺激器关闭后，他被判定具有行为能力）决定，即使需要住进精神病院，他也希望 DBS 继续开启。］

使用 DBS 治疗神经性厌食症的真实性也受到质疑。就像帕金森症一样，在这种情况下，治疗后患者的行为可能会发生显著变化。新出现的行为是真实的吗？

真实就是按照"真实的自我"生活。真实性理论的关键问题，是我们应该如何识别那些"真实"的特征和那些次要的特征。人们倾向于认为自己的积极和道德特征是真实的（Strohminger，Knobe，and Newman，2017）。

根据本质主义（*essentialist*）的真实概念，真实地生活是按照这种深刻本质去生活：通往真实性的道路，是一条自我发现（*self-discovery*）这种（通常是积极的）本质的道路。另一种观点是存在主义（*existentialist*）的概念：真实地生活就是经过反思，选择自己想成为的人。固定的本质（*fixed essence*）并不存在，只有我们理性地选择成为什么样的人；这也称为**自我创造**（*self-creation*）。本质主义认为，我们的性格可能有某些元素或多或少是固定的，而存在主义认为，我们能够选择在自我发展时突出哪些元素、淡化哪些元素（Erler and Hope，2014；Pugh, Maslen, and Savulescu，2017）。

这些不同的解释对精神药理学和情绪特征的改变具有重要意义（例如通过 DBS 治疗厌食症）。批评选择性血清素再吸收抑制剂（Selective Serotonin Reuptake Inhibitors，SSRIs）等抗抑郁药的人认为，这些（药物）削弱了本质主义概念所理解的真实性（Elliott，2004），另一些人却认为使用 SSRIs 治疗的患者发现了他们的"真实自我"（Kramer，1997）。根据自我创造或存在主义的观点，人们可以根据价值观自由地重塑自我。

根据本质主义和存在主义的真实性范式，一个人自身性格、欲望、感受或行为的改变必须是他能够理解的。用于直接引起心理变化的干预措施，例如精神活性药物或 DBS，在某些情况下可能会导致疏离感，因为它们会使患者出现根据自身价值观和信仰无法理解的变化。如果百忧解（Prozac）只能增强抑郁症患者的积极情绪，而无法与患者性格系统中可能对其病情发挥作用的其他因素（如冷漠和无价值感）相互作用，那么服用百忧解的抑郁症患者可能会对自己高涨的情绪感到疏离。这与间接干预形成对比，间接干预是要通过与患者的理性交流（例如，在谈话疗法中）来引发患者情绪的变化。通过这种干预措施带来的变化可能更容易被患者理解，因为这些变化是由患者自己决定对其思维方式做出改变所带来的（Pugh,Maslen, and Savulescu，2017）。

真实性与自主性有很多共同点。自主权已成为现代医学伦理学的核心价值观。今天，人们重视真实性，因为它在"赋予生活意义"方面发挥着重要作用。这种对真实性价值的理解与穆勒的著名论述相吻合：

如果一个人拥有一定程度的常识和经验，他自己规划的生存方式总是最好的，不是因为这个方式本身最好，而是因为这是他自己选择的方式。（Mill，2011）

道德生物增强

神经伦理学是神经科学与伦理学的交叉学科，其核心要素之一是道德决策。这门学科尝试理解人们为什么会做出规范性（包括健康）决策，以及哪些因素影响了这些决策。这始于乔舒亚·格林（Joshua Greene）的开创性研究，他研究了功利主义与（基于规则的）义务论决策在有关电车难题的不同神经生物学机制（Edmonds，2015；Greene，2015），这些机制现在引起了人们对无人驾驶汽车相关场景的想象。（Awad et al.，2018）。

在牛津，我们探索了道德心理学对疫苗接种行为和流行病期间（对人们）的影响。例如，我们已经证明，与不良结果发生概率的不确定性相比，对人们影响的不确定性对改变危险行为（包括传播感染）的影响更大（Kappes et al.，2018）。我们开发了一个衡量人们功利程度的量表。我们也对道德行为的生物学原因和影响感兴趣。西尔维亚·特贝克（Sylvia

Terbeck）的研究表明普萘洛尔（propranolol）可以减少人们潜意识中的种族偏见（Terbeck et al., 2012），此外，我们还概述了医学中常用药物对道德决策的副作用（Levy et al., 2014）。

自 2008 年以来，道德生物增强领域已成为伦理辩论的话题（Douglas, 2008；Persson and Savulescu, 2008）。其中涉及使用生物干预（药物、经颅电刺激、脑机接口等）来改善人的道德决策。辩论角专栏 17.1 总结了一些赞成和反对道德生物增强的论点。

◆◆·· 辩论角 专栏 17.1 我们应该追求道德生物增强吗？（Persson and Savulescu, 2012；Specker et al., 2014）

● 赞成

1. 人类社会面临一系列的生存威胁——地球上的人类可能面临灭绝。例如，恐怖分子使用脏弹或发展生化武器，以及日益严重的污染、气候变化和资源枯竭的危险。虽然教育、制度和良好的治安很重要，但我们可能需要更激进地思考这个问题。

2. 我们在改变非人类动物的各种道德特征方面取得了巨大的成功。一万多年以来，我们通过选择性繁殖将狼变成了狗，并将这些狗变成了具有各种行为和身体特征的品种。原则上，没有理由不能使用基因编辑对人类进行基因改造，或者以其他方式改造人类的大脑，使人类更善良、更快乐、更尽责、更无私和更公正（Savulescu, 2016）。我们已经在道德上进行了改造。当涉及负面影响时，这样做是得到了广泛认可的。例如，我们都知道酒精会导致人们表现出攻击性或其他破坏性的行为，而这些行为在清醒状态下是不被容许的。还有证据表明，我们可以在更积极的方向上进行道德改造。例如，百忧解之类的 SSRIs 已被证明可以使健康的参与者更加具有合作精神并且不那么挑剔。

3. 虽然可能存在道德分歧，但在许多方面存在共识，例如，利他主义的增加和不合理偏见的减少。

4. 个人自主权可能已经受到我们自身生物（特征）的影响（例如，我们对与自己相似的人的偏好）。

●反对

1.道德生物增强是一个白日梦：即使这样做是可以接受的，但实现的可能性很小，因此不值得追求。人类的心理和生理极其复杂。试图通过简单的干预来改善道德行为的想法是不现实的。

2.我们需要人性的消极方面。我们需要能战斗的人。我们需要能够抹去更广阔世界的苦难：如果将道德生物增强应用到我们最亲近和最爱的人身上，我们也会无法承受。

3.许多领域的伦理争论是很难解决的。就道德生物增强的容许范围而言，不可能达成共识。

4.道德生物增强可能会减少或威胁个人的自由——有可能危及个人的自主权。

5.这种干预措施存在被滥用的危险。

◆◆◆●●◆◆

具体来说，道德生物增强的例子包括以下内容（Earp, Douglas, and Savulescu, 2018）：

（1）神经激素的外源性使用，如催产素（结合适当的心理治疗或社会矫正），可以潜在地增加亲社会态度，如信任、同情和慷慨；（2）改变血清素或睾酮水平，以减轻不当攻击行为，同时可以通过增强伤害厌恶来促进亲社会行为，如公平感、合作意愿等；（3）应用新开发的大脑调制技术（如非侵入性经颅电刺激或磁刺激），甚至通过植入电极进行 DBS，以减少精神病患者的暴力行为。

更具生态效度的结果还涉及：给患有注意力缺陷多动障碍（ADHD）的暴力犯罪者或患有行为障碍的儿童使用哌甲酯或锂，可以减少他们的攻击性行为倾向，以及给已定罪的性犯罪者施用抗性欲药物以降低他们的性欲（见扩展案例 17.6）。

复习思考题

1.成瘾是一种疾病吗？如果成瘾者没有自由意志，他们是否有行为能力同意治疗（例如美沙酮处方）？

2. 功能性神经影像学证据表明，海洛因成瘾者对刺激有不同的大脑激活模式。这对成瘾的原因意味着什么？

3. 最近，在实验室中对"类器官"（3D 神经细胞培养）进行的研究表明，一些电活动类似于极度早产儿的模式。类器官中的意识有何种道德意义？（参见 Koplin and Savulescu，2018）

4. 患有长期厌食症的患者同意进行脑深部电刺激。经治疗后她的症状明显改善。她对治疗结果感到满意。然而，她后来有一段时间关闭了DBS，她的厌食症状又回来了。但她不再希望打开 DBS。哪些意愿是真实的？应该尊重哪个意愿？

◆ · **扩展案例 17.6**

在世界某些地区和国家，有时会使用醋酸环丙孕酮（cyproterone acetate）对恋童癖罪犯进行化学阉割。这种做法有时是强制性的，有时可以作为减刑的条件。有时也会在不更改监禁刑罚的情况下实施。在一些司法管辖区（例如捷克）采用的是手术阉割。

化学阉割就是一种原始的道德生物增强形式。它不仅以改变不道德的行为为目的，而且会降低罪恶行为的动机。但这种方式引发了许多伦理问题。

医学伦理最基本的原则是，医生应该提供符合患者最佳利益的治疗。是否符合恋童癖者的整体利益，将取决于性欲在美好生活中的性质和中心地位；药物的副作用；社会一致性在美好生活中的作用；药物对在工作、更广泛的社会生活和社会中的功能的影响等。

第二个问题围绕着自主权展开。化学阉割会提升恋童癖者的自主权吗？当提供化学阉割以换取减刑时，一些人认为这是强制性的并且侵害了自主权（McMillan，2013）。

正义需要权衡人们的利益。即使化学阉割伤害了恋童癖者并侵害了他们的自主权，但这样做是出于对无辜儿童的保护，根据正义原则，这种行为就可能是正当的。这就提出了精神病学中常用的风险分析和预测的公正性问题（Douglas et al.，2017）。

医生应该对恋童癖罪犯进行化学阉割吗？

·◆ 参考文献 ◆·

Awad, E., Dsouza, S., Kim, R., Schulz, J., Henrich, J., Shariff, A., Bonnefon, J. F. and Rahwan, I., 2018, "The Moral Machine Experiment", *Nature*, Vol.563, pp.59-64.

Boly, M., Faymonville, M. E., Schnakers, C., Peigneux, P., Lambermont, B., Phillips, C., Lancellotti, P., Luxen, A., Lamy, M., Moonen, G., Maquet, P. and Laureys, S., 2008, "Perception of Pain in the Minimally Conscious State with PET Activation: An Observational Study", *The Lancet Neurology*, Vol.7, No.11, pp.1013-1020.

Bruno, M. A., Bernheim, J. L., Ledoux, D., Pellas, F., Demertzi, A. and Laureys, S., 2011, "A Survey on Self-assessed Well-being in a Cohort of Chronic Locked-in Syndrome Patients: Happy Majority, Miserable Minority", *BMJ*, Vol.1, No.l.

Charland, L. C., 2002, "Cynthia's Dilemma: Consenting to Heroin Prescription", *The American Journal of Bioethics*, Vol.2, No.2, pp.37-47.

Davies, W., Savulescu, J. and Roache, R. Forthcoming, *Rethinking the Biopsychosocial Model*, Oxford: Oxford University Press.

Douglas, T., Pugh, J., Singh, I., Savulescu, J. and Fazel, S., 2017, "Risk Assessment Tools in Criminal Justice and Forensic Psychiatry: The Need for Better Data", *European Psychiatry*, Vol.42, pp.134-137.

Douglas, T., 2008, "Moral Enhancement", *Journal of Applied Philosophy*, Vol.25, pp.228-245.

Earp, B. D., Douglas, T. and Savulescu, J., 2018, "Moral Neuroenhancement", In *The Routledge Handbook of Neuroethics*, Edited by L. Syd, M. Johnson and K. S. Rommelfanger, New York: Routledge, pp.166-184.

Earp, B. D., Wudarczyk, O. A., Foddy, B. and Savulescu, J., 2017, "Addicted to Love: What is Love Addiction and When Should it be Treated?", *Philosophy,*

Psychiatry, & Psychology: PPP, Vol.24, No.1, pp.77-92.

Edmonds, D., 2015, *Would You Kill the Fat Man? The Trolley Problem and What Your Answer Tells us about Right and Wrong*, Princeton: Princeton University Press.

Elliott, C., 2004, *Better than Well: American Medicine Meets the American Dream*, New York: W.W. Norton & Company.

Erler, A. and Hope, T., 2014, "Mental Disorder and the Concept of Authenticity", *Philosophy, Psychiatry, & Psychology*, Vol.21, No.3, pp.219-232.

Foddy, B. and Savulescu, J., 2010, "A Liberal Account of Addiction", *Philosophy, Psychiatry, & Psychology*, Vol.17, No.1, pp.1-22.

Greene, J., 2015, *Moral Tribes: Emotion, Reason and the gap Getween us and Them*.

Heyman, G. M., 2009, *Addiction: A Disorder of Choice*, Cambridge, Mass.: Harvard University Press.

Highfield, R., 2014, "Reading the Minds of the 'Dead'", *BBC Future*, 22 April 2014.

Hyman, S. E., 2005, "Addiction: A Disease of Learning and Memory", *The American Journal of Psychiatry*, Vol.162, No.8, pp.1414-1422.

Kahane, G. and Savulescu, J., 2009, "Brain Damage and the Moral Significance of Consciousness", *The Journal of Medicine and Philosophy*, Vol.34, No.1, pp.6-26.

Kappes, A., Nussberger, A. M., Faber, N. S., Kahane, G., Savulescu, J. and Crockett, M. J., 2018, "Uncertainty about the Impact of Social Decisions Increases Prosocial Behaviour", *Nature Human Behaviour*, Vol.2, pp.573-580.

Kompanje, E. J., de Beaufort, I. D. and Bakker, J., 2007, "Euthanasia in Intensive Care: A 56-year-old Man with A Pontine Hemorrhage Resulting in a Locked-in Syndrome", *Critical Care Medicine*, Vol.35, No.10, pp.2428-2430.

Koplin, J. and Savulescu, J., 2018, "Fresh Urgency in Mapping out Ethics of Brain Organoid Research", The Conversation, https://theconversation.com/

fresh-urgency-in-mapping-out-ethics-of-brain-organoid-research-107186.

Kraemer, F., 2013, "Authenticity or Autonomy? When Deep Brain Stimulation Causes a Dilemma", *Journal of Medical Ethics*, Vol.39, pp.757-760.

Kramer, P., 1997, *Listening to Prozac: A Psychiatrist Explores Antidepressant Drugs and the Remaking of the Self*, New York: Penguin Books.

Laureys, S., Pellas, F., Van Eeckhout, P., Ghorbel, S., Schnakers, C., Perrin, F., Berré, J., Faymonville, M. E., Pantke, K. H., Damas, F., Lamy, M., Moonen, G. and Goldman, S., 2005, "The Locked-in Syndrome: What is it Like to be Conscious but Paralyzed and Voiceless?", *Progress in Brain Research*, Vol.150, pp.495-511.

Leshner, A. I., 1997, "Addiction is a Brain Disease, and it Matters", *Science* Vol.278, No.5335, pp.45-47.

Leshner, A. I., 1999, "Science-based Views of Drug Addiction and its Treatment", *JAMA: The Journal of the American Medical Association*, Vol.282, No.14, pp.1314-1316.

Levy, N., Douglas, T., Kahane, G., Terbeck, S., Cowen, P. J., Hewstone, M. and Savulescu, J., 2014, "Are You Morally Modified?: the Moral Effects of Widely Used Pharmaceuticals", *Philosophy, Psychiatry, & Psychology*, Vol.21, pp.111-125.

Maslen, H., Cheeran, B., Pugh, J., Pycroft, L., Boccard, S., Prangnell, S., Green, A. L., FitzGerald, J., Savulescu, J. and Aziz, T., 2018, "Unexpected Complications of Novel Deep Brain Stimulation Treatments: Ethical Issues and Clinical Recommendations", *Neuromodulation*, Vol.21, pp.135-143.

McMillan, J., 2014, "The Kindest Cut? Surgical Castration, Sex Offenders and Coercive Offers", *Journal of Medical Ethics*.

Mill, J. S., 2011, *On Liberty*, Luton: Andrews UK Limited.

Owen, A. M., Coleman, M. R., Boly, M., Davis, M. H., Laureys, S. and Pickard, J. D., 2006, "Detecting Awareness in the Vegetative State", *Science*, Vol.313, No.5792, p.1402.

Perring, C., 2002, "Resisting the Temptations of Addiction Rhetoric", *The American Journal of Bioethics*, Vol.2, No.2, pp.51-52.

Persson, I. and Savulescu, J., 2008, "The Perils of Cognitive Enhancement and the Urgent Imperative to Enhance the Moral Character of Humanity", *Journal of Applied Philosophy*, Vol.25, pp.162-177.

Persson, I. and Savulescu, J., 2012, *Unfit for the Future: The Need for Moral Enhancement*, Oxford: Oxford University Press.

Pugh, J., Maslen, H. and Savulescu, J., 2017, "Deep Brain Stimulation, Authenticity and Value", *Cambridge Quarterly of Healthcare Ethics*, Vol.26, pp.640-657.

Pugh, J., Pycroft, L., Maslen, H., Aziz, T. and Savulescu, J., 2019, "Evidence-based Neuroethics, Deep Brain Stimulation and Personality – Deflating, But not Bursting, the Bubble", *Neuroethics*.

Roache, R. and Savulescu, J., 2018, "Psychological Disadvantage and a Welfarist Approach to Psychiatry: An Alternative to the DSM Paradigm", *Philosophy, Psychiatry, & Psychology*, Vol.25, pp.245-259.

Sandel, M., 2012, *What Money Can't Buy: The Moral Limits of Markets*, Farrar, Strauss, and Giroux.

Savulescu, J., 2016, "Why We Should Fine-tune the DNA of Future Generations", *Cosmos Magazine*, 17 August 2016.

Savulescu, J., 2018, "Golden Opportunity, Reasonable Risk and Personal Responsibility for Health", *Journal of Medical Ethics*, Vol.44, No.1, pp.59-61.

Savulescu, J. and Earp, B. D., 2014, "Neuroreductionism about Sex and Love", *Think (London, England)*, Vol.13, No.38, pp.7-12.

Specker, J., Focquaert, F., Raus, K., Sterckx, S. and Schermer, M., 2014, "The Ethical Desirability of Moral Bioenhancement: A Review of Reasons", *BMC Medical Ethics*, Vol.15, No.1, pp.67.

Strohminger, N., Knobe, J. and Newman, G., 2017, "The True Self: A Psychological Concept Distinct from the Self", *Perspectives on Psychological Science*, Vol.12, No.4, pp.551-560.

Terbeck, S., Kahane, G., McTavish, S., Savulescu, J., Cowen, P. J. and Hewstone, M., 2012, "Propranolol Reduces Implicit Negative Racial Bias", *Psychopharmacology*, Vol.222, pp.419-424.

W v. M [2011] EWHC 2443 [Fam].

·第十八章·
遗传伦理学

遗传学和基因组学研究的进步对医学实践产生了巨大的影响，同时也引发了人们对相关伦理问题的担忧。然而，在医学遗传学背景下讨论的伦理问题很少是独立存在的；许多问题与我们在前面章节中讨论过的问题相互重叠。我们会在本章讨论一些与现代医学遗传学相关的、更为独特的伦理问题：遗传信息保密、遗传信息（包括偶然的发现）、生育选择、基因编辑、克隆和线粒体移植等。

遗传信息与保密性

◆ 案例 18.1

R 女士被诊断出患有乳腺癌。她有乳腺癌家族史，基因检测显示她携带常染色体显性癌症基因 BRCA1。R 女士生活在一个大家庭里，其中包括一些可能面临早发性乳腺癌风险的年轻女性。然而，R 女士与家人相处得并不好，也不希望他们了解自己的遗传风险。

R 女士的医生是否应该违反保密规定而去提醒其他家庭成员？

在第九章，我们讨论了保密性和基因检测的问题。ABC v. St George's Healthcare（2017）一案（见案例 9.3）表明，在某些情况下，医生有将遗传信息分享给其他家庭成员的法律义务。

在没有关于遗传信息保密的具体立法或判例法的情况下，法律可以采取多种方法（来解决）。例如，**赫宁**（Herring，2008，pp. 260-3）提出了以下四种选择。

1. **传统保密的角度**。根据这种方法，只有在对他人造成重大伤害的高风险的情况下，违反保密规定才具备正当性。因此，作出决定时要考虑的因素包括：R 女士的亲属患病的风险、疾病的严重程度、治愈的可能性或治疗方法等。

2. **人权的角度**。在基于权利的方法下，核心问题是《人权法案》第 8 条第 2 款提供的例外情况，在多大程度上可以证明违反保密规定具备正当性。鉴于遗传信息可能涉及个人最隐私的部分，其私密性高于其他医疗信息，因此需要非常充分的理由来证明披露此类信息的合理性。

3. **财产的角度**。这种方法反映出一种普遍的观点，即一个人的遗传信息不仅属于自己，也属于亲属（共有）。这意味着R女士的亲属可以声称［根据1998年的《数据保护法案》（Data Protection Act）］有关R女士的信息就是关于他们的信息。

4. **公共卫生的角度**。这种方法聚焦于可以促进整体社会公众健康的应对措施。有人可能会说，推迟对R女士近亲属的检测和治疗会给国家卫生服务体系带来额外负担，而现在告诉他们会更具成本效益。

帕克和卢卡申（Parker and Lucassen，2004）提出了另一种遗传信息模型，即"联名账户模型"（joint account model）。这与从财产的角度论述类似。根据这一模型，"遗传信息，就像银行的联名账户的信息一样，是多人共享的"。因此，患者要求医生不要向家人透露信息的情形，就好像有人要求银行经理不要向其他账户持有者透露有关联名账户的信息。

对于R女士的案例，最好的方法是获得患者的同意，将可能对其亲属很重要的遗传信息告知他们。如果无法说服她分享信息，而英国医学总会认为违反保密规定是合理的，"如果不这样做可能会使患者或其他人面临死亡或严重伤害的风险"，这种情形下可能会支持提醒她的亲属。

◆ **案例 18.2**

约翰（John）和莎拉（Sarah）在其刚出生的孩子被诊断出患有常染色体隐性遗传病后，前往遗传学诊所看病。这种疾病非常严重，会使人虚弱，孩子第一年死亡的概率很高。为了确定孩子未来的风险，这对夫妇进行了基因检测。检测结果表明约翰不是孩子的亲生父亲。

当父母回到门诊继续咨询时，遗传学家是否应该向他们透露自己的发现（约翰和新生儿没有亲子关系）？尽管他们没有寻求有关亲子关系的信息，但这与他们了解未来怀孕中孩子受影响的可能性直接相关（Lucassen and Parker，2001）。

基因检测经常会引发其他医学测试所不常见的保密性问题。案例 18.2 中的遗传学家可能会忍不住向约翰撒一个善意的谎言，并让莎拉知道测试的结果。卢卡申和帕克反对这种做法，因为这样一来，患者了解事实的权利没有得到充分尊重，而且违背了"除非在极不寻常的情况下，医生不应对患者撒谎"的原则（Lucassen and Parker，2001）。

基因检测与信息

基因检测属于医学检查范畴。基因检测有一个不同寻常（虽然不是独一无二）的特点：某些形式的检测（特别是全基因组或全外显子组检测）可能会提供所调查疾病以外的其他健康状况信息，以及关于遥远未来的风险信息。

◆·**案例 18.3**

芭芭拉（Barbara）参加了一项调查多发性硬化症遗传学的基因研究（她的儿子患有这种疾病）。作为研究的一部分，她进行了全基因组测序。

几个月后，研究人员联系了芭芭拉。她的基因组检测发现了一些与她儿子的病情无关的情况。她是 PSEN1 基因显性突变的携带者。这是一种与早发性阿尔茨海默病相关的基因，她有100%的概率患上这种疾病。目前还没有任何治疗或预防方法。芭芭拉得知这一消息后悲痛欲绝。

这个基因检测结果应该公开吗？

本案例基于 Easler and Rivard (2013)。

全基因组分析不仅可以识别现在以及中长期发生主要和次要疾病的风险，它还可以提供有关可预防、可治疗或既不可治疗又不可预防的疾病的信息。相关医疗机构是否应提供此类信息？

传统的（家长式的）方法只是揭示与正在调查的疾病相关的信息，或者仅揭示与未来可治疗或可预防的疾病相关的信息。

偶然发现（Incidental Findings）是与所研究疾病相关的基因组学、放射学或其他测试结果。（译者注：这里的"偶然发现"，并不是令人雀跃的、生物知识或科技上的意外突破，而是在进行研究时发现与初始研究目的无关，但有关检体所属的个别提供者之潜在而重要的健康资讯。）2013

年、随后的2015年和2016年，美国医学遗传学与基因组学学会（Americon College of Medical Genetics and Genomics，ACMG）陆续发布了关于报告偶然发现的指南。截至2018年，他们发现了59个基因的突变，并认为这些突变非常重要，应予以报告。（Kalia et al.，2016）。其中一些症状是无法治疗或预防的。包括各种遗传性疾病、遗传性心血管疾病（包括扩张型心肌病和心律失常）和遗传性癌症（但不包括PSEN1基因）。

不披露偶然发现的原因之一是所谓的"不知情权"。芭芭拉的案例就是一个很好的证明。她可能宁愿不知道自己会患上早发性阿尔茨海默病。基于利益、隐私和自主权，人们可能有权不了解此类信息。然而，此类信息对于职业规划、退休、生育计划（包括产前和胚胎植入前遗传学诊断）以及（人生的）其他方面也可能很重要（Shkedi-Rafid et al.，2014），而且还有助于促进自主性。最近，有人提出了这样一个理解标准，主张根据患者理解信息的能力来披露偶然发现（Schaefer and Savulescu，2018）。

也许最重要的是，在进行基因组测试之前，要与患者讨论偶然发现（的处理方式）。理想情况下，患者应该可以选择他们希望了解的检测结果范围。儿童（以及婴儿、胎儿和胚胎）的情况则较为复杂。

此类预测信息对保险，特别是人寿保险具有重要意义。在进行基因组测试之前弄清楚其影响范围非常关键。2018年，英国政府和英国保险行业协会（Association of British Insures）共同制定了《基因检测与保险自律行为准则》（Code on Genetic Testing and Insurance）。该准则要求保险公司承诺：

1. 公平对待申请人，不要求或强迫任何申请人进行预测性或诊断性基因测试；

2. 不要求或不考虑预测性基因测试的结果，除非人寿保险金额超过50万英镑，且申请人已接受过亨廷顿病的预测性基因测试；

3. 不要求或不考虑通过科学研究获得任何预测性基因测试的结果。

缺乏行为能力的成年人

相同的原则适用于对缺乏行为能力的成年人进行的基因检测和其他医学检测（见第七章）。在极少数情况下，可能需要仅为了家庭成员的利益而对无行为能力的成年人进行基因检测。英国医学会（British Medical

Association，BMA）表示，考虑到以下因素，这样做在伦理上可能是合理的：

1. 测试对个人的潜在危害；

2. 对他人造成伤害或有利的程度；

3. 无行为能力个人之前表达过的（类似）意愿；

4. 是否可以通过其他方式获取信息，例如，对其他亲属进行检测；

5. 是否有理由相信大多数有行为能力的成年人都希望以这种方式帮助他人。

BMA 指出，对无行为能力的人进行此类测试，即使在伦理上是合理的，也可能构成法律上的殴击罪（除非是根据 2005 年《心智能力法案》的相关规定进行）。如果时间允许，最好获得法院授权后再进行此类测试。对先前获得的样本或以治疗为目的获得的样本进行检测不会构成殴击罪，而且只要遵守 2004 年《人体组织法案》中的相关规定，该检测就可能是合法的（British Medical Association，1998）。

基因检测与儿童

◆ **案例 18.4**

彼得（Peter）患有一种遗传的家族性腺瘤性息肉病（Familial Adenomatous Polyposis，FAP），与结肠息肉的高风险相关，需要通过定期结肠镜检查进行密切监测。彼得和他的父亲都在 20 多岁时接受了肠道手术。

彼得要求对他一岁的儿子伊森（Ethan）进行这种病症的基因检测。他表示，如果遗传学家不进行检测，他将求助于其他诊所或进行在线检测。

遗传学家是否应该对伊森进行该项检测？

本案例基于 BSHG 报告中的一个案例（British Society for Human Genetics，2010）。

应该对儿童进行预测性基因测试，还是只在其成年后并且可以自己做决定时才提供此类测试？（Robertson，Savulescu，2001；Savulescu，2001a）英国人类遗传学会与其他专业机构一样，建议采取谨慎的做法：

不要在儿童时期对那些在成人时期发病的疾病进行基因检测（除非在儿童时期可以进行监测，提供预防性医疗或根治性治疗）（British Society for Human Genetics，2010）。一般来说，基因检测的时间应该推迟，以便让孩子有机会做出是否接受检测的决定。然而，指南承认，对于某些特定的儿童和家庭来说，提前检测的好处可能大于风险。

在案例 18.4 中，基因检测可能会推迟到伊森 9 岁或 10 岁（如果他携带该基因，则需要在此时开始结肠镜检查）时进行。然而，伊森似乎不太可能在那个阶段有效地参与决策（如果他拒绝测试，那么推翻他的决定很可能会被认为符合他的最佳利益）。实际上，几乎所有高危成年人都选择进行家族性腺瘤性息肉病（Familial Adenomatous Polyposis，FAP）的基因检测。在此基础上，现在为伊森进行检测可能是合乎伦理的。

案例 18.4 也提出了当前监管者面临的一些挑战。消费者可以通过互联网轻松获得多种基因（包括 FAP）测试（工具）。尽管专业指南可能会试图限制医生对特定人类群进行基因检测，但一些家庭可能会选择规避这些限制。

生育选择

遗传学与现代生殖技术相结合，可以为准父母提供巨大的生育选择空间。这种选择应该受到什么限制？我们将考虑三个方面的问题：一般性的产前选择、有针对性的性别选择以及生育选择是否构成对残疾人的歧视。

产前基因检测

产前基因检测的目的是检测胚胎或胎儿的囊性纤维化等基因异常情况，以便终止妊娠；或者在植入前诊断的情况下，用于指导植入胚胎的选择。专栏 18.1 概述了产前基因检测的各种可能性所引发的一些伦理问题。

◆ 案例 18.5

惠特克夫妇（Mr and Mrs Whittaker）的孩子查理（Charlie）患有一种罕见的常染色体隐性遗传疾病，会导致骨髓衰竭。治愈查理的唯一希望是进行骨髓移植；然而，经检测父母双方都不匹配。惠特克夫妇想再生一个孩子。虽然查理的病情不是遗传性的，但他们想要进行体外人工受精，希望新生儿能够为查理捐赠干细胞。

父母通过体外人工受精来选择"救命宝宝"是否符合伦理？

本案例系真实案例（Levin，2011）。

◆··专栏18.1 产前基因检测引发的四个伦理问题

● 终止妊娠的伦理问题

目前，唯一可用于防止婴儿出生时患有遗传性疾病的干预措施便是终止妊娠。反对堕胎的人可能也会反对产前检查（参见第十三章）。胚胎植入前基因检测以及随后的胚胎选择并不需要终止妊娠，但通常会进行体外受精并丢弃一些胚胎，这可能会引起那些认为早期胚胎具有完全道德地位的人的担忧。

● 应该对哪些疾病进行基因检测？

基因检测后如果要终止妊娠或胚胎选择，通常仅限于染色体异常（例如唐氏综合征）或单基因疾病（例如囊性纤维化或杜氏肌肉营养不良症）。残疾程度要有多严重才能证明终止妊娠或选择胚胎是合理的？是否由父母决定？如果是的话，他们的决定依据是否应该受到某些限制？是否应该允许父母根据性别来选择胚胎（见正文），是否应该允许他们选择具有理想基因特征（例如高智商）的胚胎，或者避开他们认为不良的基因特征（例如攻击性行为、色盲）？是否应该允许对成年后发病的病症进行检测？（如果允许进行此类测试，并且继续妊娠，则可能会侵犯儿童/未来成年人的不知情权。）

● 成本效益

是否应该评估产前基因检测的成本效益？如果应该评估，结果指标应该是什么？一些人认为临床遗传学是为了提供教育和选择，因此很难对其成本效益进行评估。其他人则认为，新生儿残疾比例的减少是一项重要成果，无须治疗残疾而节省的费用可以纳入成本效益评估中（Beaudet，1990）。

● 公共卫生与强制

公共卫生或公共利益是临床遗传学的正当目标吗？为了减少出生时患有某种疾病或残疾的人数，国家是否应该在某些情况下鼓励甚至强制进行基因检测？

例如在塞浦路斯进行的全国强制性检测地中海贫血携带者（的做法）：在该国，婚姻须要得到教会的批准方能有效，而在获得批准之前，夫妇必须进行地中海贫血携带者的基因检测。但（夫妇）没有根据结果进行产前诊断的义务。然而，绝大多数接受检测的人都会选择进行产前诊断，如今塞浦路斯几乎没有患地中海贫血的婴儿出生。

塞浦路斯的地中海贫血携带者检测计划存在强制因素，因为想要结婚的人必须接受此类检测。然而，该计划增加了有关生殖的知情决策，从而增强了民众的自主权。地中海贫血携带者测试计划也符合公共利益。有些人会认为，如果满足以下条件，为了公共利益，采取强制措施也可能是合理的：

➢ 有严重的健康问题；

➢ 干预措施是促进公共利益的有效途径；

➢ 没有有效的或强制性较小的替代方案。

◆ ◆ ◆ .... ◆ ◆ ◆

已出现多起涉及"救命宝宝"问题的法律案件。当患儿有严重疾病，可以通过具有相容组织的近亲的骨髓或脐带干细胞移植进行治疗的时候，就会发生这种情况。

就惠特克一家而言，英国人类受精和胚胎学管理局拒绝允许体外受精诊所协助夫妇孕育救命宝宝。（一家人前往海外接受治疗，查理后来接受了来自胞弟脐带干细胞的骨髓移植。）人类受精和胚胎学管理局后来改变了相关政策。在 Quintavalle v. HFEA（2005）一案中，上议院一致同意可以授予治疗许可（即许可生育可成为相容组织捐献者的孩子）。

性别选择

如果可以的话，应对生育选择施加何种限制？随着越来越多的基因测试可用于检测轻微异常以及根本不属于疾病状态的身体特征（例如体力和智力能力或心理特征），这个问题变得尤为重要。性别选择就是一个典型例子。是否应该允许夫妻选择孩子的性别?

随着无创产前检测(Non-invasive Prenatal Testing,NIPT)的出现,性别选择问题变得愈发棘手,因为夫妇可以在怀孕早期识别胎儿性别(并且可以通过易操作的检测工具来实现)。纳菲尔德生物伦理委员会警告称,英国越来越广泛的私人NIPT检测可能导致该国成为"性别选择性"堕胎的天堂。因此,该委员会建议不要在NIPT结果中报告性别,除非担心性染色体异常(Nuffield Council on Bioethics,2017)。然而,性别是通过其他产前测试定期报告的,并且没有法律禁止提供此类信息。

辩论角专栏18.1总结了一些赞成和反对禁止性别选择的论点。

◆◆·辩论角 专栏18.1　是否应该禁止性别选择?

● 赞成

1.性别不应该成为评价一个人胜过另一个人的理由。

2.性别选择可能导致性别刻板印象和整体性别歧视。

3.性别选择可能会导致男性/女性之间的人口不平衡。

4.纯粹根据胎儿性别终止妊娠在道德上是错误的。

5.这可能意味着对有限医疗资源的滥用——实施体外受精/产前检测和终止妊娠。

● 反对

1.我们应该尊重夫妻的生育自主权。在许多司法管辖区,妇女可以出于与胎儿健康无关的各种原因终止妊娠(至少在怀孕早期)。

2.性别选择并不一定会导致性别失衡。在西方,大约90%的夫妇主动提出性别选择是为了平衡家庭内部的性别,而在美国和英国,超过一半的此类夫妇选择了女孩(Batzofin,1987;Lui and Rose,1995)。

3.应通过改变造成此类歧视的社会和法律现状,来解决针对女性的歧视,而不是通过控制生育来解决(Savulescu,2001b)。

4.如果是私人付费的话,性别选择并不涉及医疗资源的错配。

5.没有证据表明性别选择会给孩子造成伤害(不会有受到了伤害的孩子存在;见第十三章)。

对残疾人的歧视

产前基因检测引发的终止妊娠或胚胎选择问题一直备受批评，因为部分人认为这是对残疾人的一种歧视（有关残疾问题的进一步讨论，请参阅第十二章）。内维尔（Newell，1994）认为产前基因检测是"一种压迫和控制的技术"，因为它"贬低"了残疾人的生活。我们对此论述表示部分支持（Buchanan et al.，2000）。

表达主义者的反对

根据这种反对意见，产前检测和终止妊娠表达的是对残疾人生命价值的负面判断。例如，有人曾提出，唐氏综合征筛查存在偏见、不尊重多样性和包容性的问题。

对这些论点有两种回应。首先，它混淆了对有残障的人的判断和对残障本身的判断。我们可以对失聪持消极态度（并设法预防失聪），但不对听障人士持有消极态度。残障人士可以过上充实而有价值的生活，并且显然有权得到平等的关注和尊重，但这并不意味着我们不能对残障做出负面评估。

其次，表达主义假设胚胎或胎儿是具有生命权的人，通过产前检测进行选择就像通过杀死儿童或成年人来消除残障一样。这是一个有争议的假设（见第十三章）。事实上，超过95%的妊娠终止是出于社会原因，而非残障本身。假设一名妇女因为失业、经济来源没有保障而决定进行人工流产，这并不代表宁死不穷的观点。

失去支持论

根据这一论点，残障人士数量的减少将导致公众对残障人士的支持的丧失。几乎没有经验证据能够支持这一说法［情况可能相反，因为患有特定残疾的人数减少，可能意味着每人可获得更多的（救济）资金］。事实上，在引入地中海贫血基因检测之后，希腊为此类患者提供的资源反而增加了（Politis，1998）。此外，针对失去支持的论调，正确的回应是向相关残障人士投入更多资源并加强公众教育（以减少对他们的偏见和歧视）。

基因治疗与基因编辑

◆ **案例 18.6**

一名 44 岁的男士 BM 患有遗传性代谢紊乱症（亨特综合症），目前需要定期注射一种他身体缺少的酶。这种酶会迅速降解，需要每周注射一次。BM 参加了一项新的基因试验疗法。试验需要注射病毒载体，在他的肝细胞中将缺失基因的副本植入。然后，改造后的肝细胞将产生之前缺失的酶。

治疗性基因改造是否符合伦理？（Kaiser，2017）

前文对基因检测与基因选择进行了讨论。然而，最近的科学发展为编辑现有或未来人类的基因组提供了可能。最具代表性的基因编辑技术是 CRISPR-Cas9 系统。2012 年，加州大学伯克利分校的一个团队证明 CRISPR-Cas9 可以在实验室中进行修改，使其几乎可以靶向任何 DNA 序列。这样，研究人员就可以切割基因组中任何位置的 DNA。此外，他们还证明，CRISPR-Cas9 在切割目标 DNA 之后，产生双链断裂，可以用 DNA 修复机制来向切割位点添加新的遗传物质。如此，研究人员就可以对 DNA 序列进行删除、添加或修改了。

针对现有患者的基因治疗（如案例 18.6 所述）往往会引发与其他治疗方法相似的问题——例如，关于实验性治疗的开展、可能的副作用以及治疗费用的问题。虽然基因疗法仍处于早期阶段，但已有成功案例（Mendell et al.，2017）。

然而，人们可能还是认为对胚胎的基因编辑仍然有所不同。2015 年，中国一家实验室首次将基因工程技术应用于人类胚胎，引起了轩然大波。美国科学家和公共利益团体呼吁，国际社会应禁止任何针对人类胚胎的基因工程研究。《自然》杂志发表评论，强烈呼吁（学界）阻止此类研究。总部位于美国马里兰州的国立卫生研究院（National Institute of Health）表示，此类研究"是一条不应跨越的界限"。然而，像纳菲尔德生物伦理委员会这样的组织认为，如果基因工程能够促进人类福祉和社会团结，那么就可以加以利用（Bioethics，2018）。如第十六章所述，2018 年 11 月，据报道，一位中国研究人员利用基因编辑技术编辑了一对双胞胎的基因，产生了对人类免疫缺陷病毒的抵抗力（Marchione，2018）。

我们应该操纵人类的 DNA 吗？

◆ **案例 18.7**

某夫妇二人都是严重常染色体隐性单基因疾病的携带者，他们上一个孩子也患有这种疾病。他们决定通过体外受精来受孕，然而，成功率有限。唯一可用于移植的胚胎携带了该遗传疾病基因。

他们询问是否可以使用基因编辑来消除胚胎中的突变。

胚胎基因改造是否合乎伦理？

支持编辑人类 DNA 的 6 个理由

1. 治疗性基因编辑——了解与治疗疾病

对人类胚胎进行基因编辑有助于进一步了解疾病，寻找新的治疗方法。例如，基因编辑的胚胎可用于研究人类发育和疾病起源。还可用于创建胚胎干细胞系，这些细胞系本身含有导致或预防疾病的基因编辑，从而研究疾病发生的方式。或者，也可以被用来创建带有编辑基因的干细胞，用于治疗疾病，例如，可以清除并替换白血病细胞。

目前，人们对应用基因编辑创造活产婴儿（如案例 18.7 中的要求和案例 16.5 中的执行方式）存在合理的担忧，因为脱靶突变——该技术可能会在基因组的其他区域引发遗传损伤。但这项技术仍可用于治疗性的研究，帮助理解疾病并开发新的治疗方法，但是，生殖方面的应用可能会被禁止。随着我们对这项技术的了解逐渐深入，限制措施可能会逐渐放松。

2. 治愈单基因遗传病

展望未来，一旦安全问题得到解决，生殖基因编辑可用于治疗囊性纤维化或地中海贫血重症等遗传疾病。目前，此类疾病尚无治愈方法，很多人因此早逝，为民众带来了许多痛苦。反对者表示，对健康胚胎或胎儿进行基因选择更为可取。但这种基因检测会引发堕胎或破坏胚胎，引起了一些人的反对。

此外，基因选择对任何人都没有好处——因为它本身并不是治愈（疾病的）方法。它仅仅是让一个没有疾病的人出生而已。如果未来的人能够治愈自己的疾病，而不是被另一个（更健康或非残疾）人取代，他们将会心存感激。（在案例18.7中，如果胚胎得到成功治疗，他们就会从治疗中受益。）基因编辑是治疗遗传性疾病的未来之路。

3. 解决常见疾病的多基因易感性

最常见的人类疾病，如心脏病或精神分裂症，并不是单个基因异常引起的（如亨廷顿氏病或囊性纤维化），而是许多（有时是数百个）基因与环境影响结合在一起的结果。此类多基因疾病是人类健康最大的杀手之一。这种常见疾病的遗传倾向不可能用基因选择技术来消除。

基因组编辑技术可以同时针对许多基因，因此有可能利用它们来降低个体在胚胎阶段的多基因（疾病）风险。

4. 延缓衰老

地球上每天有10万人死于与年龄有关的原因。每年有3000万人死于衰老。相对于其重要性而言，衰老是导致死亡和痛苦的原因中研究最少的。

基因编辑可以延缓或阻止人类衰老。这一点已在小鼠身上实现。转基因玛土撒拉小鼠（Methuselah mouse）的寿命是正常小鼠的两倍。还有一些老鼠经过基因改造，可以抵抗癌症或肥胖症。基因编辑可能会使人类的寿命翻倍，甚至可以活数百年，而不会出现丧失记忆、衰弱或阳痿的问题。

5. 纠正自然不平等

大多数人类特征，包括个性，都有很大的遗传因素（通常高达或超过50%）。有些人天生就有天赋和才华，而另一些人有着短暂、痛苦的人生或患有严重残疾。虽然我们有理由担心基因优胜种族的诞生，但我们也不应该忽视那些在基因方面处于劣势的人。目前，人们采取饮食、教育、特殊服务和其他社会干预措施来纠正自然不平等。为了达到平等，可以将基因编辑作为公共医疗保健的一部分：让处境最糟糕者受益。

6. 人类增强

基因编辑未来可用于增强人类对疾病的抵抗力。2016年，首次对人类胚胎进行基因编辑的中国团队尝试利用自然突变来构建人类免疫缺陷病毒抗性基因。这种突变，修改的是一个叫作CCR5的免疫细胞基因，让携带该基因的人类对人类免疫缺陷病毒具有抵抗力（Kang et al.，2016）。

正如前一章所讨论的，道德生物增强可能会有助于解决人类面临的一些前所未有的挑战。

反对基因编辑

1. 基因选择就足够了

由于能够诊断出早期胚胎中的遗传性疾病，有些人可能认为基因治疗是不必要的。然而，胚胎植入前遗传学诊断（Preimplantation Genetic Diagnosis，PGD）具有很大的局限性。这种诊断避免疾病的能力与通过体外受精可产生的胚胎数量直接相关。正如前述案例18.7所示，有时夫妇只能产生一到两个胚胎，在这种情况下，即使是简单的遗传性疾病，PGD也无法有效避免。

此外，目前遗传选择在处理多基因病症方面的价值有限。在合理的假设下，一对夫妇生出的孩子，在20个引发多基因性状的基因中，会拥有其中的15个（在许多情况下，拥有20个基因中的15个就足以显著影响表型）。通过传统的体外受精和胚胎筛选，一对夫妇生出这样的孩子的概率略高于1%（Bourne, Douglas, and Savulescu，2012）。然而，基因编辑可对单个胚胎进行多次修改。

2. 设计的产物

作为人类，我们每个人都有独特的身份，其中非常重要的一部分，就是我们的生物遗传，我们的基因身份。如果我们是经由别人设计而产生的，那从根本上来说，我们就是设计者意志的工具。这是德国哲学家尤尔根·哈贝马斯的论点（Habermas，2003）。他认为，人的初始点必须是非偶然的；也就是说，人必须通过偶然而存在，才能获得自由，才能感觉到在生命中的任何时刻，都能回到原点重塑自己。如果你是别人设计的，那么你并不自由，你与设计者也不平等。因此，人类的平等权就受到了侵犯。另一位哲学家，已故的汉斯·乔纳斯（Hans Jonas）认为，胚胎有权拥有开放式的未来——这项权利可能会因基因改造而受到损害

（Jonas，1974）。

可以这样反驳上述观点：父母是否限制了孩子的自由，并不一定取决于出生时的基因。修改孩子的基因，实际上可能会给孩子一个拥有更多可能性的未来（例如，消除严重遗传疾病的负面影响）。如果父母对孩子进行"过度教育"，例如强迫他们发展某种特定的兴趣或技能，就会限制孩子的自由。这样的限制，发生在孩子身上确实是一件可怕的事情，但这与父母的行为有关，而与孩子与生俱来的基因无关。

3. 遗传本质主义

反对人类基因编辑的，往往是基于遗传本质主义或遗传决定论：我们等同于自己的基因，通过改变基因，我们从根本上就改变了我们自己。情况可能是这样，也可能不是。如果通过基因编辑改变了一个人的个性和品格的基本方面，那么他的本质就可能发生变化。但对于较小程度的基因改造，并不会改变本质。给予孩子更好的记忆力或更好的冲动控制并不会改变孩子的本质。

4. 不平等

李·西尔弗（Lee Silver）预测，克隆可能会导致两个独立的人类物种的出现。正如涉及基因选择的电影《千钧一发》（*Gattaca*）中所描绘的那样，对基因不平等和歧视的忧虑，是公众对新遗传学的核心关切点。

首先，如果基因编辑针对自然遗传不平等，那么它会减少现有的不平等。其次，每当开发出新的疗法，都可能会加剧不平等，因为只有富人能承担得起相关治疗。然而，正确的处理方式，应该是让穷人也用得起——而不是阻止新疗法的推行（见第十章）。

5. 多样性的丧失

对基因编辑的最后一个常见的反对意见，是会降低遗传多样性。基因编辑在如下两个方面会产生负面影响。首先，它可能会降低我们对新的传染病威胁的抵抗力。其次，遗传多样性的丧失可能损害社会融合和社会的正常运转。某些遗传特征的组合可能对整个社会最有利。例如，智商最好有一个分布；或者有一系列同理心的反应；或者内向和外向的结合。事实是否如此，是一个经验上的问题。此外，人们必须在福祉方面平衡社会利益与个人利弊。

克 隆

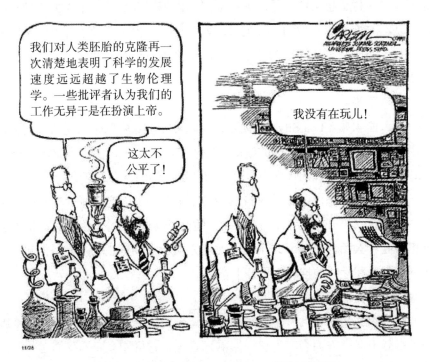

图 18.1　克隆（© Stuart Carlson, 经许可转载）

　　克隆细胞的基因组与其亲本或"祖"细胞的基因组几乎完全相同。基因组克隆有两种方法：裂变和融合（Savulescu，2005）（见专栏 18.2）。克隆可分为治疗性克隆和生殖性克隆。治疗性克隆需要通过克隆来产生胚胎干细胞、组织或整个器官，用于研究和移植（见案例 18.8）。生殖性克隆是利用克隆技术培育出与祖细胞拥有相同 DNA 的活体人。

◆◆···**专栏 18.2 克隆的两种方法**

● 裂变

囊胚分裂

通过施加热量或机械应力在囊胚中诱导孪生。囊胚一分为二，各自继续发育成完整的胚胎。使用这种方法最多可以产生两个相同的胚胎。

卵裂球分离

早期胚胎（囊胚）的外壳去除后，细胞（卵裂球）会被放置在溶液中实现分离。每个胚泡均未分化，可以长成胚胎。该技术最多可以产生 8 个胚胎，但可以对每个新胚胎重复使用该技术，产生更多数量的克隆胚胎。

● 融合

融合是通过体细胞核移植（Somatic Cell Muclear Transfer，SCNT）技术实现的。将细胞核从体细胞中取出，植入去核卵子的细胞质中。卵子对体细胞的 DNA 进行重新编辑，从该细胞中培育出完整的胚胎。使用这种技术，理论上可以从同一个人身上创造出无数的克隆体。SCNT 是目前唯一可用于克隆现有或曾经存在的人类的方式。

◆ ◆ ··· ◆ ◆

治疗性克隆

治疗性克隆的研究是和干细胞研究紧密联系在一起的。干细胞有发育成不同成熟细胞类型的能力。**全能干细胞**是指如果被植入子宫就能分化发育成为各种组织器官，形成一个完整生物体的细胞。它们是早期胚胎。多能干细胞是未成熟的干细胞，具有发育为成人体内任何成熟细胞类型（肝、肺、皮肤、血液等）的潜力，但如果被放入子宫内，它们本身就无法发育成完整的生物体。

与治疗性克隆相关的伦理问题通常与胚胎的使用有关。例如，有些人可能会反对案例 18.8 中提议的手术，因为这会对胚胎造成破坏。如果认为胚胎具有类似于儿童的道德地位，那么胚胎研究通常就是错误的。根据这种观点，体外受精以及几乎所有终止妊娠的方法都是错误的（见第十三章）。支持这类胚胎研究的人士认为，如果体外受精过程中产生的一些胚胎本就会被丢弃（通常情况下会被当作医疗废物处理了），那么使用这些胚胎进行研究然后销毁，有什么不对呢？如果胚胎只是为了研究而创造的，否则就不会存在，那么这种反驳的说服力就不那么强了。关于胚胎道德地位的观点（见第十三章）则更为关键。

早年讨论过的治疗性克隆的一些潜在用途，现已通过其他方式得以实现。例如，"诱导性多能干细胞"（将成年体细胞重新编辑为干细胞）正在帕金森病患者中进行试验（Normile，2018）。这就避免了有关胚胎克隆的伦理或法律问题。然而，有些类型的研究无法使用成体干细胞进行。成体干细胞不是永生的，不能像胚胎干细胞那样用于建立疾病的细胞模型。

使用非人类的动物卵细胞来建立人类疾病的细胞模型，可以平息一部分反对意见。这些模型不需要或者只需要很少的人类卵子就能产生大量可用于疾病研究的组织（因为这种组织一旦产生就有可能永生）。

然而，使用非人类的卵细胞可能会引发另一种道德上的反对：我们不应该使用动物卵细胞或新的人类与非人类杂交体或嵌合体来创造人类克隆体，因为这是违反自然（规律）的，并且跨越了某种伦理界限。事实上，近 20 多年来，科学家们一直在将人类遗传物质植入动物体内，以创建人类疾病的动物模型。最近，科学家将人类胚胎细胞植入动物卵子中，对发育和疾病进行研究。

对治疗性克隆的另一种反对意见认为，虽然它本身并没有错，但它会逐渐发展为生殖性克隆（见第一章）。对这类反对意见可以这样回应：两种类型的克隆之间存在明显区别；也就是说，中间存在明显的障碍，可以防止出现"滑坡效应"。英国已经禁止生殖性克隆，任何克隆人类的英国科学家都会面临刑事指控。但生殖性克隆一定是不符合伦理的吗？

生殖性克隆

生殖性克隆是复制现有或曾经存在的人类基因（几乎完全相同）。裂变法（养牛业）和体细胞核移植（Somatic Cell Nuclear Transfer，SCNT）（见专栏 18.2）已用于对活体动物进行克隆，例如培育出绵羊多莉的方法。2018 年 1 月，第一批灵长类动物（一对猕猴）克隆获得成功。迄今为止，尚未发现故意克隆人类胚胎发育成活产婴儿的案例。

为了防止人类进行生殖性克隆，2001 年通过的《人类生殖性克隆法案》（Human Reproductive Cloning Act）规定，将人类胚胎植入女性子宫属于刑事犯罪，除非该胚胎是通过受精产生的。生殖性克隆在许多其他国家（例如澳大利亚）都是非法的，并且有多项国际宣言禁止这种行为。

辩论角专栏 18.2 总结了一些赞成和反对生殖性克隆的论点。

◆◆·辩论角 专栏 18.2 是否应该允许生殖性克隆？

● 赞成

1. 自由——我们应该有自由选择繁衍后代的权利。

回应：对克隆人和整个社会的伤害，足以证明对这种自由的限制是合理的。

2. 出于医学原因——可以创建克隆体作为蛋白质、细胞、组织或器官的兼容来源。已经出现了替代方案，无须通过克隆来创造"救命宝宝"（见上文）。克隆体能确保达到最佳匹配。

回应：这种应用，与"救命宝宝"一样，是错误的，因为人类成为为他人谋福利的工具（见后文的"工具化"）。

3. 科学探究的自由——通过人类克隆获得的知识对于促进科学发展是无价的。

回应：对克隆人和社会造成伤害的可能性，限制了对知识的追求。

4. 实现某种意义上的永生——虽然我们可能会死，但我们的克隆体会继续存在。这会让我们对未来有更强的关联感。

回应：克隆人是不同的个体。任何与未来的关联感都基于对个人身份的错误假设。

5. 优生选择——克隆可以用来繁殖特别有天赋的个体，比如爱因斯坦。

回应：克隆人与"原始本体"是不同的个体。优生选择的基础是粗浅的遗传决定论，这表明人只是其基因的产物。

6. 治疗不孕症。

回应：仅在线粒体疾病的情况下，克隆对于治疗不孕症是必要的。这种疾病非常罕见。此外，人们还有其他方式使用供体配子生育后代（另请参见后文关于线粒体移植的讨论）。

7. 替代死去的亲属。

回应：亲属无法被替代（即便是可取的），因为克隆人可以被理解为是一个不同个体——兄弟姐妹，而不是同一个人。

8. 对克隆的消极态度代表了一种新形式的歧视：克隆主义。给创造克隆人贴上侮辱人类尊严（见后文）的标签，就像说上帝创造黑人是对人类尊严的侮辱一样。无论基因组来源如何，人都应该得到同等的关注和尊重。

回应：这个类比是缺乏说服力的。没有人说克隆人应该受到任何形式的歧视。但这并不意味着使用克隆技术一开始就没有错。人们相信克隆人类的行为是错误的，但这并不是在"表达"对克隆创造的个体的负面看法（另见前文的"表达主义者的反对"）。

9. 大多数反对克隆的论点，都认为克隆人与"原始本体"是同一个人，但是，就像同卵双胞胎不是同一个人一样，克隆人也不是同一个人。许多对克隆的反对也是基于一种粗浅的基因决定论，这种决定论低估了环境（也许还有意志自由）在决定人格特质方面的重要性。

回应：许多反对克隆的论点并没有做出这些假设。克隆会降低个体的独特性，因为与非克隆人相比，克隆人之间的相似度更高。

● 反对

1. 克隆是对人类尊严的侮辱——欧洲议会、联合国教科文组织和世界卫生组织都提出了这一说法。例如，《在生物学和医学应用方面保护人权和人的尊严公约：人权和生物医学公约》（1998）在序言中指出："通过故意创造基因相同的人类来将人类工具化，违背了人类尊严，因此构成了对生物学和医学的滥用"，并在第 1 条中继续强调："禁止任何试图创造一个与另一个人（无论是活着还是已经死亡）基因相同的人类的干预行为。"

回应：什么是人类尊严？克隆为何是对人类尊严的侮辱？每 300 个活产婴儿中大约有 1 个是同卵双胞胎（因此是克隆人），而这似乎并不对人类尊严构成任何威胁。同卵双胞胎是对人类尊严的侮辱吗？

2. 克隆技术很容易被滥用——独裁者和其他邪恶的人会克隆出多个自己的副本，或使用克隆技术制造庞大的克隆军队。

回应：这个论点存在遗传决定论假设。时间和环境条件的不同会确保克隆体不是复制品。此外，对于独裁者来说，这是一种强化自身意志的低效手段。我们对独裁者的恐惧远不止于克隆——比如他们歪曲事实、压迫少数群体、操纵媒体、推行不自由的法律、使用武力等。

3. 克隆会带来优生选择（的问题）——这是由欧洲议会提出的批评。

回应：当前可用于优生选择的技术有很多，例如胚胎植入前诊断、产前检测、堕胎和绝育。这些也应该被禁止吗？纳粹实行的优生学是一种暴行，既是因为它是出于种族主义动机，又是因为它是国家在未经个人同意的情况下强加给个人的。父母选择孕育一个没有严重遗传性疾病的孩子与纳粹的做法存在天壤之别。

4. 工具化——克隆视人为手段。

回应：人们生孩子的动机多种多样。重要的是孩子如何被对待和爱护，而不是父母怀上孩子的原因。

5. 克隆人将生活在"原始本体"的阴影下。

回应：许多人生活在父母或他人的阴影下，但这并没有产生过多的不良影响。无论如何，克隆并不会因期望值过高而显著增加风险。克隆人很可能受益于对其基因遗传的预先了解——他的才能、局限性和患病倾向。

6. 克隆会减少遗传变异。

回应：同卵双胞胎的出现概率为每1000对中有3.5对。这并不会影响遗传多样性。任何种群中很可能只有一小部分是克隆体，因此克隆对遗传多样性的影响很小。

7. 遗传个性权——欧洲议会声称，在克隆的背景下，个人有权拥有自己的遗传身份。

回应：很明显，双胞胎是独立的个体。同卵双胞胎似乎并没有引起任何争议，人们对增加双胞胎出生率的药物没有反对意见，也很少有人研究如何防止双胞胎出生。

8. 安全性——克隆会增加严重遗传畸形、癌症或寿命缩短的风险。

回应：目前，这个反对意见是正确的，因为克隆科学还处于起步阶段。对灵长类动物的生殖性克隆非常困难（只有极少数的尝试取得了成功）。对克隆和改进技术的进一步研究可能会降低风险。

线粒体移植

◆ **案例 18.9**

　　某位女士被诊断出携带一种罕见的、可能会恶化的线粒体疾病——MERRF 综合征（即肌阵挛性癫痫伴随红纤维病）基因。虽然她本人并未受到这种疾病的严重影响，但她会在自然受孕（的过程）中将这种致病基因传给自己的后代。孩子们可能会受到严重的影响，而产前基因诊断无法检测到这一点。尽管可以通过使用捐赠的卵子来避免这种情况，但这位女士更愿意生一个和自己有遗传关系的孩子。她就诊的辅助生育诊所为她提供了线粒体移植的选择，即可以移植她自己的核 DNA，但线粒体来自另一位女性。（这种方式可称为"三亲体外受精"）

　　是否应该允许线粒体移植？

　　本案例基于 Sample (2018)。

　　在案例 18.9 这样的罕见情况下，当女性有很高的风险将基因异常的线粒体遗传给自己的子女时，线粒体移植会作为一种建议选项提出。在此过程中，会移除捐赠卵子的细胞核，取而代之的是来自母体的细胞核。然后，杂交卵受精后再重新植入母体（Poulton and Oakeshott，2012）。

　　将线粒体移植描述为"三亲体外受精"存在误导性。虽然体外受精对于移植细胞器是必要的，但描述为显微移植的一种形式——细胞器移植，会更为准确（Savulescu，2015）。孕育的后代会有一小部分来自另一位女性的（线粒体）DNA。肝脏或肾脏等实体器官也含有来自捐赠者的 DNA。但我们不会说，接受肝脏或肾脏移植的孩子现在有"三个父母"。当然，根据法律规定——2015 年《人类受精和胚胎学（线粒体捐赠）条例》[*Human Fertilisation and Embryology* (*Mitochondrial Donation Regulations*)]，不会将线粒体 DNA 的提供者视为父母。

　　2015 年，英国成为第一个将线粒体移植合法化的司法管辖区。2016 年，使用该技术后，一名健康的婴儿在墨西哥出生。2018 年 1 月，英国第一批患者接受了这种手术（案例 18.9 就是基于这种情况）。

线粒体移植会引发哪些伦理问题？与所有新的医疗手段一样，线粒体移植也存在风险。然而，迄今为止，证据表明这种手术是安全的。此外，与其他形式的移植相比，它具有一定的优势。线粒体移植有治愈效果，而传统移植通常只能在有限的时间内发挥作用。传统移植需要使用有副作用的药物来抑制人体免疫系统，而线粒体移植则不需要。

重要的是，在胚胎发育的早期阶段进行这种移植，由此出生的子女本身将不会再生出患有线粒体疾病的后代。（致病基因）将在这个家族中会永远消失。人类种系基因修饰（随着益处的传递），有可能放大医学干预手段的益处。然而，如果存在无法预见的危害，也可能会传递给后代。

复习思考题

1. 詹姆斯（James）对人类遗传学感兴趣，将面颊拭子发送给了一家提供全基因组测序的在线公司。令他惊恐的是，他发现自己携带了亨廷顿舞蹈病的基因。詹姆斯有义务与他的兄弟姐妹和其他家庭成员分享这个消息吗？基因检测公司是否有义务查明詹姆斯是否已通知其家人？詹姆斯已将测试结果告诉了自己的全科医生。如果詹姆斯不愿意将检查结果告知家人，那么该全科医生是否有义务将检查结果告知詹姆斯的家人？

2. 为了照顾家人，詹姆斯决定购买人寿保险。詹姆斯有义务向保险公司透露自己的基因测试结果吗？

3. 詹姆斯担心基因检测可能出了差错。公共卫生系统是否应该承担对詹姆斯重复全基因组测序以及为他提供基因咨询的费用？（本题并非复习思考题，因为本章内容并未涉及——但这是一个有趣的问题！）

4. 表达主义对产前基因检测的反对，针对的是什么？你同意这个反对意见吗？它对产前检测有何影响？

5. 治疗性基因编辑和生殖性基因编辑有什么区别？二者存在伦理差异吗？

6. 哪些形式的克隆是合法的？有关克隆的法律合理吗？

7. 胚胎基因编辑（如案例 16.5 所述）在英国合法吗？应该如此吗？

◆ 扩展案例 18.10

最近的科学发展表明，一些用于重新编程干细胞的工具，可用于生成不同目的的细胞。例如，可将体细胞诱导形成多能干细胞。然后导入卵巢或睾丸，在那里发育成配子。在小鼠试验中，使用这种技术将小鼠尾部的细胞转化为卵子，可产生八个健康的后代（Vogel，2016）。

体外生成的配子可能有几个重要的用途：可用于不孕不育夫妇的治疗（缺乏合适的配子）；可以避免对卵子捐赠者进行侵入性手术；可以让同性伴侣的后代拥有伴侣双方各50%的基因。此外，该技术还可用于促进基因编辑——防止基因突变的传播（或促进基因增强）。对人类配子的基因改造在技术上（和伦理上）可能比编辑人类胚胎基因更容易。

是否应该允许进行体外配子？

（参见 Suter, 2015; Bourne, Douglas, and Savulescu, 2012; Sparrow, 2014。）

◆ 参考文献 ◆

ABC v. St. George's Healthcare NHS Trust and others [2017] EWCA Civ 336.

Batzofin, J. H., 1987, "XY Sperm Separation for Sex Selection", *Urologic Clinics of North America*, Vol.14, pp.609-618.

Bourne, H., Douglas, T. and Savulescu, J., 2012, "Procreative Beneficence and in Vitro Gametogenesis", *Monash Bioethics Review*, Vol.30, No.2, pp.29-48.

British Medical Association, 1998, *Human Genetics: Choice and Responsibility*, London: BMA.

British Society for Human Genetics, 2010, "Report on the Genetic Testing of Children", BSHG, http://www.bsgm.org.uk/media/678741/gtoc_booklet_final_new.pdf.

Buchanan, A. E., Brock, D. W., Daniels, N., Wikler, D. and Sober, E., 2000, *From Chance to Choice: Genetics and Justice*, Cambridge: Cambridge

University Press.

Easler, J. and Rivard, L., 2013, "Case Study in Incidental Findings", Nature Education, https://www.nature.com/scitable/forums/genetics-generation/case-study-in-incidental-findings-103821707.

Habermas, J., 2003, *The Future of Human Nature*, Cambridge: Polity Press.

Herring, J., 2018, *Medical Law and Ethics*, 7th ed., Oxford: Oxford University Press.

Jonas, H., 1974, "Biological Engineering— A Preview", in *Philosophical Essays: From Ancient Creed to Technological Man*, Cambridge: University of Chicago Press.

Kaiser, J., 2017, "A Human Has Been Injected with Gene-editing Tools to Cure His Disabling Disease. Here's what You Need to Know", *Science*, http://www.sciencemag.org/news/2017/11/human-has-been-injected-gene-editing-tools-cure-his-disabling-disease-here-s-what-you.

Kalia, S. S., Adelman, K., Bale, S. J., Chung, W. K., Eng, C., Evans, J. P., Herman, G. E., Hufnagel, S. B., Klein, T. E., Korf, B. R., McKelvey, K. D., Ormond, K. E., Richards, C. S., Vlangos, C. N., Watson, M., Martin, C. L. and Miller, D. T., 2016, "Recommendations for Reporting of Secondary Findings in Clinical Exome and Genome Sequencing, 2016 Update (ACMG SF v2.0): A Policy Statement of the American College of Medical Genetics and Genomics", *Genetics in Medicine*, Vol.19, p.249. https://www.nature.com/articles/gim2016190. supplementary-information.

Kang, X., He, W., Huang, Y., Yu, Q., Chen, Y., Gao, X., Sun, X. and Fan, Y., 2016, "Introducing Precise Genetic Modifications into Human 3PN Embryos by CRISPR/Cas-mediated Genome Editing", *Journal of Assisted Reproduction and Genetics*, Vol.33, pp.581-588.

Levin, A., 2011, "I Know I was Born to Save Charlie Instead of Being Born Just for me: Incredible Story of the Saviour Sibling who Sparked an Ethical Furore", Daily Mail, https://www.dailymail.co.uk/health/article-1389499/I-know-I-born-save-Charlie-instead-born-just-Brotherly-love-saviour-sibling.

html.

Lucassen, A. and Parker, M., 2001, "Revealing False Paternity: Some Ethical Considerations", Lancet, Vol.357, No.9261, pp.1033-1035.

Lui, P. and Rose, G. A., 1995, "Social Aspects of Over 800 Couples Coming forward for Gender Selection of Their Children", *Human Reproduction*, Vol.10, pp.968-971.

Marchione, M., 2018, "Chinese Researcher Claims First Gene-edited Babies", *Associated Press*, https://www.apnews.com/4997bb7aa36c45449b488e 19ac83e86d. 26 November 2018.

Mendell, J. R., Al-Zaidy, S., Shell, R., Arnold, W. D., Rodino-Klapac, L. R., Prior, T. W., Lowes, L., Alfano, L., Berry, K., Church, K., Kissel, J. T., Nagendran, S., L'Italien, J., Sproule, D. M., Wells, C., Cardenas, J. A., Heitzer, M. D., Kaspar, A., Corcoran, S., Braun, L., Likhite, S., Miranda, C., Meyer, K., Foust, K. D., Burghes, A. H. M. and Kaspar, B. K., 2017, "Single-dose Gene-Replacement Therapy for Spinal Muscular Atrophy", *The New England Journal of Medicine*, Vol.377, No.18, pp.1713-1722.

Newell, C., 1994, "A Critique of the Construction of Prenatal Diagnosis and Disa", In *Ethical Issues in Prenatal Diagnosis and the Termination of Pregnancy*, Edited by J. McKie, Clayton Victoria, Australia: Centre for Human Bioethics, Monash University, pp.89-96.

Normile, D., 2018, "First-of-its-kind Clinical Trial Will Use Reprogrammed Adult Stem Cells to Treat Parkinson's", *Science*, http://www.sciencemag.org/ news/2018/07/first-its-kind-clinical-trial-will-use-reprogrammed-adult-stem-cells-treat-parkinson-s.

Nuffield Council on Bioethics, 2017, "Non-invasive Prenatal Testing: Ethical Issues", NCB, http://nuffieldbioethics.org/wp-content/uploads/NIPT-ethical-issues-full-report.pdf.

Nuffield Council on Bioethics, 2018, *Genome Editing and Human Reproduction: Social and Ethical Issues*, London: Nuffield Council on Bioethics.

Parker, M. and Lucassen, A. M., 2004, "Genetic Information: A Joint

Account?", *BMJ*, Vol.329, pp.165-167.

Politis, C., 1998, "The Psychosocial Impact of Chronic Illness", *Annals New York Academy of Sciences*, Vol.850, pp.349-354.

Quintavalle v. Human Fertilisation And Embryology Authority [2005] UKHL 28.

Poulton, J. and Oakeshott, P., 2012, "Nuclear Transfer to Prevent Maternal Transmission of Mitochondrial DNA disease", *BMJ*, Vol.345, p.6651.

Robertson, S. and Savulescu, J., 2001, "Is There a Case in Favour of Predictive Genetic Testing in Young Children?", *Bioethics*, Vol.15, No.1, pp.26-49.

Sample, I., 2018, "UK Doctors Select First Women to Have 'Three-person Babies'", The Guardian, https://www.theguardian.com/science/2018/feb/01/permission-given-to-create-britains-first-three-person-babies.

Savulescu, J., 2001a, "Predictive Genetic Testing in Children", *The Medical Journal of Australia*, Vol.175, No.7, pp.379-381.

Savulescu, J., 2001b, "In Defense of Selection for Nondisease Genes", *American Journal of Bioethics*, Vol.1, pp.16-19.

Savulescu, J., 2005, "The Ethics of Cloning", *Medicine*, Vol.33, No.2, pp.18-20. https://doi.org/10.1383/medc.33.2.18.58382.

Savulescu, J., 2015, "Mitochondrial Disease Kills 150 Children a Year. A Micro-transplant can Cure It", *The Guardian*.

Schaefer, G. O. and Savulescu, J., 2018, "The Right to Know: A Revised Standard for Reporting Incidental Findings", Hastings Center Report, Vol.48, pp.22-32.

Shkedi-Rafid, S., Dheensa, S., Crawford, G., Fenwick, A. and Lucassen, A., 2014, "Defining and Managing Incidental Findings in Genetic and Genomic Practice", Journal of Medical Genetics, Vol.51, pp.715-723.

Sparrow, R., 2014, "In Vitro Eugenics", *Journal of Medical Ethics*, Vol.40, pp.725-731.

Suter, S. M., 2015, "In Vitro Gametogenesis: Just Another Way to Have a

Baby?", *Law and the Biosciences*, Vol.3 No.1, pp.87-119.

Vogel, G., 2016, "Mouse Egg Cells Made Entirely in the Lab Give Rise to Healthy Offspring", Science, http://www.sciencemag.org/news/2016/10/mouse-egg-cells-made-entirely-lab-give-rise-healthy-offspring.

·◆ 扩展阅读 ◆·

Agar, N., 2003, *Liberal Eugenics*, Blackwell: Oxford.

British Medical Association, 1998, *Human Genetics: Choice and Responsibility*, Oxford: Oxford University Press. The British Medical Association's Position on Ethics and Genetics.

Buchanan, A., Brock, D. W., Daniels, N. and Wikler, D., 2000, *From Chance to Choice: Genetics and Justice*, Cambridge: Cambridge University Press. One of the Best Books on Ethics and the New Genetics Which Covers the Literature Thoroughly. Highly Recommended.

Harris, J., 1998, *Clones, Genes and Immortality*, Oxford: Oxford University Press. An Updated Version of Harris's Influential *Wonderwoman and Superman* (Oxford University Press, Oxford, 1992).

Mehlman, M. J. and Botkin, R., 1998, *Access to the Genome: the Challenge to Equality*, Washington, DC: Georgetown University Press.

第十九章
信息伦理学

21世纪上半叶，信息数字化和互联网的迅猛发展对社会各个领域，特别是医疗实践领域产生了巨大影响。由此引发的一些伦理问题，与我们在第九章中讨论的有关医疗信息与保密性的问题相重叠。本章我们将重点关注数字信息、大数据、互联网和社交媒体给医疗专业人员带来的独特的伦理或法律问题。

信息获取

◆ **案例 19.1**

史蒂芬（Stefan）是一名瑞典籍研究生，在英国学习了三年。他长期患有1型糖尿病。抵达英国后不久，史蒂芬因肠胃炎入院，并接受了多项检查。出院后，史蒂芬向他的全科医生索要其住院期间的所有检查结果，以及全科医生安排的所有检查的结果。全科医生似乎对这个请求感到不悦。医生告诉他结果都是正常的，会让他知道对他而言重要的结果。

史蒂芬是否有权获得他的医疗信息？

在英国，一系列法案赋予了患者查看他们的病历记录、医疗报告、计算机化个人数据以及社会服务机构持有的个人档案的权利。患者可能对自己所接受的治疗不满意，想要得到这些信息（在史蒂芬的案例中，医生怀疑是这种情形）。但是，患者也可能希望获取这些信息，以便为其健康决策提供依据。[例如，在一些糖尿病患者中，通过互联网访问医疗记录与改善血糖控制有关（Mold et al.，2018。）] 如果患者由于某些原因（例如，搬家）在不同的医疗专业人员处就诊，这些（信息）可能有助于沟通。或者，他们可能只是觉得与自己有关的健康信息应该属于自己。未来，患者或许能够在以诊断或治疗为目的的决策算法中使用这些信息。

1988年《获取医疗报告法案》（*Access to Medical Reports Act*）赋予了患者有限的权利，同意公民为就业或保险目的申请医疗报告。

另一项法案（名称相似），即1990年《获取健康记录法案》（*Access to Health Records Act*），已在很大程度上被1998年《数据保护法案》所取代，但与已故者有关的记录除外。已故者遗产的执行人或管理人可以根据本法案申请查阅健康记录。

1998 年《数据保护法案》规定了八项原则，适用于计算机记录和以手写形式保存的个人数据（例如患者的病历记录）。制定这些原则的目的，是确保医疗专业人员持有的个人数据准确且相关，仅出于用户注册的特定目的而持有，保留时间不会超过必要的时间，并且不会透露给任何未经授权的人员（见专栏 19.1）。

◆◆·专栏 19.1　1998 年《数据保护法案》

这里的关键术语是"数据主体"。"数据主体"指数据适用的人，例如患者或研究参与者。该法案赋予数据主体获取其个人信息的法定权利，但某些例外情况除外（见后文）。

该法案使数据主体能够：

1. 获得个人数据处理的知情权；

2. 获得有关所持有的数据、处理数据的目的，以及可能的数据披露对象的说明；

3. 获得数据构成的信息副本；

4. 获得有关数据来源的信息。

注意：该法案将数据的"处理"定义为"获取、记录或执行任何操作，包括检索或查阅，或使用信息以及披露信息"。

数据主体还有更正权，即有权更正数据中不准确的部分。数据主体可以就因信息不准确而遭受的任何损害寻求赔偿。

患者要获取其个人健康记录，必须以书面形式提出申请。相关人员或机构必须在收到申请后 40 天内作出答复，否则必须告知申请人隐瞒信息的理由。在某些情况下可以隐瞒信息，例如：

➤ 当获取信息的行为"可能对数据主体或任何其他人的身心健康或状况造成严重伤害"时；

➤ 如果获取信息的请求是由另一个人代表数据主体（例如父母或孩子）提出的，并且数据主体提供信息时预计该信息不会被披露；

➤"获取信息会暴露他人身份，除非该个体同意披露或在没有同意的情况下满足获取信息的要求是合理的。如果第三方是参与患者护理的医疗专业人员，则此规定不适用，除非提供信息可能对该医疗专业人员的身心健康或状况造成严重伤害。"

◆◆◆——————————————————————————◆◆◆

就史蒂芬的情况而言，他有权获得自己的医疗记录，并且可以通过非正式或正式（书面）的形式向他的全科医生提出申请。如果他正式申请，他应该会在 6 周内收到一份医疗记录副本，尽管他可能需要为此支付一定费用。如果他的请求被拒绝，史蒂芬可以联系信息专员办公室（Znformation Commissioner's Office）。

英国许多地区的全科医生诊所为患者提供在线访问自己医疗记录的服务，包括信件和（检查）结果。史蒂芬可以向他的诊所申请获取这些信息，但诊所不会提供他的检查结果，除非这些结果包含在他的出院总结中。

但史蒂芬获取自己的医疗记录应该这么难吗？他问这个问题的原因之一，可能源于他在瑞典的经历。自 2017 年以来，瑞典患者可以通过类似于访问网上银行的方式很方便地查阅自己的电子病历（Armstrong，2017）。医疗专业人员最初对此持谨慎态度，因为他们担心这会增加患者的焦虑或咨询时长（患者会提出额外的问题）。在尝试开放患者访问医疗记录的过程中，他们起初担忧的情形并没有出现（Walker, Meltsner, and Delbanco, 2015）。英国计划在未来 5 年内实现类似的功能，尽管人们依然担心信息的安全性和可能出现的数据泄露。

就诊录音

◆ **案例 19.2**

患者 B 先生用他的手机录下了与外科医生的术前咨询谈话，希望自己能够事后再听听这段对话内容。然而，在对话进行到一半时，外科医生发现了录音，并由此感到不安。医生告诉 B 先生，未经许可，他无权对谈话内容进行录音。医生说他从未考虑过在未经 B 先生同意的情况下录制 B 先生的声音。医生要求 B 先生关掉录音。

外科医生（这样做）对吗？

随着录音设备（如手机）的广泛普及，类似于案例 19.2 中出现的情况变得更为常见。医生进行任何涉及患者的录音之前，都有义务获得患者的同意（超声检查等检查除外，在这种情况下，同意手术就意味着同意录音）。在几乎所有情况下，对患者进行秘密录音都会被视为不道德的（而且可能是非法的）。然而，反之则不适用。通常认为患者有权记录与医生的谈话。虽然医生可能会将患者的录音行为理解为缺乏信任，但患者进行记录可能是出于更实际的原因——包括日后重温信息的可能性。《数据保护法案》第 36 条规定："因个人、家人或家庭事务而处理的个人数据不受数据保护原则的约束。"也许患者在录音之前应该征求医生的同意，但即使没有同意，他们也有权录音。

对于案例 19.2 中的外科医生，切实可行的回应方式是欢迎（对方）录音，但在咨询结束时要求患者提供一份录音副本，以便将其纳入病历（Zack，2014）。

伦理与大数据

◆·**案例 19.3**

A 先生被诊断出患有急性白血病。作为治疗检查的一部分，A 先生的一份血样被送去分析癌症的基因图谱。当时有人问他是否愿意将任何剩余标本储存在可用于研究的生物样本库中，且 A 先生得到承诺说不会在生物样本库中记录他的身份信息。于是 A 先生同意他的标本被用于医学研究。

然而，一段时间后，A 先生开始怀疑自己同意的内容。他的样本是否被用于可能产生专利的商业研究，或者被他讨厌的公司（如烟草公司）使用？

信息的数字化，以及对大量患者的医疗信息进行的整理，对医学研究具有巨大的潜在价值。分析与健康相关的医疗大数据的趋势和模式，可以为医疗决策和疾病预防控制提供科学依据。储存库——"生物样本库"——有时包括生物材料。或者它们可能只是包含医疗数据的大型信息存储库。

为了防止研究数据库对患者造成伤害，通常采用两种伦理方法。一是在保留标本或信息之前获得患者的同意，二是确保患者信息的匿名化。

同　意

我们在第十六章讨论了人们对医学研究的同意，并在第九章讨论了对共享数据的同意。然而，A 先生的案例表明，研究数据库面临的挑战之一，是信息或标本可能会保存很长时间。一些潜在的有益用途最初可能没有预料到。患者是否应该专门同意涉及他们数据的每一项研究，还是概括同意就足够了？或者，也许同意应该是动态的——患者和研究人员可以持续互动，而且患者可以随着时间的推移改变他们的同意选择（Kaye et al.，2014）。

对研究人员而言，获得患者同意可能既费时又复杂。出于收集数据可能带来的益处，研究人员、政策制定者和伦理学家有时倾向于在样本或数据进行存储并匿名化的情况下，降低研究参与者的同意标准。例如，自2018 年 5 月以来，国家卫生服务体系应用了选择退出机制，以便在研究或规划中使用保密的患者信息（Armstrong，2018）。这种机制的伦理基础类似于器官捐献政策中采用选择退出做法那般（参见第十五章）。大多数人的参与会给社区带来很大的好处。现状偏差（status quo bias）（对当前事态的普遍偏好）意味着选择退出的比例通常很低（Samuelson and Zeckhauser，1988）。那些关心数据使用的人总是可以用脚投票。

外部组织或公司对数据的使用会引发道德问题。2018 年年初，英国公共卫生部因向一家与烟草公司关联的美国咨询公司泄露了 18 万名肺癌患者的数据而受到批评（Hughes，2018）。一家伦敦医院将超过 100 万名患者的数据传输到科技公司谷歌的子公司，结果被发现没有遵守《数据保护法案》的相关规定（2017b)。决定共享信息不一定要经过研究伦理委员会的审查。

匿名化

◆ **案例 19.4**

一个名为 MM 的年轻人涉嫌谋杀一位政客，但警方无法找到相关证据证明他的谋杀。警方后来获得了 MM 出生时采集的血液样本，样本存储在国家数据库中。血液样本与犯罪现场的 DNA 相匹配。当出示这些证据后，MM 承认了谋杀。

法医使用生物样本库中的标本是否合法？

本案例基于 Mijailo Mijailovic 案和瑞典政治家 Anna Lindh 谋杀案（Dranseika, Piasecki, and Waligora，2016）。

生物样本库通常会规定只与善意的研究人员共享信息，不会向保险公司或警方透露信息。然而，法庭可能会强制其披露信息。迄今为止，英国还没有发生过这种情况。像 MM 这样的案件在当今时代不太可能发生，因为大多数司法管辖区都允许警方从嫌疑人那里获取 DNA 样本。然而，如果警方没有具体的嫌疑人，他们可能会寻求访问 DNA 数据库来帮助识别嫌疑人。相关法律不支持对生物样本库进行此类使用，是因为这可能会阻止人们捐赠样本。

一些数据库（例如，新生儿筛查数据库）保留了患者身份的详细信息，以便在发现重要的诊断结果时可以联系患者。如前文所述，为避免危及他人，其他数据库可能会完全匿名处理捐赠者的身份信息。然而，这又会引起相反的伦理问题——如果在样本的测试中产生了潜在的重要诊断结果，则无法进行信息反馈。

匿名化本身的不可靠也令人担忧。即使没有记录样本捐赠者的名字，也有可能通过拼凑不同的信息来识别某人的身份（"拼图识别"，jigsaw identification）。研究表明，在某些情况下，将某人的 DNA 样本与公开可查询的家谱数据库中的数据进行匹配，识别出姓氏是可能的（Gymrek et al.，2013）。

由于对数据进行匿名化处理也可能导致身份识别，数据存储库的安全性就显得至关重要了。出于对数据安全性的不信任（以及对信息使用方式的不了解），许多参与者选择退出之前的 NHS 数据存储库（care.data）（Temperton，2016）。

《一般数据保护条例》（*General Data Protection Regulation*，GDPR）是一项欧盟法规，于 2018 年 5 月生效，适用于持有他人个人信息的任何个体。这意味着医院和诊所需要个人的明确同意才能处理他们的数据。

数字医生与人工智能

机器学习和人工智能（AI）在医疗任务（尤其是诊断）中的应用取得了长足的进步。例如，深度学习算法在疾病诊断或从视网膜检查中预测心血管风险方面的表现似乎与人类相当。一个在超过 129,000 张临床照片的数据库上训练的神经网络能够像皮肤科医生一样准确地识别皮肤癌。在其他领域，机器似乎已经优于人类医生：能够正确识别 89% 的乳腺癌图像中的恶性肿瘤（相比之下，人类病理学家的准确性仅为 73%）（Loh，2018）。

如果计算机的表现比人类医生更好，这在伦理上似乎是一件好事。但是会有伦理上的问题吗？

使用人工智能诊断或管理健康状况所产生的错误或不良事件，存在这样一个问题：如果电脑犯了错误，患者要起诉谁存在过失行为？可能会认定那些编写医疗程序的人负有责任，但需要确定他们对患者是否负有注意义务。如果医疗专业人员根据计算机的建议进行治疗（而其他负责任的医生不会依赖计算机），就可能会被认定为有过失。如果越来越多的证据表明计算机的表现优于医生，则可能会出现相反的问题——如果医疗专业人员未能利用人工智能来协助诊断/管理，也可能会被认定为有过失。

随着患者能够获取越来越多的数据，加之人工智能的大规模使用，医患关系中即将出现第三方。管理这种关系的规范尚未确定。然而，促进患者福祉和自主权的基本原则应该在数字化的医患关系中继续存在。

针对数字医生的可能性，经常面对的一个主要伦理问题是，患者会痛失人性化接触所带来的治疗效果。然而，至少从中期来看，计算机（已经证实的实用价值）似乎仅限于完成特定任务。它们的作用是辅助人类医生，而不是取代他们。

社交媒体与医生

◆·**案例 19.5**

H 医生是一名与青少年患者打交道的儿科医生。她与她的许多患者建立了牢固的联系。她以前的一位患者（现已成年，不再接受 H 医生提供的治疗）通过脸书（Facebook）与她联系并提出"加好友"的请求。

H 医生应该怎么做？

当今时代，专业人士面临的挑战之一是个人生活与职业之间日益模糊的界限。专业人士或许也应为此负一部分责任；他们可能有自己的社交媒体账户（在脸书、推特或其他地方）并在那里分享了与个人生活和职业生活相关的信息。尽管他们可能永远不会与患者讨论政治或他们对音乐的品位，但医生可能在社交媒体上表达自己对时事话题的看法。医生可能会在自己的办公桌上放一张家人的照片。然而，在脸书上，他可能会分享自己孩子的照片、故事和视频。

医生与患者的关系也可能变得模糊。患者可能会在某些社交媒体平台（例如推特、照片墙）上关注医生的个人账号，或者他们可能会寻求成为虚拟"好友"（图 19.1）。

H 医生与她以前的患者建立社交 App 的联系在伦理上会不会有问题？医生可以而且确实会在现实世界中与患者成为朋友，因此在网上禁止这种联系显得有些双标。然而，如果医生（与患者）有持续的职业联系，通常会建议他们尽可能明确自己的专业职责和社交界限。（如果做不到，患者的医疗护理或许应由其他人提供。）如果医生要在脸书上分享一些自己不希望当前或以前的患者看到的信息（例如，自己喝醉的照片），拒绝添加好友是比较明智的，尽管接受也不是不道德的。另一个选择是为医生的专业角色和非专业角色设立单独的社交媒体账户。

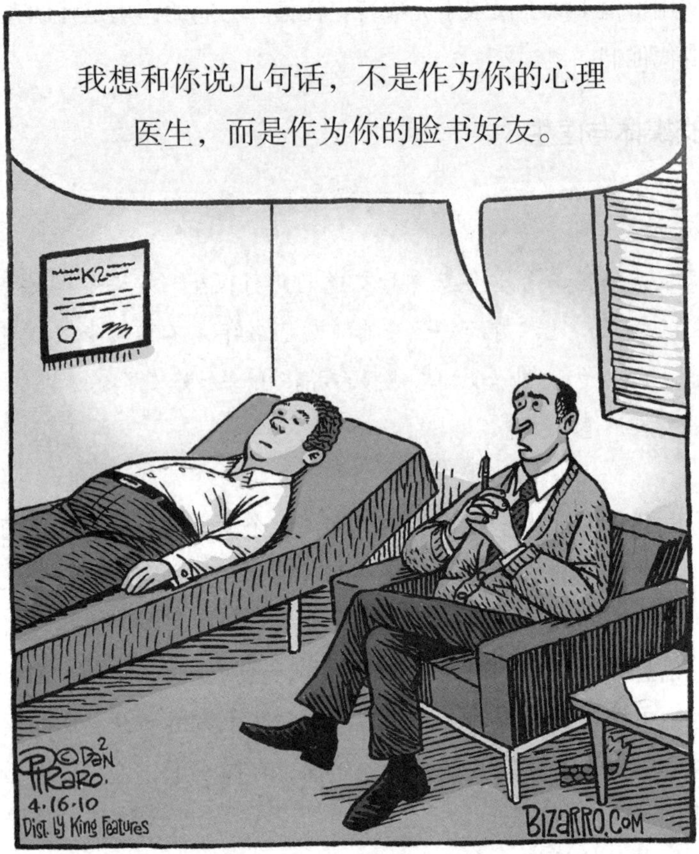

图 19.1　脸书友情（© Dan Piraro，经许可使用）

数字病人

◆ **案例 19.6**

安迪（Andy）和哈辛塔（Jacinta）带他们的女儿去儿科医生那里咨询病情。儿科医生为女孩开具了治疗处方。写完处方后，医生告诫家长们不要上网查询这种药，那样只会吓唬自己，而且也找不到准确的信息。父母承诺自己会按照医生的建议去做。

离开诊所后，安迪和哈辛塔立即用谷歌对（开具的）药物进行了搜索。本案例基于 Shrimsley（2014）。

医生不太可能被计算机取代。然而，计算机已经在医疗咨询中发挥着重要作用。患者经常使用互联网来尝试自我诊断（见图 19.2），并经常求助于互联网来核查医生提供的信息（甚至医生越是告诉患者不要这样做，他们越会这样做）。随着患者接触到更多的诊断算法，这种情况会变得更加明显。

对于那些提供医疗信息或在线提供自我诊断工具的人来说，他们负有明显的道德责任。他们有义务提供准确且无误导性的信息，声明利益冲突并解释所提供信息的来源。然而，互联网的本质是，在网上提供健康信息的人中有很大一部分不是医生，可能不知道或不理解这些道德义务。如果像安迪和哈辛塔这样的患者在网上找到的信息实际上不准确、具有误导性甚至有害，他们也几乎没有法律追索权。

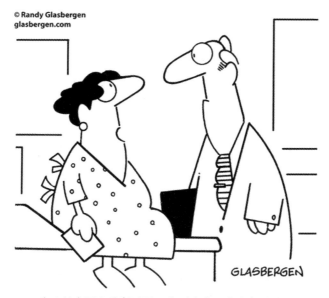

我已经在网上诊断过了。我要么有三个左肾，要么是青春期复发，要么是得了荷兰榆树病。

图 19.2　互联网诊断（© Randy Glasbergen，经许可使用）

医生应该如何应对患者使用互联网获取医疗信息的行为？简单地告诉患者不要上网不太可能奏效。引导患者获取可靠、相关的医疗信息可能更有效果。医生应该主动邀请患者讨论他们在网上找到的信息，尤其是当这些信息与医生提供的信息不符时。然而，在资源有限的环境中，医生可能没有多少时间和患者讨论他们在网上找到的信息。因此，讨论可能不会进行，或者可能会取代其他重要活动。

◆·**案例 19.7**

G 医生热衷于使用计算机，并且是电子医疗的倡导者。在与一位长期患有抑郁症的年轻职业女性 J 女士沟通后，她通过电子邮件向 G 医生提出了一个后续问题。G 医生通过电子邮件回复了 J 女士的问题，并附上他的咨询意见副本。

但是，J 女士是从工作邮箱发送电子邮件的，她的雇主可以访问她的电子邮件。当她的雇佣合同没有续签时，J 女士怀疑她的老板查看了她的病史。她要求对 G 医生采取法律行动，因为他未能保护她的机密医疗信息。

在当今时代，医生与患者的互动可以通过电子渠道进行，也可以面对面地进行。医生可以通过电子邮件、短信或其他在线消息服务接收患者的信息。在方便程度和及时获取医疗建议方面，对患者和医生都有潜在的好处（Atherton et al., 2013）。英国政府鼓励这样的做法，即"患者应该能够通过电子渠道与自己的健康和护理团队进行沟通"（Gunning and Richards, 2014）。但是，电子医疗通信可能存在多种潜在的危害或风险。其中之一就是 J 女士的案例所凸显的问题。传达的信息本身可能不安全。即使医生使用安全的电子邮件服务器发送电子邮件，电子邮件也可能因为发送错误而泄露机密信息（例如，如果地址输入错误，或者如果像案例 19.7 中的那样，其他人可以访问收件人的电子邮件账户）。电子形式的沟通可能不会被记录在病历中，这可能会妨碍其他照顾患者的医疗专业人员——或者如果以后出现法律问题，医生就没有足够的记录。医生回复电子邮件的工作量可能很大。还有关于职责的问题（医生应该多久检查一次电子邮件，他们应该在多长时间内回复？）和问责制（电子通信是否等同于面对面的实际接触？）。专栏 19.2 给出了一些减轻电子邮件通信风险的建议。建议 J 女士以不公平解雇为由向其雇主提出索赔，而不是起诉 G 医生。即使可以证明 G 医生存在违反保密规定的行为，J 女士也很可能无法获得任何补救措施。

◆◆·**专栏 19.2　伦理规范和与患者的电子通信**

应将任何电子通信视为等同于面对面的接触。（如果你不愿意当面表达，就请不要通过电子方式进行交流。如果你在面对面提供建议之前需要更多信息，请在以电子方式提供建议之前寻求更多信息。）

确保关键通信记录在患者的病历中。（如果是电话沟通，你会把它记录在病历中吗？如果是这样，请在患者病历中记录电子邮件/消息的副本。）

使用工作账户（而非个人账户）进行通信。在通过电子邮件与患者通信之前应征得他们的同意。如果患者主动发起通信，请确保他们了解媒介的限制（例如保密性），并在继续通信之前征得他们的许可。

避免通过电子邮件讨论敏感话题（例如残疾、精神疾病、性方面的问题）。（双方）都应使用安全的通信工具进行交流。

交流内容尽量简短。对于复杂的信息，或者面对多封电子邮件，可安排一次面对面或电话交谈。

◆◆·•·◆◆

社交媒体与患者

◆·**案例 19.8**

A 医生的一位朋友提醒说，有一家人一直在社交媒体上大量发帖，对自己的孩子接受的治疗表示不满。他们在帖子中提到了 A 医生的名字，并对他的治疗方案提出了强烈批评。A 医生认为关于他的这些说法既不公平也不准确，而且可能损害他的职业声誉。

A 医生应该怎么做？

如果患者对接受的医疗服务不满意，可以向医生或医院提出正式投诉，也可以向医学总会投诉或寻求法律援助。然而，在当今时代，患者也可能在网上发泄他们的不满——或者在网站或社交媒体上对医生进行评论。

遇到这种情况，医生该怎么办？他们是否应该行使回应批评的权利？他们可以或应该起诉患者的诽谤行为吗？

医生在回复时处于不利地位——因为他们可能无法在不侵犯患者隐私权的情况下进行回应。在官方评论网站上，诊所或医院（但可能不包括个人）发表回复，理解患者的担忧，表达解决问题的具体意愿，并指出患者可以在哪里或如何正式提出投诉，这可能对解决事情有所帮助。

面对社交媒体上患者的发文，医生直接回复可能不太明智，因为这可能会激化冲突并产生更多的负面关注（Anon，2017a）。A 医生可以邀请患者的父母在线下讨论他们的忧虑。如果发布的帖子违反管理规定，A 医生可以要求相关网站删除。最后，如果 A 医生认为患者父母发布的信息具有诽谤性，可以通过法律途径解决。然而，法律诉讼的风险在于它可能成本高昂、耗时较长、引起社会公众对患者主张的更多关注，加剧而不是减少声誉损害。

在某些情况下，医生可以申请删除存储在搜索引擎或其他网站上的个人数据。相关表述参见《通用数据保护条例》（*General Data Proteltion Regulation*，GDPR）第 17 条（"被遗忘权"）。在处理这类请求时，数据提供者必须平衡个人隐私和公众获取该信息的潜在利益。如果请求获得批准，这些网页不会被删除，但相关内容不会出现在欧盟的搜索结果中。（它们可能仍会出现在世界其他地区。）

复习思考题

1. 一位母亲在分娩过程中因严重并发症去世了。随后，家属向医院索要她完整的病历。医生不愿意提供这些信息，因为他们担心其中包含患者希望保密的信息（例如，关于之前终止妊娠和性侵犯的信息）。医生可以拒绝家属的要求吗？

2. 警方使用可公开访问的家谱数据库来识别谋杀案调查中的嫌疑人（Creet，2018），这合乎道德吗？这与使用生物样本库有何不同？

3. 某位医生使用安全的电子信息服务与一名学生沟通，包括妊娠试验的测试结果；然而，学生在公共区域的电脑上查看她的信息，房间里的其他人能够读到这条消息。这位医生有没有过错?

4. 一名患者在网上寻找与自己症状(骨盆疼痛)有关的医疗信息,找到的信息让她感到安心。于是她推迟了就医时间,后因宫外孕并发症入院。她可以起诉这个网站吗?

◆·扩展案例 19.9

一位患者向她的全科医生讲述了自己过去的一段极其痛苦的经历。几年后,她的全科医生将她转介给一位医学专家(因为一个不相关的问题)。患者震惊地发现转诊信中提到了她过去的创伤。她要求全科医生从她的医疗记录中删除所有与她过去的创伤相关的内容。医生拒绝这样做,于是她要求诊所销毁她所有的病历,也被拒绝了。

患者是否可以要求销毁部分或全部病史?

本案例基于 ST 案 (Randeep and Dinsdale,2013)。

·◆ 参考文献 ◆·

Anon, 2017a, "Dealing with Online Criticism", Medical Defence Union, https://www.themdu.com/guidance-and-advice/guides/dealing-with-online-criticism.

Anon, 2017b, "Royal Free-Google DeepMind Trial Failed to Comply with Data Protection Law", Information Commissioner's Office, https://ico.org.uk/about-the-ico/news-and-events/news-and-blogs/2017/07/royal-free-google-deepmind-trial-failed-to-comply-with-data-protection-law/.

Armstrong, S., 2017, "Patient Access to Health Records: Striving for the Swedish Ideal", *BMJ*, 357; jz069

Armstrong, S., 2018, "Data deadlines loom large for the NHS", *BMJ*, 360: k1215.

Atherton, H., Pappas, Y., Heneghan, C. and Murray, E., 2013, "Experiences of Using Email for General Practice Consultations: A Qualitative Study",

The British Journal of General Practice: The Journal of the Royal College of General Practitioners, Vol.63, No.616, pp.760-767.

Creet, J., 2018, "How Cops Used a Public Genealogy Database in the Golden State Killer Cas", The Conversation, https://theconversation.com/how-cops-used-a-public-genealogy-database-in-the-golden-state-killer-case-95842.

Dranseika, V., Piasecki, J. and Waligora, M., 2016, "Forensic Uses of Research Biobanks: Should Donors be Informed?", *Medicine, Health Care, and Philosophy*, Vol.19, No.1, pp.141-146.

Gunning, E. and Richards, E., 2014, "Should Patients be Able to Email Their General Practitioner?", *BMJ*, 349: g5338.

Gymrek, M., McGuire, A. L., Golan, D., Halperin, E. and Erlich, Y., 2013, "Identifying Personal Genomes by Surname Inference", *Science*, Vol.339, pp.321-324.

Hughes, O., 2018, "PHE under Fire for Supplying Cancer Patient Data to Tobacco-Linked Firm", Digitalhealth, https://www.digitalhealth.net/2018/01/public-health-england-cancer-patient-data/.

Kaye, J., Whitley, E. A., Lund, D., Morrison, M., Teare, H. and Melham, K., 2014, "Dynamic Consent: A Patient Interface for Twenty-First Century Research Networks", *European Journal of Human Genetics*, Vol.23, p.141.

Loh, E., 2018, "Medicine and the Rise of the Robots: A Qualitative Review of Recent Advances of Artificial Intelligence in Health", *BMJ Leader*, Vol.2, pp.59-63.

Mold, F., Raleigh, M., Alharbi, N. S. and de Lusignan, S., 2018, "The Impact of Patient Online Access to Computerized Medical Records and Services on Type 2 Diabetes: Systematic Review", *Journal of Medical Internet Research*, Vol.20, No.7, p.235.

Randeep, R. and Dinsdale, P., 2013, "Patient Lost £18,000 Legal Battle Over GP Medical Records", The Guardian, https://www.theguardian.com/politics/2013/aug/01/patient-legal-battle-medical-records.

Samuelson, W. and Zeckhauser, R., 1988, "Status Quo Bias in Decision

Making", *Journal of Risk and Uncertainty*, Vol.1, pp.7-59.

Shrimsley, R., 2014, "The Computer Will See You Now", Financial Times, https://www.ft.com/content/17060096-07be-11e4-8e62-00144feab7de.

Temperton, J., 2016, "NHS Care.Data Scheme Closed After Years of Controversy", wired.co.uk, https://www.wired.co.uk/article/care-data-nhs-england-closed.

Walker, J., Meltsner, M. and Delbanco, T., 2015, "US Experience with Doctors and Patients Sharing Clinical Notes", *BMJ*, 350: g7785.

Zack, P., 2014, "Patients Recording Consultations", Medical Defence Union, https://www.themdu.com/guidance-and-advice/journals/good-practice-june-2014/patients-recording-consultations.

第二十章
公共卫生伦理学

◆·**案例20.1**

怀孕早期叶酸水平低下与特定出生缺陷（脊柱裂）的风险增加有关。

建议孕妇在怀孕期间补充叶酸，但有些女性意识到自己怀孕时已为时已晚。还有一些人忘记或不知道要服用叶酸。英国是欧洲地区新生儿脊柱裂发病率最高的国家之一——每年约有1000例。

英国实施了干预措施，例如在面粉中添加叶酸（Limb，2018）。其他国家出台了类似措施，脊柱裂发病率减半。然而，一些面包师担心这会对他们的行业带来冲击。其他人则担心这种食品强化会带来其他健康风险。

英国应该在面粉中添加叶酸吗？

什么是公共卫生伦理？

公共卫生伦理关注影响"公众"健康的个人、集体或机构行为的伦理问题，而不是任何特定个人的健康问题。然而，公共卫生与个人健康之间的界限并不明确。由于公众只不过是个人的集合，因此公共卫生与个人健康是紧密相关的。例如，堕胎可被视为关乎女性个人健康的问题。然而，规范堕胎行为的法律可以被视为与公共卫生问题相关，因为它有可能影响大量女性的健康，从而影响公共卫生。

公共卫生伦理与传染病伦理有密切的关联。传染病也可能会影响很多人，因此二者的逻辑是相似的。性传播疾病、流行病和高度传染性疾病（如天花）就是典型的例子。

正如堕胎的例子所表明的，与其在公共健康和个人健康问题之间划清界限，不如将某些健康问题属于公众和个人的部分进行区分更有意义。假设以下这种情况：如果我的孩子没有接种疫苗而感染了麻疹，那么这既涉及个人健康问题，也涉及公共卫生问题，因为虽然是我的孩子感染了麻疹，但有可能传染给其他人。此外，随着未接种疫苗的人数越来越多，其他人被感染的风险也会增加，因为社会可能无法实现针对某种传染病的"群体免疫"。

公共卫生伦理经常会涉及个人与社会之间的冲突或关系。公共卫生伦

理的特点是，为了公共利益或人口的健康，要求个人付出某种代价。（专
栏 20.1 ）。但是多少代价才算合理呢?

◆◆ **专栏 20.1　公共卫生伦理：为了他人或自己未来的利益，而对个体
施加负担**

- **负担**

限制自由

短期内幸福感下降

侵犯隐私或机密

- **伦理问题**

为了他人利益而承受风险或负担

强制

剥削

正义

污名

信任

团结一致

◆ ◆ ·· ◆ ◆

个人与群体

以英国强制在面粉中添加叶酸为例，一些人为了其他人的福祉而承
担了一定的成本。个人自主权受到了（一点点）损害，因为个人无法选择
是否服用维生素补充剂。这也可能对其他人造成伤害：强制补充叶酸的一
个可能的风险，是它可能与老年人的另一种维生素缺乏症（B12）发生相
互作用。关于这种风险有多大存在争议（Mills，Molloy，and Reynolds，
2018），这是一个公共卫生干预措施可能对某些人造成伤害，同时又使另
一些人受益的例子。

又如，保护老年人免受流感侵袭的最佳方法是给儿童接种疫苗。这比
选择性地为老年人接种疫苗或为医护人员接种疫苗的效果要好。这似乎是
在把孩子作为一种手段，从而违反了康德的道德律：即人不应该仅仅被当

作手段来使用和看待（见第二章）。但由于确实对儿童起到了全面保护的作用（降低了儿童死于流感的风险），因此就不能算作**仅仅**将儿童视为一种手段（来使用）。

◆·**案例20.2**

　　亨利（Henry）和米歇尔（Michelle）正在考虑是否为他们的第二个孩子接种疫苗。他们的第一个孩子被诊断出患有孤独症，因此担心另一个孩子会受到疫苗接种副作用的影响。

　　亨利和米歇尔都是科学家，阅读了大量有关麻腮风（MMR）疫苗和孤独症的关系的文献。他们意识到将疫苗与孤独症联系起来的科学证据很薄弱。然而，他们辩解说，对孤独症的特别关注意味着他们有理由不让孩子接种疫苗。如果他们选择给第二个孩子接种疫苗，而孩子因此患上了孤独症，他们将无法原谅自己。

　　在群体免疫水平较高的情况下接种疫苗，个人付出的代价最为明显。在第五章中，我们考虑了詹姆斯（James）和拉妮娅（Rania）的情况（案例5.3），他们判断女儿患麻疹的风险低于接种疫苗产生副作用的风险。

　　如果拉尼娅和詹姆斯的评估是正确的，那么为了群体免疫而让他们的女儿接种疫苗，可能会使其面临相关风险。因此，不接种疫苗才符合他们的女儿的最佳利益。

　　对此类案例的一种回应是，个人对相对风险的评估常常是错误的。例如，接种麻疹疫苗导致住院的风险估计为0.003%，死亡风险为0。相比之下，因麻疹住院的风险约为20%，死亡风险为1/350—1/1200。（仅考虑住院风险，不接种疫苗感染麻疹的概率必须小于0.02%才更安全，Jamrozik, Handfield, and Selgelid，2016。）

　　然而，回顾亨利和米歇尔的案例，很明显，评估最佳利益以及是否进行干预，涉及价值观和统计风险问题。医生可能会得出结论，接种疫苗符合婴儿的利益；然而，亨利和米歇尔的担忧意味着他们不同意这种观点。

　　有时候，侵犯个人隐私、自由、价值观或自主权，甚至为了公共健康而牺牲个人健康，是唯一的选择。

政策问题

公共卫生伦理中的大多数问题出现在政策制定层面，因此公共卫生伦理可以主要被视为公共卫生政策的伦理。典型的公共卫生伦理问题包括：国家强制的合法性（例如，强制接种疫苗是否合理？何时以及在什么条件下可以隔离个人？）；个人隐私的重要性与公共卫生目标的重要性（例如，我们是否应该要求以诊断为目的而进行基因组测序的患者提供其基因信息，纳入基因数据库，然后用于改进对其他人的诊断）；以及国家的家长式作风（例如，国家是否有理由阻止公民吸烟和饮酒等不健康行为）。

在政策层面，我们通常需要考虑三种不同的价值观：某项政策的"预期效用"；个人自由或自主；以及某种正义观（例如，确保每个人都为某些公共利益做出平等的贡献，并获得平等的公共卫生利益）。公共卫生伦理政策的制定，从根本上讲是关于如何在这三种价值观相互冲突时进行权衡的问题。

公共卫生伦理学有两个区别于许多其他医学伦理学领域的特征。

首先，由于公共卫生受到多种因素的影响，包括生活方式的选择，因此并非所有公共卫生干预措施都是医疗保健问题。强制接种疫苗是一项基于医疗保健干预的公共卫生政策，但是否存在阻力取决于公众的受教育水平和对政府的信任程度。对糖、酒精或烟草征税，或通过水氟化来预防蛀牙，都是不涉及标准医疗干预的公共卫生措施。

其次，这些例子表明，公共卫生的"公共"方面，也是公共卫生伦理的"公共"方面，可以指带来某些结果的行为主体，也可以指那些承受行为主体行为后果的人。更具体地说，我们通常所说的"公共卫生"是指对人们的健康有一定影响的集体行为（例如，实现群体免疫是一个公共卫生问题，因为它需要大量个人的共同行动）和／或某种行为对整个人口而不是单个个体的健康影响（例如，群体免疫是一个公共卫生问题，因为它为人口提供了健康益处）。

强制和剥削

公共卫生检查人员发现一名担任厨师的女士 MM 以前工作过的许多地方都暴发了伤寒疫情，于是怀疑她是伤寒杆菌无症状携带者。当时，还没有治疗伤寒的抗生素。她被隔离了一段时间，后来隔离被解除，条件是她不能再继续从事厨师工作。

MM 女士重返厨师岗位后（她否认自己身体不适，并觉得自己受到了不必要的指责），伤寒疫情进一步暴发。随后她被隔离了 20 多年。

隔离某人以防止传染病的传播是否符合伦理？

本案例基于"伤寒玛丽"（Typhoid Mary）案（Brooks 1996）。

传统上，公共卫生伦理中提出的核心问题是强制。强制之所以是一个伦理问题，正是因为保护公众健康和实施公平政策往往需要侵犯某些个人自由，也因为我们非常珍视个人自由。那么问题来了，我们应该在多大程度上限制甚至暂时侵犯某些个人自由，以防止给他人造成伤害。是否应该强迫家长给孩子接种疫苗？应该以什么方式强制执行？考虑到对酒精和烟草征税会减少人们饮酒和吸烟，这项税收应该有多重？为了保护公共健康而侵犯个人自由，最明显的例子是对已经接触或感染某种疾病的个人进行检疫和隔离。虽然"伤寒玛丽"的情况（案例 20.3）可能看起来很极端，但在最近的一个案例中，一名男子因故意通过不安全性行为向多名男子传播人类免疫缺陷病毒而被判终身监禁。[他的刑期在一定程度上是惩罚性的；然而，这也反映出如果他被释放，似乎会给其他人带来风险（Rawlinson，2018）。]

强制是道德哲学中广泛争论的概念。不同的哲学观点对某一公共卫生干预措施是否具有强制性，以及是否因为强制性而表面上不被允许，有不同的看法。例如，澳大利亚实施了所谓的"不注射，无福利"的疫苗接种政策，未接种疫苗的儿童的父母不再有资格享受某些国家儿童福利；换句话说，国家福利已成为给儿童接种疫苗的父母的奖赏。此类政策是否具有强制性？

当一个人通过胁迫让他人做一些他们不愿意做的事，使其处境恶化，这就是所谓的"强制"。例如，强盗说："你是要钱还是要命？"当然，在这种情况下，你既想要钱，又想要命。但这个选择——维持现状——被强盗用武力剔除了。通常，强制会导致个人处境更糟（受到伤害）或自由受到限制。当权威人士或当局对选择进行限制时，强制就会存在——当现状仍然是一种选择时，它就永远不会存在。

因此，激励措施等不具有强制性（前提是人们可以选择维持现状）。另一个相关的概念是剥削。剥削会导致行为人选择某个提议（也可维持现状），但这只是因为不公正的或不幸的遭遇。例如，某人因债务而出售肾脏或参与有风险的研究（参见扩展案例20.5）。防止剥削的方法是要么确保当事人不公正的或不幸的遭遇得到纠正，要么向人们支付足够的报酬，使收益合理地超过负担（例如，合理的价格或公平的收入）。

新的概念与原则：塑造公共卫生伦理的未来

我们将在本节介绍最近在公共卫生辩论中引入的一些概念，以应对21世纪公共卫生的新挑战。

容易救助义务

作为道德的一项基本要求，"容易救助义务"主张，当一个人可以做一些对自己而言代价小而对他人而言利益大（或避免对他人造成重大伤害）的事情时，那么他就应该这样做。容易救助的例子包括死后捐献器官、献血或参与低风险研究。一些伦理学家认为，容易救助的义务有时可以由国家强制执行（Savulescu，2007）。至少，某项义务属于容易救助义务这一事实为国家干预提供了理由，国家会以某种方式强制个人为公共卫生事业做出贡献。

救助需要有多"容易"才能证明这一点是合理的？有一种观点认为（容易救助的"比较"概念），这取决于可以带来的好处或可以防止的伤害的大小，因此，好处或伤害越大，对牺牲的要求就越大（Giubilini et al.，2017）。相比之下，根据容易救助的"绝对"概念，存在一个上限，超过这个上限，无论发生什么，个人牺牲就不再是一种义务。根据这个说法，为了某些公共健康利益，个人应该只需要承担很小的成本（比如与日常生活相称的死亡风险）。例如，在机场对所有乘客进行 X 光检查，以筛查是否存在恐怖主义行为，安检仪器使人们受到的电离辐射剂量相当于一次短途飞行承受的电离辐射剂量。对于数以百万计的乘客来说，这可能会导致较低数量的癌症，但不会超过航空旅行通常造成的癌症数量。

容易救助义务在当今的公共卫生伦理中发挥着重要作用：最常提出的伦理问题之一是要求人们为了保护公共健康而做出什么样的牺牲是可以接受的。例如，如果接触某些传染病，隔离是"容易救助"吗？或者什么样的疾病会使隔离成为一种容易救助义务？这可能取决于提议的隔离期有多长（就像"伤寒玛丽"的情况一样，长达 20 年的隔离，似乎并不容易！）。

集体行动问题

一些公共卫生问题引发了独特的集体行动问题，特别是所谓的"搭便车问题"和"公地悲剧"。正如第五章提到的，集体行动问题出现在这种情况下：每个人都可以合理地认为自己不出力会更好，但是，如果所有或许多人都这样做，则每个人的境况都会恶化。这些都是个人利益与集体利益发生冲突的典型例子。

当所涉及的物品是"公共物品"或"公共资源"时，"搭便车问题"和"公地悲剧"就会发生。在公共卫生领域有两个典型的例子：群体免疫和抗生素耐药。前者是一种公共物品，会引发"搭便车问题"：如果我不接种疫苗，只要我周围有足够多的人接种疫苗，我仍然可以从群体免疫中受益，所以我至少有理由"搭便车"；但如果太多人没有接种疫苗，（接种带来的）利益本身就会受到损害。抗生素是一种公共资源，但却会引发"公地悲剧"。如果长期使用某种抗生素，其抗菌效果会下降，因为抗生素的使用决定了耐药微生物的进化优势，使其更容易繁殖。

我们需要的是让人们接种疫苗并将细菌对抗生素产生耐药性的速度降至最低，即使这样做不符合他们的利益。我们怎样才能确保人们这样做呢？

集体行动问题需要通过某种形式的国家干预来解决。此类干预措施的目的在于激励人们为公共利益作出贡献。具体行动可能是抑制措施，可能是激励措施，也可能是助推措施。

◆·案例 20.4

2018 年年初，挪威政府将巧克力产品的税率提高了 83%。所有糖果、巧克力和甜饼干的税率为每千克 3.34 英镑，对含糖饮料的税率为每升 43 便士。这是英国 2018 年 4 月对软饮料征收的税率的两倍（Bloch-Budzier, 2018）。

对不健康食品征税合乎道德吗？

抑制措施

一些人建议，应对那些很容易为有价值的公共卫生目标作出贡献但未能这样做的个人，加征税收或实施经济处罚。换句话说，惩罚那些未能履行容易救助义务的人。例如对那些未能给孩子接种疫苗的父母进行征税或经济制裁。这种惩罚可以阻止反社会行为，例如搭群体免疫的便车；将个人产生的成本内部化。例如，我们可以考虑对未给儿童接种疫苗的父母，或者那些促成抗生素耐药性以及食用使用抗生素饲养的动物产品的人，进行征税。在第一种情况下，税收能阻止一部分人搭群体免疫的便车。在第二种情况下，它将阻止人们通过食用工厂化农场生产的肉类等行为来降低抗生素的作用效力；重要的是，在后一种情况下，税收收入可用于资助新抗生素的研发（Giubilini et al., 2017）。抑制措施还可适用于那些不一定体现集体行动问题的公共卫生干预措施，例如肥胖症等生活型态疾病（专栏 20.2）。辩论角专栏 20.1 总结了一些赞成和反对征收糖税的论点。

◆◆·专栏 20.2　生活型态疾病的抑制因素

● 吸烟、饮酒和糖摄入量

某些生活方式的选择会对个人和公共健康产生重大影响。烟草消费以及酒精和糖的过度消费都会给消费者的健康带来不利影响：烟草会导致各种形式的癌症；酒精会导致癌症和严重的肝损伤；而糖会导致肥胖和糖尿病。因此，当许多人采取此类不健康的生活方式时，公共卫生水平就会下降，公共卫生支出就会上升，这意味着个人和容易避免的生活方式会给社会带来巨大的治理成本。是否应该阻止人们这种不健康的行为？是否应该将他们给社会带来的成本内部化？大多数人都会回答"应该"：对酒精、烟草和糖（较少见）征税，正是为了减少不健康行为并迫使人们将成本内部化（从而最大限度地降低公共卫生系统的开支）。

然而，如果我们认为这些抑制措施在道德上是合理的，甚至道德本身就是这样要求的，那么我们就需要解答进一步的问题：由于许多生活方式的选择构成健康危害，并可能给社会带来治理成本，哪些生活方式应该像对待酒精、烟草和糖一样？周末滑雪或骑摩托车之类的事情涉及健康风险，可能会给公共卫生系统带来负担。与其他也涉及健康危害的活动（例如从事危险工作或每天开车上班）不同，这些爱好可以很容易地避免给个人带来重大损失。因此，人们可能会问，为什么要对不同类型的活动区别对待，为什么要污名化某些活动而其他活动却可不受影响。

◆··辩论角　专栏20.1　是否应该征收糖税？

● 赞成

通过减少肥胖、糖尿病、肝病等促进公众健康。

消费选择是资本主义和强大的跨国势力破坏自由和自治的产物。

导致行为成本的内在化（人们必须承担他们所做选择的一些经济成本）。

增加收入，包括公共医疗保健系统的收入。

吸烟税可以有效降低吸烟率，因此糖税可能会减少糖的消费。

这可能会导致公司减少（产品中的）含糖量。

糖会让人上瘾，因此人们选择吃糖并不是完全自主的。

经过加工的糖没有显著的营养价值。

孩子们在能够做出自己的选择之前就已经成为目标并上瘾。

● 反对

自由——人们在不直接影响他人的情况下应该自由决定自己的消费选择。

使食物更加昂贵并增加生活成本。

累退税制对穷人产生不成比例的影响，并加剧不平等（那些已经处于不利地位的人受到糖税的影响可能最大）。

人工甜味剂的替代品存在问题——例如，它们可能会刺激食欲并导致体重增加（如果减少糖分，商家也会使用类似的策略来营销产品）。

糖过度消耗的原因是多因素和社会性的——单纯征收糖税并不能从根本上解决问题。

糖税使穷人和肥胖者蒙受污名。

糖税是强硬家长主义的一个例子（即"医生最了解情况"），这是毫无道理的。

激励措施

替代抑制措施的激励措施，鼓励个人付出一定代价促进公共卫生发展的行为。例如，家庭可能会因完成免疫接种而获得现金报酬。

当某些行为被视为基本道德义务时，激励措施的使用，例如有条件现金转移支付（CCTs）的形式，往往被认为是有问题的。一些人认为，通过支付报酬的形式以激励人们去做本来就负有明确道德义务的事情，是一种将道德商品化的做法，这将削弱人们按照道德规范行事的动力。迈克尔·桑德尔（Michael Sandel）提出了一个著名观点，即我们不应该通过支付报酬的方式来让人们为公共利益作出贡献（Sandel，2012）。然而，有时公共卫生干预措施，特别是在紧急情况下，要求个人做出牺牲，至少根据"容易救助义务"的比较概念，这种牺牲超出了"职责的要求"。例如，解决抗生素耐药性问题，可能会要求医生对某些可能需要抗生素的患者停止使用抗生素或延迟使用抗生素；为预防严重传染病的流行有时需要隔离个人。与未被隔离的人相比，被隔离但未感染的人感染疾病的风险可能更高。被隔离者的自由受到限制。这些情况似乎是为了公共健康而要求个人做一些可能要求过高的事情。考虑到我们可以从他们的牺牲中受益，也许我们应该给做这些事情的人支付一些报酬？

对有条件的现金转移支付的担忧包括商品化、诱导以及最终的剥削问题。有些人认为激励措施是一种剥削人们的方式，因为除了接受这笔钱，没有其他合理的选择，由此被迫做出巨大牺牲。一些哲学理论认为，这已经构成了强制（Feinberg，1986；Frankfurt，1973；Held，1972）。

助推健康

有时，助推被认为是追求某些公共卫生目标和维护个人自由之间的一种良性的妥协。助推是一种向个人展示开放选择或"选择架构"的方式，在不禁止任何选择或显著改变经济激励的情况下，以一种可预见的方式改变人们的行为（Thaler and Sunstein，2008）。最典型的例子就是"自助餐厅"这个案例：研究表明，学校食堂食物的陈列和排列方式会影响学生选择什么样的食物，而无须改变菜单；这意味着我们可以简单地助推人们吃健康食品，而不必通过从菜单中删除不健康的食品来强迫他们。助推可以利用某些决策偏差，例如默认效应（default effect），人们倾向于选择使用默认选项，而不评估选择退出的利弊，即使他们可以轻松地选择放弃默认选项。除了自助餐厅的案例之外，其他可能出于公共卫生目的而使用助推的例子包括：学校的默认疫苗接种（除非父母选择退出，否则将被视为同意为儿童接种疫苗）或默认器官捐献系统（见第十五章）。

最小限制原则

为了提高免疫接种率，各国可能会采用不同的策略（见表20.1）。抑制、激励和助推在不同程度上限制了个人自主权。激励和抑制可能会让某些弱势群体"没有合理的选择"，而助推可能会利用人们某些无意识的心理机制。当然，另一种选择是彻底强制（这可能与施加重罚没有太大区别）。应该选择哪一种干预措施，在很大程度上取决于公共卫生问题的严重程度，以及哪一种干预措施对实现相关公共卫生目标更有效。然而，当多种干预措施都有效时，人们普遍认为，我们应该在众多有效的政策中选择对个人自由限制最少的那个（Gostin，2008，p.142；Saghai，2013）。尽管这一原则看似无可争议，但它仍然引发了一些实际的道德问题。例如，我们应该如何衡量限制性（限制性是不受外部约束的自由问题吗？还是自主权的问题？或者侵犯其他权利的问题？）。

表 20.1　　　　提高免疫接种率的公共卫生战略（Scutti，2018）

措施	示例	国家/地区
抑制	学校排斥——未接种疫苗的儿童不得上学	美国俄勒冈州 法国 意大利
激励	家长因完成免疫接种/参与儿童健康计划而获得报酬	"不注射，无福利"——澳大利亚计划仅向提供免疫证明的家庭提供儿童福利金； （有些人认为这是一种抑制措施而不是激励措施） 在印度农村地区为母亲提供有条件现金转移支付，旨在促进其参与儿童保健服务
助推	默认/选择退出计划——例如，为所有儿童提供学校免疫接种，除非父母选择退出，或自主安排免疫接种预约	荷兰医疗中心医护人员默认流感疫苗接种预约
强制	强制疫苗接种计划	斯洛文尼亚推行强制性疫苗接种计划（不允许非医疗豁免），家庭因不遵守规定而被罚款（这可能被视为"抑制"，而不是真正的强制）； 比利时强制脊髓灰质炎疫苗计划

补　偿

补偿个人因实施某项公共卫生措施而造成的损失和费用事关公平和社会正义：某些公共卫生措施可能会加剧现有的不平等和不公平。例如，为预防或遏制严重传染病暴发而被隔离的人，应就被迫停止活动期间造成的所有收入损失获得补偿。补偿有两个作用：首先，它可以避免给那些被迫停止劳动的人带来过重的负担，这是一个社会正义问题；其次，这将有助于使遵守公共卫生规定或要求成为一种容易救助的形式，从而增强强制政策的伦理合理性。

传染性疾病

疫苗接种

近年来，疫苗接种已成为公共卫生伦理关注的焦点，主要是因为疫苗接种率大幅下降，以及建议或实施更具强制性的政策（见表 20.1）。

这可能会令人惊讶，因为疫苗接种似乎是个人利益和集体利益重叠的情况之一：通过接种疫苗，人们可以获得对传染病的免疫力，并为实现群体免疫作出贡献。然而，由于多种原因和因素，许多人仍然拒绝或不为孩子接种疫苗（见案例 10.2）。2017 年，欧洲约有 40 人死于麻疹，病例数较 2016 年增加 400%。

现行法律并没有强制要求父母为孩子接种疫苗。司法实践中，已经出现了多起父母（或父母与孩子）对于孩子是否应该接种疫苗存在分歧的案例。解决这些争议要基于对儿童福祉的评估。法院无一例外地认定，接种疫苗将促进儿童的福祉。

政策制定者应如何应对？疫苗接种似乎是一个典型的"容易救助"示例，因为疫苗接种对个人的负担很小，而且疫苗接种确实能带来很大益处。因此，接种疫苗似乎也是实施各种激励措施不合理的情况之一，在这种情况下，有充分的理由采取诸如对未接种疫苗者罚款（如意大利的做法）或禁止未接种疫苗的儿童入学（如美国等地的做法）等惩罚措施。

当实施此类强制性政策时，很可能出现的一个问题是"出于良心反对"或非医疗豁免：一些人声称从哲学或宗教角度反对疫苗接种。有时，尤其是在美国，各州允许以"良心自由"的名义豁免。在集体利益和个人自由之间取得平衡是有问题的，不仅是因为过多的出于良心的反对者会危害群体免疫，而且群体免疫是一个公共物品，未接种疫苗的人会在群体免疫上搭便车，容易引发公平性问题。

大流行病

大流行病是指传染性疾病的扩散，传播范围之广，足以影响到世界大部分地区。大流行病是公共卫生领域最可怕的事件之一。流感大流行相对常见，每个世纪大约发生三次。现代最严重的一场流感疫情是 1918-1920 年的流感大流行，不到一年的时间就夺去了全世界 4000 多万人的生命。比较近的例子是 2003 年的 SARS 大流行，它从亚洲迅速蔓延到美洲和欧洲，导致全球 8000 多人患病，774 人死亡；据估计，SARS 流行病给世界经济造成的总损失至少为 400 亿美元（Lee and McKibbin，2004）。

正如 SARS 的例子所示，大流行病对公共卫生伦理提出了严峻挑战。在大流行病期间可能受到传染病影响的人很多，而且大流行病的健康和经济成本非常高，因此，为了保护集体利益而侵犯个人权利和损害个人利益，似乎具有了非常充分的理由。鉴于全球化和世界各地人们的快速互联（例如通过航空旅行），对流动的限制（例如隔离或检疫）在当今时代可能尤其重要。

通常，大流行病的预防或遏制会引发有关社会正义的问题：为防止 H5N1 流感病毒的传播，需要杀死感染的鸟类和家禽，而这对许多家庭来说是唯一的收入来源。换句话说，针对为了预防大流行病而采取的公共卫生措施，穷人通常会为此付出更高的经济成本，这就引发了前文提到的有关补偿义务的问题（Faden and Shebaya，2016）。

抗生素耐药性

抗生素耐药性（Antimicrobial Resistance，AMR）是一种迫在眉睫的公共卫生紧急情况，直到最近——实际上为时已晚——决策者才开始认真对待这个问题（O'Neill，2016）。根本问题是，虽然世界上许多地区的人们仍然无法获得有效的抗生素和其他抗菌药物，但在世界其他地区，却毫无节制地消耗了太多。如前文所述，接触抗菌药物会导致细菌或寄生虫产生耐药性，从而使抗菌药物失效。重要的是，滥用抗菌药物（例如在病毒感染的情况下使用抗生素）以及合理使用抗菌药物治疗感染都会产生抗药性。为了遏制抗生素耐药性并让新抗菌药物的研发速度跟上抗生素耐药性的发展速度，我们需要集体大幅度减少抗菌药物的使用。因此，这里显然涉及到集体责任，而抗生素耐药性对个人责任归属的影响也是如此——例如，我们每个人是否应该减少抗生素的使用，甚至可能到不使用抗生素治疗轻微和自限性感染的程度，以便为那些更需要抗生素的人维护抗生素的有效性？虽然我们在前文了解到的传统公共卫生伦理问题基本上要求在个人自主和公共利益之间取得平衡，但抗生素耐药性提出了更难以解决的伦理问题，即平衡个人的健康和风险与公共健康和风险。在某些时候，我们可能不得不让个人面临大于最低限度的风险，以维护抗生素有效性这一共同利益，延迟使用最后一线抗生素。这种相当极端的解决方案需要解决本章提出的许多道德问题：在集体责任的背景下个人义务的限度在哪里？个人是否应该因延误某些感染的治疗而获得补偿？哪些感染可以不予治疗，以保持在容易救助义务的范围内？在轻微和自限性感染的情况下是否应该减少抗生素的使用？重要的是，抗生素耐药性不仅对决策者，而且对个体医生提出了抗菌药物管理的问题，他们很快将被要求做出负责任的决定，是否优先考虑患者个体利益（给他们开抗生素）或集体利益（避免向某些患者开抗生素处方）。这在政治上可以接受吗？在最近的一项公众调查中，50.3% 的参与者认为医生通常应该优先考虑个体患者而不是社会。当被问及抗生素耐药性时，39.2% 的参与者表示会优先考虑个人，而 45.5% 的参与者表示会优先考虑社会。当了解抗生素使用的社会成本，并从第三人称而非第一人称的角度考虑时，人们的态度更加倾向于考虑社会并对集体责任更加理解（Dao et al., 2019）。

致 谢

特别感谢阿尔贝托·朱比利尼（Alberto Guibilini）在本章的背景研究和资料准备方面提供的宝贵帮助。

复习思考题

1. 什么是"容易救助义务"？在公共卫生干预措施中如何应用？

2. 在传染病大流行期间隔离患者是否符合伦理？给患者带来多大不便是可以接受的？

3. 可以采用哪些策略来提高疫苗接种率？社会应该如何进行评估和

选择？

4. 付钱让人们做出的行为符合道德规范，这是不道德的。你同意吗？举例说明原因。

5. 什么是公共卫生领域的集体行动问题？该如何解决这些问题？

◆ 扩展案例 20.5

挑战试验涉及故意（在受控环境中）使用微生物感染研究参与者，以研究其发病机理或测试疫苗或抗菌药物的功效。挑战研究有诸多显著的好处。例如，在候选疫苗的研究中，可以在症状出现之前检测到感染的生理或生化迹象。

研究人员提出了一项故意让志愿者感染寨卡病毒的试验，寨卡病毒是一种虫媒病毒，扩散速度快，与胎儿先天性小头畸形有关。

为了更大的利益而故意让研究参与者感染寨卡病毒是否符合伦理？

可接受的风险有多大？

这样一项研究的参与者可以获得多少报酬？

（参见 Miller and Drapkin Lyerly, 2018；Anomaly and Savulescu, 2019；Bambery et al., 2016。）

◆ 参考文献 ◆

Anomaly, J. and Savulescu, J., 2019, "Compensation for Cures: Why We Should Pay a Premium for Participation in 'Challenge Studies'", *Bioethics*, Vol.33, No.7, pp.792-797.

Bambery, B., Selgelid, M., Weijer, C., Savulescu, J. and Pollard, A. J., 2016, "Ethical Criteria for Human Challenge Studies in Infectious Diseases", *Public Health Ethics*, Vol.9, pp.92-103.

Bloch-Budzier, S., 2018, "Crossing the Border for a Sugar Fix", BBC News, https://www.bbc.co.uk/news/health-43245138.

Brooks, J., 1996, "The Sad and Tragic Life of Typhoid Mary", *CMAJ*,

Vol.154, No.6, pp.915-916.

Dao, B., Douglas, T., Giubilini, A., Savulescu, J., Selgelid, M. and Faber, N. S., 2019, "Impartiality and Infectious Disease: Prioritising Individuals Versus the Collective in Antibiotic Prescription", *AJOB Empirical Bioethics*, Vol.10, No.1, pp.63-69.

Faden, R. R. and Shebaya, S., 2016, "Public Health Ethics", In *The Stanford Encyclopedia of Philosophy* (Winter 2016 Edition), Edited by E. Zalta.

Feinberg, J., 1986, *The Moral Limits of the Criminal Law: Harm to Self*, New York: Oxford University Press.

Frankfurt, H., 1973, "Coercion and Moral Responsibility", In *Essays on Freedom of Action*, Edited by T. Honderich, London: Routledge and Kegan Paul.

Giubilini, A., Birkl, P., Douglas, T., Savulescu, J. and Maslen, H., 2017, "Taxing Meat: Taking Responsibility for One's Contribution to Antibiotic Resistance", *Journal of Agricultural and Environmental Ethics*, Vol.30, pp.179-198.

Gostin, L. O., 2008, *Public Health Law: Power, Duty, Restraint*, Revised and Expanded Second ed., London: University of California Press.

Held, V., 1972, "Coercion and Coercive Offers", In *Nomos XIV: Coercion*, Edited by J. R. Pennock and J. W. Chapman, Chicago: Aldine-Atherton, pp.49-62.

Jamrozik, E., Handfield, T. and Selgelid, M. J., 2016, "Victims, Vectors and Villains: are Those Who Opt Out of Vaccination Morally Responsible for the Deaths of Others?", *Journal of Medical Ethics*, Vol.42, pp.762-768.

Lee, J. W. and McKibbin, W., 2004, "Estimating the Global Economic Costs of SARS", In *Learning From SARS: Preparing for the Next Disease Outbreak: Workshop Summary*, Edited by S. Knobler, Washington, DC: National Academic Press.

Limb, M., 2018, "Flour to be Fortified with Folic Acid Within Weeks, Say Reports", *BMJ*, Vol.363, p.k4348.

Miller, F. G. and Drapkin Lyerly, A., 2018, "Navigating Ethics Review of Human Infection Trials with Zika", Hastings Center, https://www.thehastingscenter.org/navigating-ethics-review-human-infection-trials-zika/.

Mills, J. L., Molloy, A. M. and Reynolds, E. H., 2018, "Do the Benefits of Folic Acid Fortification Outweigh the Risk of Masking Vitamin B_{12} Deficiency?", *BMJ*, Vol.360, p.k724.

O'Neill, J., 2016, "Tackling Drug-Resistant Infections Globally: Final Report and Recommendations", AMR-review.

Rawlinson, K., 2018, "Man Jailed for Life After Deliberately Infecting Men with HIV", *The Guardian*, https://www.theguardian.com/uk-news/2018/apr/18/hairdresser-daryll-rowe-given-life-sentence-for-deliberately-infecting-men-with-hiv.

Saghai, Y., 2013, "Salvaging the Concept of Nudge", *Journal of Medical Ethics*, Vol.39, No.8, pp.487-493.

Sandel, M., 2012, *What Money Can't Buy: the Moral Limits of Markets*, Farrar, Strauss, and Giroux.

Savulescu, J., 2007, "Future People, Involuntary Medical Treatment in Pregnancy and the Duty of Easy Rescue", *Utilitas*, Vol.19, No.1, pp.1-20.

Scutti, S., 2018, "How Countries Around the World Try to Encourage Vaccination", CNN.com, https://edition.cnn.com/2017/06/06/health/vaccine-uptake-incentives/index.html.

Thaler, R. H. and Sunstein, C. R., 2008, *Nudge: Improving Decisions about Health, Wealth, and Happiness*, New Haven, Conn.; London: Yale University Press.

索 引

1. 为了方便数字用户阅读，术语后的数字皆为英文原版书的页码。

2. 页码后跟 "*f*" 表示图，"*t*" 表示表格，"*b*" 表示专栏。

英文	页码	中文
A		**A**
A National Health Trust v D [2000]	69	国家健康信托基金诉 D[2000]
Abortion	7,15,198–206,199b	堕胎
conscientious objection	53–54,207b	出于良心反对
embryo, moral status of	200–203	胚胎的道德地位
as human organism	199b,200–202	作为人类有机体
identity as a person	201–202	人格认同
potential to be a person	199b,201	成为一个人的潜力
problems with	199b,202–203	堕胎存在的问题
ethical issues	35	伦理问题
law	203b,205–206,207b	法律
morality of	203,203b	堕胎的道德问题
woman's rights/interests	204–205,204f,204b	女性权利 / 利益
Abortion Act (1967), amended	131b–132b, 205–206,206b	《堕胎法案》（1967），修正案
Absolute risk	261–262	绝对风险
Access to Health Records Act 1990	314	《获取健康记录法案》（1990）
Access to medical records	138	获取医疗记录
Access to Medical Reports Act 1988	314	《获取医疗报告法案》（1988）
Active euthanasia	218b–219b,219, 229b,231b–232b	主动安乐死
Acts, distinction from omissions	227–228	作为与不作为的区别
Acts of Parliament. see Statute law		议会法案，参见 Statute law
Acute confusional state	105	急性精神错乱状态
Ad hominem move	14b	人身攻击
Addiction	277–279,277b	成瘾
broader context of	279	更广泛背景下的成瘾
disease view	278–279	疾病观

续表

续表

英文	页码	中文
Artificial nutrition and hydration	223	人工营养和补水
Artificial organs	248b–249b	人造器官
Ashley case	188–189	艾什莉案
Assault	68	威胁／恐吓
Assent	90	同意
Assisted reproduction	198,208–213	辅助生殖
confidentiality issues	131b–132b	保密问题
helped to conceive	210–211,210b	辅助受孕
interests of child	210	儿童的利益
interests of parents	211	父母的利益
interests of state	211	国家利益
law and	211–213,211b	法律和
Assisted suicide	70,218b–219b,229b	协助自杀
Attitudes	33	态度
Authenticity, deep brain stimulation and	283–285,283b	脑深部电刺激和真性性
Authority, arguments from	14b	诉诸权威
Autonomy	16b,104–105	自主／自主权／自主性
active euthanasia	229	主动安乐死
advance directives	51–52,51b,107b,	预先指示
children	104–105	儿童
confidentiality issues	126–127	保密问题
consent issues	49–50,89–90	同意问题
definitions	49b	定义
delegation of choice	52,52b	选择委托
in doctor-patient relationship		在医患关系中
deliberative model	77	商议式模型
informative model	76	信息式模型
paternalistic model	75	家长式模型
euthanasia	231b–232b	安乐死
key issues	51	关键问题
legal aspects	50–51,53b	法律方面
procreative (reproductive choice)	198	生殖的（生育选择）
relational	52–53	关系性
research participants	256,256t	研究参与者

续表

英文	页码	中文
B		**B**
Barnett v Chelsea and Kensington Hospital Management Committee [1968]	66	巴内特诉切尔西和肯辛顿医院管理委员会案 [1968]
Battery, consent issues	68,91–92,91b	殴击，同意问题
Behaviour-related illness, resource allocation	154,154b–155b	与行为相关的疾病，资源分配
Beneficence	16b,50	善行
euthanasia	231b–232b	安乐死
Berlin, Isaiah	8	以赛亚·伯林
Best interests of patient	41–57,41b	患者的最佳利益
children	137	儿童
assisted conception issues in	197–198,210	辅助生殖问题
Children Act (1989)	48b	《儿童法案》（1989）
confidentiality	137	保密
'do not resuscitate' orders	228–234	"不施行心肺复苏"的指令
end of life and	219	生命的尽头与
incompetent adults	105,109–111	无行为能力的成年人
family involvement	111–112,111b	家庭参与
legal approach	48–49	法律途径
Mental Capacity Act (2005)	48,48b	《心智能力法案》（2005）
paternalistic (traditional) model in	74–75	家长式（传统）模型
well-being, theoretical approaches	42–45	幸福，理论方法
Beta-interferon	157–158	干扰素 β
Big data, ethics and	316–318	大数据、伦理与
anonymization	317–318	匿名化
consent	316–317	同意
Binding precedent	61	有约束力的先例
Biobanks	317	生物样本库
Biopsychosocial psychiatry	282–283,282b	生物 - 心理 - 社会精神病学
Biostatistical theory	181	生物统计学理论
Births and Deaths Registration Act (1953)	131b–132b	《出生和死亡登记法案》（1953）
Births registration	131b–132b	出生登记
Bland case	220,223	布兰德案

续表

英文	页码	中文
Blastocyst division, cloning	304b	胚泡分裂，克隆
Blastomere separation, cloning	304b	卵裂球分离，克隆
Body integrity dysphoria (BID)	179–180,179b, 182–183	身体完整性焦虑症（BID）
Bolam test	65	博勒姆测试
Bolam v Friern Hospital Management Committee [1957]	64	博勒姆诉弗里恩医院管理委员会案 [1957]
Bolitho v City & Hackney Health Authority [1998]	65	博利托诉城市和哈克尼卫生局案 [1998]
Boorse, Christopher	181	克里斯托弗·布尔斯
Boorsian account of disease	181,181b	布尔斯对疾病的诠释
Brain death	244	脑死亡
concept of	242	脑死亡的概念
Breast cancer	291b	乳腺癌
British social model, of disability	184	残疾的英国社会模式
Burke v UK [2006]	218b–219b	伯克诉英国 [2006]
C		**C**
Campbell v MGN [2004]	70,133	坎贝尔诉 MGN 案 [2004]
Capacity (competence), 99–114, 99b see also Incompetent adults	99–114,99b	行为能力，参见 Incompetent adults
assessment	101–105	评估
autonomy issues	51	自主问题
central elements	101	核心要素
children	104–105,137	儿童
enhancement of capacity	104–105	行为能力提升 / 行为能力增强
functional approach	101	功能方法
legal principles	102b–103b	法律原则
patient decision-making	48b	患者决策
refusal of treatment	116,117f	拒绝治疗
Care order	176	照顾令
Case (common) law	60	判例法（普通法）
Cases		案例
comparison	15–17	案例对比
references/reports	70–71	参考文献 / 报告
Cases, specific legal		具体法律案例

英文	页码	中文
A National Health Trust v D [2000]	69	国家健康信托基金诉 D [2000]
Ann Marie Rogers v Swindon NHS Trust [2006]	158	安·玛丽·罗杰斯诉斯温顿国家卫生服务信托案 [2006]
Barnett v Chelsea and Kensington Hospital Management Committee [1968]	66	巴内特诉切尔西和肯辛顿医院管理委员会案（1968）
Bolam v Friern Hospital Management Committee [1957]	64	博勒姆诉弗里恩医院管理委员会案（1957）
Bolitho v City & Hackney Health Authority [1998]	65	博利托诉城市和哈克尼卫生局案（1998）
Burke v UK [2006]	218b–219b	伯克诉英国 [2006]
Campbell v MGN [2004]	70,133	坎贝尔诉 MGN 案 [2004]
Charlie Gard, Great Ormond Street Hospital v Yates & Ors [2017]	172b	查理·加德，大奥蒙德街医院诉耶茨和奥尔斯案 [2017]
Chatterton v Gerson [1981]	93	查特顿诉格尔森案 [1981]
Chester v Afshar [2004]	67	切斯特诉阿夫沙尔案 [2004]
Devi v West Midlands Regional Health Authority [1980]	96	德维诉西米德兰地区卫生局案 [1980]
French v Thames Valley Strategic Health Authority [2005]	65–66	弗伦奇诉泰晤士河谷战略卫生局案 [2005]
Gillick v West Norfolk and Wisbech AHA [1986]	70–71,166b	吉利克诉西诺福克和维斯贝希地区卫生局案 [1986]
Glass v UK [2004]	69	格拉斯诉英国案 [2004]
Gregg v Scott [2005]	67	格雷格诉斯科特案 [2005]
Hanson v Airdale Hospital NHS Trust [2003]	65–66	汉森诉艾尔代尔医院国家卫生服务信托案 [2003]
Hills v Potter [1984]	65	希尔斯诉波特案 [1984]
Hunter v Hanley [1955]	67	亨特诉汉利案 [1955]
Law Hospital NHS Trust v Lord Advocate [1996]	223	法律医院国家卫生服务信托诉检察总长案 [1996]
Lord Neuberger in R (Nicklinson) v Ministry of Justice [2014]	219	纽伯格勋爵（法官）在 R（尼克林森）诉司法部案中 [2014]
M v Blackpool Victoria Hospital NHS Trust [2003]	65–66	M 诉布莱克浦维多利亚医院国家卫生服务信托案 [2003]
Marshall v Curry [1933]	96	马歇尔诉库里案 [1933]
Montgomery v Lanarkshire Health Board [2015]	94	蒙哥马利诉拉纳克郡卫生委员会案 [2015]

续表

英文	页码	中文
Murray v McMurchy [1949]	96	默里诉迈克穆齐案 [1949]
NHS Trust A v M [2001]	69	国家卫生服务信托 A 诉 M 案 [2001]
NHS Trust B v H [2001]	69	国家卫生服务信托 B 诉 H 案 [2001]
North West Lancashire Health Authority v A, D and G [1999]	158	西北兰开夏郡卫生局诉 A、D 和 G 案 [1999]
Portsmouth NHS Trust v Wyatt [2004]	220–221	朴茨茅斯国家卫生服务信托诉怀亚特案 [2004]
Pretty v United Kingdom [2002]	70	普蕾蒂诉英国案 [2002]
Quintaville v HFEA [2005]	296	昆塔维尔诉 HFEA 案 [2005]
R (on the application of Smeaton) v The Secretary of State for Health [2002]	207b	R（基于斯米顿的申请）诉卫生大臣案 [2002]
R (on the application of Watts v Bedford PCT and Secretary of State for Health [2004])	159b	R（基于瓦茨诉贝德福德 PCT 和卫生大臣案 [2004] 的申请）
R v Cox [1992]	217b	R 诉考克斯案 [1992]
R v North Derbyshire Health Authority [1997]	157–158	R 诉北德比郡卫生局案 [1997]
Re AA [2012]	206b	关于 AA[2012]
Re Alex: Hormonal Treatment for Gender Identity Dysphoria (2004)	177b	关于 Alex: 性别焦虑症的激素治疗 (2004)
Re B [2002]	220	关于 B[2002]
Re C [1994]	101	关于 C[1994]
Re J (child's religious upbringing and circumcision) [2000]	164	关于 J（儿童的宗教教育和割礼)[2000]
Re MB (An Adult: Medical Treatment)[1997]	207–208	关于 MB(成人 : 医疗)[1997]
Re Y [1996]	242b	关于 Y [1996]
Richmond v Richmond [1914]	102b–103b	里奇蒙德诉里奇蒙德案 [1914]
Royal College of Nursing of UK v DHSS[1981]	205	英国皇家护理学院诉英国卫生和社会事务部案 [1981]
Schloendorff v Society of New York Hospital [1914]	91	施洛恩多夫诉纽约医院协会案 [1914]
W v Egdell [1990]	130b	W 诉埃格德尔案 [1990]
Categorical imperative	32	绝对命令

续表

英文	页码	中文
Causation of harm	66–67	损害原因
CCTs. see Conditional cash transfers		CCTs，参见 Conditional cash transfers
Cellular models of human disease	305	人类疾病的细胞模型
Character	33	特征
Charlie Gard,Great Ormond Street Hospital v Yates & Ors [2017]	172b	查理·加德，大奥蒙德街医院诉耶茨和奥尔斯案 [2017]
Chatterton v Gerson [1981]	93	查特顿诉格尔森案 [1981]
Chester v Afshar [2004]	67	切斯特诉阿夫沙尔案 [2004]
Child assessment order	176	儿童评估令
Children	161–178	儿童
autonomy	104–105	自主
best interests approach. see Best interests of patient		最佳利益方法，参见 Best interests of patient
capacity	137	行为能力
assessment	104–105	评估
Gillick	137	吉利克
cases of	161b,163b,166b, 172b,177b	有关儿童的案例
coerced decision-making	104–105	强制决策
conferred moral status	202	被赋予道德地位
confidentiality	137–138	保密
consent, release of medical records	137	同意，医疗记录的公开
ethical considerations in	168–174	对儿童的伦理考量
genetic testing	295,295b	基因检测
law	162–168,162b	法律
child or young person consent	166–167,166b,169f	儿童或青少年同意
child or young person refuse	161b,167–168,169f	儿童或青少年拒绝
parent consent	163–164,163b,165b	父母同意
parents refuse consent	164–166	父母拒绝同意
research in	266–267	对儿童进行的研究
safeguarding	174–176	保障措施
confidentiality	175	保密
disputes be resolved	172–174,172b	解决纠纷
liability for reporting	176	举报责任

续表

英文	页码	中文
medical examination	175–176	身体检查
protection or court orders, types of	176	保护或法院命令，类型
report for	174–175	针对……的举报／报告
uncertainty	175	不确定性
wishes of parents	170–172,171f,173b	父母的意愿
wishes of young people	168–170,170f	年轻人的意愿
Children Act (1989)	48b,90–91,162,162b,174	《儿童法案》（1989）
welfare checklist	162b	福利清单
Children (Scotland) Act (1995)	163,174	《（苏格兰）儿童法案》（1995）
Chimeras	305	嵌合体
Chromosomal abnormalities, genetic testing and	297b	基因检测和染色体异常
Circulatory death, cardiac transplantation after	245	循环死亡后的心脏移植
Circumcision, infant male	172,173b	男婴的包皮环切术
Civil (private) law	60–61,61b	民法（私法）
criminal cases comparison	62t	刑事案件的比较
hierarchy of courts	63b	法院等级
Claim rights	55b	权利主张
Clinical audit	259t	临床审计
Clinical judgement	5	临床判断
Clinical medicine		临床医学
ethical reasoning in	6	临床医学领域的伦理推理
scientific reasoning in	4–6	临床医学领域的科学推理
Clinical Trials Regulations 2004	255,262,265–267	《临床试验条例》(2004)
Cloning	202,303–306,303b,304f	克隆
methods	304b	方法
reproductive	303,306,307b–309b	生殖性的
therapeutic	303,305	治疗性的
Cochrane systematic review	4	科克兰系统评价
Coercion		胁迫／强制
genetic testing,	297b	基因检测
informed consent and	262	知情同意和

英文	页码	中文
in public health ethics	330–331	公共卫生伦理中的
Cognitive ability		认知能力
capacity assessment	103–104	行为能力评估
mentally ill patients	116	精神疾病患者
Collective action problems	84	集体行动问题
in public health ethics	332–333,333b	公共卫生伦理中的
Collective responsibility, of patients	83–84,83b	患者的集体责任
Common (case) law	60	普通法（判例法）
Communication		沟通 / 交流 / 通信
difficulty, capacity assessment	104	难度，行为能力评估
electronic medical		电子医疗
ethics and, with patients	322b	伦理和，与病人
harms or risks from	322	来自电子医疗通信的危害或风险
Communitarianism	34–35	社群主义
Compensation, in public health ethics	337	公共卫生伦理中的赔偿
Competence. see Capacity		能力，参见 Capacity
Competent adults (Adults with capacity)		有行为能力的成年人（Adults with capacity）
best interests approach to health care	50	医疗保健的最佳利益方法
consent and	89–90,95	同意与
Compulsion, to increase immunization rates	336t	强制，为了提高疫苗接种率
Computers, in medical consultations	320	计算机在医疗咨询中的应用
Concepts, analysis of	13–15	概念分析
Conceptual disagreements, disability	185	残疾的概念分歧
Conditional cash transfers	333–334	有条件的现金转移支付
Conferred moral status	202	被赋予道德地位
Confidence, degree of	6	可信赖度 / 置信度
Confidential patient information, in research	267–268	患者的机密信息，研究中的
Confidentiality	125–141,140b	保密
autonomy issues	126–127	自主问题
children	137–138	儿童
consequentialism	127–128	结果主义

续表

英文	页码	中文
definition	125	定义
enforcement	125–126	执行
European Convention of Human Rights	70	《欧洲人权公约》
gamete donors	131b–132b	配子捐献者
genetic information	133–134,134b, 291–293,291b	遗传信息
genetic testing	292b–293b,293	基因检测
HIV/AIDS diagnosis	134–135,35b	艾滋病病毒 / 艾滋病诊断
implied promise viewpoint	127	默示承诺的观点
incompetent adults	137	无行为能力的成年人
information sharing within health-care team	131b	医疗团队内部的信息共享
legal aspects	128–136	法律方面
duty to disclose	131b–132b,136	披露义务
key issues	131b	关键问题
statutes	133	成文法
medical students	136–137	医学生
police enquiries of casualty officer	135–136,135b	警方向急诊室工作人员问询
professional guidelines	128,131b	专业指南
public interest disclosure	130–133,133–134	公共利益披露
publication of written/photographic material	138b–139b	出版书面 / 摄影材料
social media	126f	社交媒体
virtue ethics	127	德性伦理学
Confidentiality Advisory Group of the Health Research Authority	267–268	卫生研究管理局的保密咨询小组
Congenital Disabilities (Civil Liability) Act (1976)	208	《先天性残疾（民事责任）法案》（1976）
Conjoined twins, separation of	225	连体双胞胎的分离
Conscientious objection	80,81b–82b	出于良心反对
in vaccination	337–338	在疫苗接种过程中
Consciousness	201	意识
detection of	280–281,280b	意识检测
disorders of	280–282	意识障碍

续表

续表

英文	页码	中文
withdrawal	95,262	撤回
Consent form	89	同意书
disclaimers	96	同意书免责声明
legal status of	95,95b	同意书的法律地位
research and	262,263f	研究与
Consequentialism	27–30,53–54,155	结果主义
comparative aspects	36	比较的方面
confidentiality	127–128	保密
Consequentialist approach	18	结果论方法
to research	256t,257	针对研究
Consistency	15–17	一致性
Consultation	74	咨询
in deliberative model	78	在审议式模型中
in paternalistic model	74–75	在家长式模型中
Consumer model. see also Informative model, in doctor-patient relationship		消费者模型，参见 Informative model,in doctor-patient relationship
in doctor-patient relationship	75–77,76f	在医患关系中
Contraception	81,166,180	避孕
Coroners, access to medical records	138	法医，获取医疗记录
Cost-effectiveness analysis		成本效益分析
prenatal genetic testing	297b	产前基因检测
resource allocation	145–150,147t,147b	资源分配
Court of Justice of the European Communities (European Court of Justice)	68–69	欧洲共同体法院（欧洲法院）
Court of Protection	223	保护法庭
appointment of Deputy	112	指定代理人
Court proceedings, release of medical records	138	法庭审理，医疗记录的公开
Courts		法院
European	68–70	欧洲法院
hierarchy	63b	法院等级
Cox case	219	科克斯案
Crime prevention, personal information disclosure	135	预防犯罪，个人信息披露
Criminal law	60–61	刑法

英文	页码	中文
in doctor-patient relationship		在医患关系中
interpretative model	77	解释式模型
paternalistic model	75	家长式模型
ethical reasoning for	6	……的伦理推理
evidence-based medicine and	4–5	循证医学与
mentally ill patients	116	精神疾病患者
resource allocation procedure	156	资源配置程序
shared	77	共享
support through discussion. see Rational decision theory		通过讨论给予支持，参见 Rational decision theory
Declaration of Helsinki	254–255,257, 259–260	《赫尔辛基宣言》
Declaration of Human Rights	54	《人权宣言》
Deductive argument. see Logical argument		演绎论证，参见 Logical argument
Deep brain stimulation (DBS)	283–285,283b,284f	脑深部电刺激 (DBS)
'Deferred consent'	265	"延期同意"
Definition of terms	15	术语定义
Degree of confidence	6	可信赖度 / 置信度
Delegation of decision-making	52,52b	授权决策
Deliberative model, in doctor-patient relationship	74t,77–78	医患关系中的商议式模型
Delict	67	侵权行为
Delusions	103–104	妄想
Dementia	114b,266	痴呆症
severe, gastrostomy and	4–5,23b	严重的，胃造口术和
Deontological theories. see Duty-based ethics		义务论，参见 Duty-based ethics
Depression, competence assessment	104	抑郁症，行为能力评估
Deputy	112	代表
Desire-fulfilment, theories of well-being	43–44,44f	欲望满足，幸福理论
Devi v West Midlands Regional Health Authority [1980]	96	德维诉西米德兰地区卫生局案 [1980]
Diagnostic and Statistical Manual (DSM 5)	179	《精神疾病诊断与统计手册（第五版）》（DSM5）

续表

英文	页码	中文
Dialogue	11	对话
Difference principle	153	差异原则
Digital doctors	318–319	数字医生
Digital patients	319–323,319b,321f, 321b–322b	数字患者
social media and	322–323	社交媒体与
Digitization, of information	316	信息的数字化
Disability	179–195	残疾
cases of	183b, 188b–189b,193b	有关残疾的案例
deafness, an impairment	183b,187–188	失聪 / 耳聋，缺陷
human enhancement	189–191	人类增强
definitions of	190	人类增强的定义
ethics of	191,191b–192b	人类增强的伦理问题
future prospects for radical modification of	190–191	彻底改造的未来前景
medicine, future of	192–193	医学的未来
mere difference view of	185–187,186b	……的单纯差异观
conceptual disagreements	185	概念分歧
ethical disagreements	185	伦理分歧
factual disagreements	185-187	事实分歧
naturalistic accounts of	181b,183–184	自然主义的残疾观
person's impairment	188–189,188b–189b	个人伤残
prenatal diagnosis, discrimination issues	298–299	产前诊断，歧视问题
social models of	184–185	残疾的社会模型
welfarist accounts of	184	福利主义的残疾观
Disability-adjusted life years (DALYs)	146t	伤残调整生命年 (DALYs)
Disagreements, disability		分歧 , 残疾
conceptual	185	概念的
ethical	185	伦理的
factual	185–187	事实的
Discrimination	158,192,298	歧视
Disease	179–195	疾病

英文	页码	中文
as human organism	199b,200–202	作为人类有机体
identity as a person	201–202	人格认同
potential to be a person	199b,201	成为一个人的潜力
problems with	199b,202–203	存在的问题
right to life	299	生命权
Embryo research	305	胚胎研究
Embryo selection, discrimination against disabled	298–299	胚胎选择，对残疾人的歧视
Emergency protection order	176	紧急保护令
Emotion, in moral argument	9	道德论证中的情感
Emotional responses	9	情绪反应
End of life	217–237	生命的尽头
cases of	217b,221b–222b, 224b,227b,235b	有关临终的案例
law and	217–224	法律和
in other jurisdictions	230b	在其他司法管辖区
medical decisions	218b–219b	医疗决定
End-of-life decisions	217	临终决定
best interests of patient	219	患者的最佳利益
DNACPR, discussed with patients/ family	221–222	与患者/家属讨论"不尝试心肺复苏"的决定
double-effect doctrine	224–226	双重效应原则
foreseeing versus intending death	219	预见死亡和意图致死
moral principles relevant to	224–228	与临终决定相关的道德原则
withholding/withdrawal of treatment	220	不予/撤除治疗
Endorphins	279	内啡肽
England/Northern Ireland/Scotland	241–242	英格兰/北爱尔兰/苏格兰
English law, ethical principles embedded in	223–224	英国法律中包含的道德原则
Enquiry, types of	259t	调查的类型
Ensoulment	201–202	赋予灵魂
Equipoise, in research	261–262	研究中的平衡/均势
Essentialism	285	本质主义
Ethical arguments	6	伦理争论

续表

英文	页码	中文
voluntary	229b	自愿安乐死
manipulation or exploitation by others	231b–232b	被他人操纵或剥削
non-voluntary	229b	非自愿
passive	218b–219b,229b	被动
slippery slope argument in	19–20,22	滑坡谬误论
thought experiments in	17	思想实验
voluntary	229b	自愿
Evaluated well-being	46–47	评价幸福感
Evaluative statements	12	评估性陈述
Evidence		证据
of benefit	5	受益的证据
for intervention	4–5	干预的证据
Evidence-based medicine	4,12	循证医学
Evidence-based patient choice	77	患者循证选择
Experienced well-being	46–47	即时幸福感
Exploitation, in public health ethics	330–331	公共卫生伦理中的剥削
Exploratory operation	97b	探查性手术
F		**F**
Facts, distinction from values	11–12,12b	事实，区别于价值
Factual disagreements, disability	185–187	事实分歧，残疾
Factual statements	12	事实陈述
Fact-value distinction	6–7	事实 - 价值的区分
Fair-inning argument	150–152,150f,151b	公平竞赛论点
Fairness, resource allocation	150–152,150f,151b	公平性，资源分配
Fallacies	14b	谬误
Family Law Act 1967	266	《家庭法案》（1967）
Family Law Reform Act (1969)	90–91,163	《家庭法改革法案》(1969)
Family life, human rights	70	家庭生活，人权
Feeding tubes, ethical concerns in	5	喂食管的伦理问题
Feelings	9	情感
Feminist ethics	35–36	女性主义伦理
Fetus		胎儿
legal status	15	法律地位

续表

英文	页码	中文
children	295,295b	儿童
confidentiality and	292b–293b,293	保密和
incompetent adults	294–295	无行为能力的成年人
prenatal	296,296b	产前
ethical issues	297b	伦理问题
Genitourinary clinic records	131b–132b	泌尿生殖门诊记录
Gillick case	70–71	吉利克案
Gillick competence	137	吉利克能力
research and	266–267	研究与
Gillick v West Norfolk and Wisbech AHA [1986]	70–71,166b	吉利克诉西诺福克和威兹比奇 AHA 案 [1986]
Glass v UK [2004]	69	格拉斯诉英国案 [2004]
Good Clinical Practice (GC), guidance for	255	良好临床实践指南
Governance Arrangements for Research Ethics Committees	255	研究伦理委员会的治理安排
Green Paper	62	绿皮书
Gregg v Scott [2005]	67	格雷格诉斯科特案 [2005]
Guardianship order	122	监护令
Gut reactions	10	本能反应
H		**H**
Hanson v Airdale Hospital NHS Trust [2003]	65–66	汉森诉艾尔代尔医院国家卫生服务信托案 [2003]
Health care, definitions/boundaries	154	医疗保健的定义 / 边界
Health expenditure	144f	卫生支出
Health Research Authority	258	卫生研究管理局
Healthy-years equivalents (HYEs)	146t	健康当量年 (HYEs)
Hedonism	42–43	享乐主义
quantitative	46	定量享乐主义
Hedonistic utilitarianism	30	享乐主义者的功利主义
Helsinki, Declaration of. see Declaration of Helsinki		《赫尔辛基宣言》，参见 Declaration of Helsinki
Hierarchy of desires	51	欲望的等级
Hierarchy of duties	32	义务的等级
Hills v Potter [1984]	65	希尔斯诉波特案 [1984]

续表

英文	页码	中文
Hippocratic oath	29,78	《希波克拉底誓言》
HIV/AIDS, confidentiality issues	134–135,135b	艾滋病毒/艾滋病的保密问题
HTA. see Human Tissue Authority		HTA，参见 Human Tissue Authority
Human enhancement	189–191,301	人类增强
definitions of	190	人类增强的定义
ethics of	191,191b–192b	人类增强的伦理学
future prospects for radical modification of,	190–191	彻底改造的未来前景
Human Fertilization and Embryology Act (1990)	131b–132b, 211,212b	《人类受精和胚胎学法案》(1990)
Human Fertilization and Embryology Authority	131b–132b	人类受精和胚胎学管理局
Human Fertilization and Embryology (Disclosure of Information) Act (1992)	131b–132b	《人类受精和胚胎学（信息披露）法案》(1992)
Human immunodeficiency virus. see HIV/ AIDS		人类免疫缺陷病毒，参见 HIV/ AIDS
Human Reproductive Cloning Act (2001)	306	《人类生殖克隆法案》(2001)
Human Rights Act (1998)	54,69–70,133,218b–219b,255–256,292	《人权法案》(1998)
access to health care	158	获得医疗保健
confidentiality issues	133	保密问题
Human Tissue Act (2004)	241,255–256,294–295	《人体组织法案》(2004)
Human Tissue Authority (HTA)	241	人体组织管理局 (HTA)
Hunter v Hanley [1955]	67	亨特诉汉利案 [1955]
Hydration	223	补水
Hypoactive sexual desire disorder (HSDD)	282b	性欲减退障碍（HSDD）
Hypothetical imperatives	32	假言律令
I		**I**
Ideal utilitarianism	30	理想功利主义
Identifiable patient data	128	可识别的患者数据
Immunities	55b	豁免权
Immunization. see Vaccination		免疫，参见 Vaccination

续表

英文	页码	中文
Immunization rates, public health strategies for	336t	针对免疫接种率的公共卫生策略
Implicit knowledge	4–5	隐性知识
Implied consent	95–96	默示同意
Incentives		激励措施
to increase immunization rates	336t	提高免疫接种率的激励措施
in public health ethics	333–334	公共卫生伦理的激励措施
Incompetent adults (Adults lacking capacity)	107–113	无行为能力的成年人
advance directives	112–113	预先指示
best interests approach to health care	105,109–111	医疗保健的最佳利益方法
confidentiality	137	保密
family involvement	111–112,111b	家庭参与
genetic testing	294–295	基因检测
legal aspects	107–113,108f	法律方面
proxy decision-making	106	代理决策
refusal of treatment	116,117f	拒绝治疗
restraint	110b	限制自由
substituted judgement	105–106,109	替代判断
Individual, public health ethics in	328–329,329b–330b	个人，公共卫生伦理
Individual liberty	32–34,50	个人自由
Individual responsibility, of patients	82–83	患者的个人责任
Infant Life (Preservation) Act	205	《婴儿生命（保护）法案》
Infants, conferred moral status	202	婴儿，被赋予道德地位
Infectious diseases, public health ethics in	337–339	传染病，公共卫生伦理
antimicrobial resistance	338–339	抗生素耐药性
pandemics	338	大流行病
vaccination	337–338	疫苗接种
Infertility. see Assisted reproduction		不孕症，参见 Assisted reproduction
Information		信息
access to	313–316,313b	获取信息
for consent	93–94	征求同意

续表

英文	页码	中文
Information ethics	313–325	信息伦理学
access to information	313–316,315b	获取信息
recording patients	314–316	就诊录音
artificial intelligence	318–319	人工智能
social media and doctors	319,320f	社交媒体与医生
social media and patients	322–323	社交媒体与患者
big data and	316–318	大数据和
anonymization	317–318	匿名化
consent	316–317	同意
Information provision, competent decision-making	103–104	信息提供，有决策能力
Informative model, in doctor-patient relationship	74t,75–77,76f	医患关系的信息式模型
Informed consent. see also Consent		知情同意，参见 Consent
concept of	90,90f	知情同意的概念
in research	262,263f	研究中的知情同意
Intention, distinction from foresight (double-effect doctrine)	224–226,224b	意图与预见的区分（双重效应原则）
International Classification of Diseases (ICD 11)	179	《国际疾病分类》(ICD11)
Interpretative model,in doctor-patient relationship	74t,77	医患关系的解释式模型
Intervention, medical		医疗干预
evidence for	4–5	医疗干预的证据
justification for	5–6	医疗干预的理由
Intrauterine contraceptive device	202,207b	宫内节育器
Intuitions	10	直觉
Intuitive responses	9	直觉反应
Invalid argument	13b	无效论证
In-vitro fertilization (IVF), 208–209. see also Assisted reproduction		体外受精 (IVF)，参见 Assisted reproduction
'Irreversible coma'	244	"不可逆昏迷"
J		**J**
Judgement		判断
clinical	5	临床判断

续表

英文	页码	中文
clinical decision-making	4–5	临床决策
ethical	6	伦理判断
substituted	105-106,109	替代判断
Judicial review	157	司法审查
Justice	16b	正义
resource allocation	148	资源分配
K		**K**
Kant, Immanuel	32	伊曼努尔·康德
Kantian ethics	32–33	康德伦理学
Key concepts	13–15	关键概念
Key terms	15	关键术语
Knowledge		知识
implicit	4–5	隐性知识
sympathetic	10–11	同情性知识
L		**L**
Lasting Power of Attorney	112	持久授权书
Law	59–72,59b–60b, 72b,162–168,162b	法律
abortion	203b,205–206,207b	堕胎 / 人工流产
assisted reproduction and	211–213,211b	辅助生殖和
child or young person consent	166–167,166b,169f	儿童或青少年的同意
doctrine of precedent	62	先例原则
end of life and	217–224	生命的尽头与
hierarchy of courts	63b	法院等级
parent consent	163–164,163b,165b	父母的同意
parents refuse consent	164–166	父母拒绝同意
references/reports	70–71	参考文献 / 报告
types	60–62,61b	类型
Law Hospital NHS Trust v Lord Advocate [1996]	223	法律医院国家卫生服务信托诉检察总长案 [1996]
Law Reports	70–71	判例汇编
reference format	70–71	参考格式
Law Reports Statutes	71	法律报告法规

英文	页码	中文
clarifying	12–13	澄清
conclusions in	14b	结论
fallacies in	14b	谬误
valid and invalid forms of	13b	有效和无效形式
Logical type, of slippery slope argument	20–22	滑坡谬误论的逻辑类型
Lord Neuberger in R (Nicklinson) v Ministry of Justice [2014]	219	纽伯格勋爵（法官）在 R（尼克林森）诉司法部案中 [2014]
Lumping, in conceptual analysis	15	概念分析中的合并
Lying	27–28,31	撒谎
M		**M**
M v Blackpool Victoria Hospital NHS Trust [2003]	65–66	M 诉布莱克浦维多利亚医院国家卫生服务信托案 [2003]
Male circumcision, infant,	172,173b	男婴的包皮环切术
Mania	104	躁狂症
Marshall v Curry [1933]	96	马歇尔诉库里案 [1933]
Maternal-fetal relations	206–208,206b, 208b–209b	母亲 - 胎儿关系
Mathematical model, of moral reasoning,	10	道德推理的数学模型
Medical intervention		医疗干预
evidence for	4–5	医疗干预的证据
justification for	5–6	医疗干预的理由
Medical records	138	医疗记录
court proceedings	138	法庭诉讼
Medicines for Use (Clinical Trials) Regulation	255,262	《药物使用（临床试验）条例》
Mental capacity, lacking, end-of-life	220–221	心智能力，缺乏，临终
Mental Capacity Act (2005)	48,48b,90–91, 100–101,102b–103b, 107,162–163, 255–256,263–266, 294–295	《心智能力法案》（2005）
advance decisions	112	预先指示
best interest approach	109	最佳利益方法

续表

英文	页码	中文
'Minimal risk'	261	"最低风险"
Minors. see Children		未成年人，参见 Children
Mitochondrial transfer	306–309,306b	线粒体移植
Modus ponens	13b	肯定前件式
Modus tollens	13b	否定后件式
Moment utility	46	力矩效用
Montgomery v Lanarkshire Health Board [2015]	94	蒙哥马利诉拉纳克郡卫生局案 [2015]
Moral argument, emotion in	9	情感在道德论证中的作用
Moral bioenhancement	285–286,286b–287b	道德生物增强
Moral intuition	9	道德直觉
Moral reasoning	9	道德推理
caricatures of	10	漫画
mathematical model of	10	数学模型
scientific model of	10	科学模型
Moral theories	10	道德理论
Morning-after pill	202,207b	紧急避孕药
Motherhood statements	14b	母性声明
Multiple sclerosis	157–158	多发性硬化症
Murder	219	谋杀
Murray v McMurchy [1949]	96	默里诉迈克穆齐案 [1949]
N		**N**
Narrative ethics	36	叙事伦理学
National Health Service Act (2006)	152	《国家卫生服务法案》(2006)
National Health Service (Scotland) Act (1978)	62	《国家卫生服务（苏格兰）法案》(1978)
Natural inequality, gene editing and	301,303	基因编辑和自然不平等
Naturalistic accounts		自然主义的诠释
define enhancement	190	增强的定义
of disability	181b,183–184	自然主义的残疾观
Necessary conditions	14b	必要条件
Needs theory	153–154	需求理论
ageism	153–154	年龄歧视
Negligence	63–68	过失

续表

续表

续表

续表

英文	页码	中文
Quality-adjusted life years (QALYs)	145–150,147b	质量调整寿命年 (QALYs)
costed healthcare interventions	147t,149–150	成本高昂的医疗保健干预措施
criticisms	148	批评
distribution problem	148	分配问题
quality of life calculation	148–149	生活质量的计算
welfare considerations	148	福利方面的考虑
disadvantage to elderly	149–150	对老年人不利
Quantitative hedonism	46	定量享乐主义
Quintaville v HFEA [2005]	296	昆塔维尔诉 HFEA 案 [2005]
R		**R**
R (on the application of Smeaton) v The Secretary of State for Health [2002]	207b	R（基于斯米顿的申请）诉卫生大臣案 [2002]
R (on the application of *Watts v Bedford PCT and Secretary of State for Health* [2004])	159b	R（基于瓦茨诉贝德福德 PCT 和卫生大臣案 [2004] 的申请）
R v Cox [1992]	217b	R 诉考克斯案 [1992]
R v North Derbyshire Health Authority [1997]	157–158	R 诉北德比郡卫生局案 [1997]
Rational analysis	8	理性分析
Rational decision theory	17–19,18b	理性决策理论
Rational enquiry	7–8	理性探究
Rationing	156–158	配给
Rawls, John	10	约翰·罗尔斯
Rawls' approach to distributive justice	31–32,153–154	罗尔斯的分配正义方法
Re AA [2012]	206b	关于 AA[2012]
Re Alex: Hormonal Treatment for Gender Identity Dysphoria [2004]	177b	关于 Alex: 性别焦虑症的激素治疗 [2004]
Re B [2002]	220	关于 B[2002]
Re C [1994]	101	关于 C[1994]
Re J (child's religious upbringing and circumcision) [2000]	164	关于 J(儿童的宗教教育和割礼) [2000]
Re MB (An Adult: Medical Treatment) [1997]	207–208	关于 MB(成人：医疗)[1997]
Re Y [1996]	242b	关于 Y[1996]

续表

续表

英文	页码	中文
Rescue, duty of easy, in public health ethics	332	公共卫生伦理中的容易救助义务
Research	253–273	研究
in adults without capacity	263–266,264b,265f	针对无行为能力的成年人的研究
allocation of	258	分配
in children	266–267	针对儿童的研究
confidential patient information for	267–268	用于研究的机密患者信息
consequences for society	257	对社会的影响
double standards	262–263,264b	双重标准
equipoise in	261–262	研究中的平衡
ethical questions in	257–270,257b	研究中的伦理问题
ethical values and	256–257	伦理价值（观）和研究
gene therapy in	270,270b	基因治疗研究
informed consent in	262,263f	研究中的知情同意
intention of	258	研究意图
intervention in	258	研究中的干预措施
legal and regulatory framework	253–256,254b	法律和监管框架
payment for	267	支付报酬
placebo in	268–270,268b–269b	研究时使用安慰剂
protocols	254–255,260b	协议／指南／条款
risky	260–261	有风险的
scientifically valid	259	科学有效的
Research ethics committees	255,259	研究伦理委员会
Research participants		研究参与者
autonomy of	256,256t	自主／自主权／自主性
coercion	256,262	胁迫／强制
risk of harm to	256–257	对研究参与者造成伤害的风险
Resource allocation	143–160, 143b–144b,159b	资源分配
behaviour/lifestyle-related illness	154,154b–155b	与行为／生活型态相关的疾病
communitarian approach	35	社群主义方法
cost-effectiveness analysis (QALY theory)	145–150,147t,147b	成本效益分析（QALY 理论）
decision-making procedure	156	决策程序
elderly people	149–150	老年人

续表

英文	页码	中文
confidentiality	175	保密
liability for reporting	176	举报责任
medical examination	175–176	身体检查
protection or court orders, types of	176	保护或法院命令，类型
report for	174–175	针对……的举报／报告
uncertainty	175	不确定性
Sanctity of life, principle of	220,224	生命神圣原则
SARS pandemic	338	SARS 大流行病
Saved young life equivalents (SAVEs)	146t	挽救年轻生命当量 (SAVEs)
Saviour sibling	296	救命宝宝
Scarce organs, allocation,	248b–249b	稀缺器官分配
Scepticism		怀疑论
about ethics	7–9	关于伦理
in thought experiments	17	在思想实验中
Schizophrenia	104,109b,119b	精神分裂症
Schloendorff v Society of New York Hospital [1914]	91	施洛恩多夫诉纽约医院协会案 [1914]
Scientific model, of moral reasoning	10	伦理推理的科学模型
Scientific reasoning, in clinical medicine	4–6	临床医学中的科学推理
Scottish law	60,67	苏格兰法律
children, competence	138	儿童，行为能力
doctrine of precedent	62	先例原则
hierarchy of courts	63b	法院等级
incompetent adults. see Adults with Incapacity (Scotland) Act (2000)		无行为能力的成年人，参见 Adults with Incapacity (Scotland) Act (2000)
negligence	67	过失
Self-consciousness	201	自我意识
Self-creation	285	自我创造
Self-discovery	285	自我发现
Service evaluation	259t	服务评估
Sex selection	296–298,298b	性别选择
Sexual deviancy	120b	性变态
Sexually promiscuous behaviour	120b	性滥交行为

英文	页码	中文
Births and Deaths Registration Act (1953)	131b–132b	《出生和死亡登记法案》（1953）
Children Act (1989)	48b,90–91,162,162b,174	《儿童法案》（1989）
Children (Scotland) Act (1995)	163,174	《（苏格兰）儿童法案》（1995）
Disabilities (Civil Liability) Act (1976)	208	《先天性残疾（民事责任）法案》（1976）
Data Protection Act (1998)	267–268,292,314–316,315b	《数据保护法案》（1998）
Family Law Reform Act (1969)	90–91,163	《家庭法改革法案》(1969)
Human Fertilization and Embryology Act (1990)	131b–132b,211,212b	《人类受精和胚胎学法案》(1990)
Human Fertilization and Embryology(Disclosure of Information) Act (1992)	131b–132b	《人类受精和胚胎学（信息披露）法案》(1992)
Human Reproductive Cloning Act (2001)	306	《人类生殖克隆法案》(2001)
Human Rights Act (1998)	54,69–70,133,158,218b–219b,255–256,292	《人权法案》(1998)
Human Tissue Act (2004)	241,255–256,294–295	《人体组织法案》(2004)
Infant Life (Preservation) Act	205	《婴儿生命（保护）法案》
Mental Capacity Act (2005)	48,48b,90–91,100–101,102b–103b,107,108b,112,162–163,220–221,294–295	《心智能力法案》（2005）
Mental Health Act (1983)	90–91,115–122,120b	《精神健康法案》(1983)
Mental Health (Care and Treatment) (Scotland) Act (2003)	62,111,115,122	《精神健康（护理和治疗）（苏格兰）法案》(2003)
National Health Service Act (2006)	152	《国家卫生服务法案》(2006)
National Health Service (Scotland) Act (1978)	62	《国家卫生服务（苏格兰）法案》(1978)
NHS Redress Act (2006)	67–68	《NHS 矫正法》(2006)
Offences Against the Person Act	205	《侵害人身罪法案》

续表

英文	页码	中文
Prescription Only Medicine (Human Us) Amendment Order (2002)	207b	《仅限处方药物（人用）修正令》(2002)
Public Health (Control of Diseases) Act (1984) (Notifiable Diseases)	131b–132b	《公共卫生（疾病控制）法案》(1984)（法定传染病）
Road Traffic Act (1988)	131b–132b	《道路交通法案》(1988)
Suicide Act (1961)	70	《自杀法案》(1961)
Surrogacy Arrangements Act (1985)	212–213	《代孕协议法案》(1985)
Terrorism Act (2000)	131b–132b	《反恐法案》(2000)
Stem cells		干细胞
pluripotent	305	多能干细胞
totipotent	305	全能干细胞
Stillbirths	131b–132b	死胎
Stroke	104	中风
Substituted judgement	105–106,109	替代判断
Sufficient conditions	14b	充分条件
Sugar consumption, disincentives in	334b	糖消耗方面的抑制措施
Sugar taxes	333,335b	糖税
Suicide	218b–219b,229b	自杀
Suicide Act (1961)	70	《自杀法案》(1961)
Supervision order	176	监管令
Supreme Court	94	最高法院
Surrogacy	212–213	代孕
Surrogacy Arrangements Act (1985)	212–213	《代孕协议法案》(1985)
Syllogism	13b	三段论
Sympathetic knowledge	10–11	同情性知识
T		**T**
Ten-leaky-buckets tactic	14b	十漏桶策略
Termination of pregnancy see also Abortion	21–22	终止妊娠，参见 Abortion
ethics of	297b	终止妊娠的伦理问题
Terrorism Act (2000)	131b–132b	《反恐法案》(2000)
Thalassaemia, carrier testing programmes	297b	地中海贫血携带者测试计划

续表

英文	页码	中文
Theory, reasoning from	15	推理理论
Therapeutic cloning	303,305	治疗性克隆
Thought experiments	17	思想实验
Tort of battery. see Battery		殴击侵权，参见 Battery
Tort of negligence. see Negligence		过失侵权，参见 Negligence
Torture prohibition	70	禁止酷刑
Totipotent stem cells	305	全能干细胞
Traditional model, in doctor-patient relationship	74–75	医患关系的传统模型
Trespass to the person	68	侵犯他人人身
U		**U**
UK Policy Framework for Health and Social Care Research	255	英国健康和社会护理研究政策框架
Undue inducements	267	不当引诱
Utilitarianism	28–30,29b,54	功利主义
hedonistic	30	享乐主义者的功利主义
ideal	30	理想的功利主义
preference	30	偏好功利主义
V		**V**
Vaccination		疫苗接种
in individual	329	针对个人的疫苗接种
in infectious diseases	337–338	预防传染病的疫苗接种
Vague concepts	21	模糊概念
Valid argument	12	有效论证
Valid reasoning		有效推理
conceptual analysis and	13	概念分析和有效推理
from principles and theory	15	根据原则和理论进行有效推理
using case comparison	15–17	使用案例比较
Values		价值 / 价值观
distinction from facts	11–12,12b	区别于事实
in doctor-patient relationship		医患关系中的价值观
deliberative model	77–78	商议式模型
informative model	76	信息式模型
interpretative model	77	解释式模型

续表

续表

英文	页码	中文
Withdrawal of treatment	69	撤除治疗
advance decisions	113	预先决定
practical strategies to address physician reluctance to	233b	解决医生不情愿的实用策略
in prolonged disorders of unconsciousness	222–223,222b	长期处于无意识障碍状态
Withholding treatment	69,220,230	不予治疗
advance decisions	113	预先决定
double-effect doctrine. see 'Do not resuscitate' orders		双重效应原则，参见 'Do not resuscitate' orders
Woman's rights/interests	204–205,204f,204b	妇女权益
World Health Organization, defined health	180	世界卫生组织，健康的定义
X		**X**
Xenotransplantation	248b–249b	异种器官移植
Y		**Y**
'Yuck factor'	9	"恶心因素"
Z		**Z**
Zone of Parental Discretion	171–172,171f	父母的自由裁量权范围

译 后 记

我们生活在一个前所未有的丰裕世界中，医疗卫生领域发生的一系列令人瞩目的变革促使人们对于健康的关注度和需求度不断提升，健康在一定程度上成为一种超越发展型国家与福利国家的社会存在状态。从某种意义上讲，法律价值、规范、权威及冲突都存在被构建之可能，且通常情况下系构建之产物。在卫生健康法治的构建进程中，东西方越发呈现出相融之态势，并不约而同地置身于特定伦理语境下，进而使相互间的借鉴成为必要，而且可行。基于此，译介一本医学伦理与法律领域兼具国际视野、理论深度与实务价值的高水平经典著述，便成为我工作清单上的优先级任务。有幸能够得到爱思唯尔 (Elsevier) 出版集团就《医学伦理与法律》（第三版）一书的中文版授权，让自己多年夙愿得偿，是所美焉！

在我国，相较于传统法学学科门类，作为领域法学的卫生健康法学并非"显学"一脉，其在 2024 年年初才被正式列为法学一级学科之下的二级学科。如何从容应对我国卫生健康法律的立法迟滞和理论研究方面的欠缺，是法学界和医学界共同面对的一项重要课题。而《医学伦理与法律》便是一部不可多得的交叉学科典范之作，虽是立足于英国及欧盟的伦理和法律实践，但体系性、原理性、实用性一应俱全，就卫生健康法治的"道"与"术"进行了全面、严谨、深刻的探赜，对于解决我国卫生健康法治建设的实践难题，颇有助益。本书三位作者均来自英国牛津大学，其专业背景横跨医学、法学、伦理学等多个学科，书中文字折射出的洞见和造诣，让读者能够跳出规范法学和理论伦理学的思维桎梏，以更加思辨的眼光去审视医疗卫生服务，做一个如盐入水的世界主义者，推动构建人类卫生健康共同体。

本书将法治和伦理视为共同承托和推动医疗卫生事业发展的两个互相依存、彼此渗透的巨擘。作为涵盖公共卫生、医事、药事、健康保障、生死等调整领域在内的卫生健康法，不但具有强烈的技术性特点，而且也体现出浓厚的伦理性特质。本书由"理论基础""核心话题""扩展"三大部分组成，每个部分又根据主题之不同而划分为若干章节，每一章则围绕一组案例——其中大多系媒体报道或判例汇编中的真实案例——展开论述。如此编排体系带有明显的韦伯话语中的"祛魅"色彩，既让读者能够科学地把握医事伦理和法律所涉逻辑架构，又能较好地回应司法实践的客观要求，最终呈现出卫生健康法治发展的迂回以及出路。

值本书即将出版之际，译者心中不免充盈诸多感激之情。感谢我的导师西南政法大学卫生健康法治与社会发展研究院院长赵万一教授多年的悉心培养和谆谆教诲。感谢为本书进行推介的各位学界前辈——中国卫生法学会常务副会长兼秘书长沙玉申，西南医科大学党委副书记、校长张春祥教授，华东政法大学中国法治战略研究院院长、卫生健康法治与政策研究院院长满洪杰教授，哈尔滨医科大学人文学院院长、哈尔滨医科大学图书馆馆长尹梅教授，大连医科大学人文与社会科学学院党委总支书记兼副院长石悦教授，北京协和医学院人文和社会科学学院卫生法与生命伦理学系系主任睢素利教授，上海政法学院纪检监察学院副院长、党内法规研究中心执行副主任刘长秋教授，贵州中医药大学人文与管理学院书记陈瑶教授，重庆医科大学马克思主义学院院长冯磊教授，天津医科大学医学人文学院医学伦理与法学系主任强美英教授，成都中医药大学马克思主义学院纪委书记、副院长徐正东教授——他们的寥寥数语便勾勒出本书的内容精髓和独到价值，这对于推动本书在法学界和医学界的传播意义重大。感谢中国社会科学出版社郭曼曼编辑对本书的统筹规划和精心编排。感谢在我学术成长道路上对我给予鼓励和帮助的师长和朋友。感谢父母一直以来的理解包容和鼎力支持。

作为一门交叉学科，卫生健康法横贯了几乎所有部门法，调整范围之广泛、内容之综合、原理之复杂，非条文缕析的传统部门法能够与之相提并论。而本书又非单纯的卫生健康法专著，它还涉及与医学伦理的联动和协同研究。是故翻译过程中，难免囿于译者的学术积累和语言水平而存在疏漏与不足之处，恳请读者和学界同仁批评指正，在此谢过先！

龙柯宇

2024 年 6 月 12 日于重庆宝圣湖畔